1ST EDITION

스마트헬스케어

Smart Healthcare

양승희 · 김미정 · 박수아 · 엄미정 · 오부영 · 조현애 저

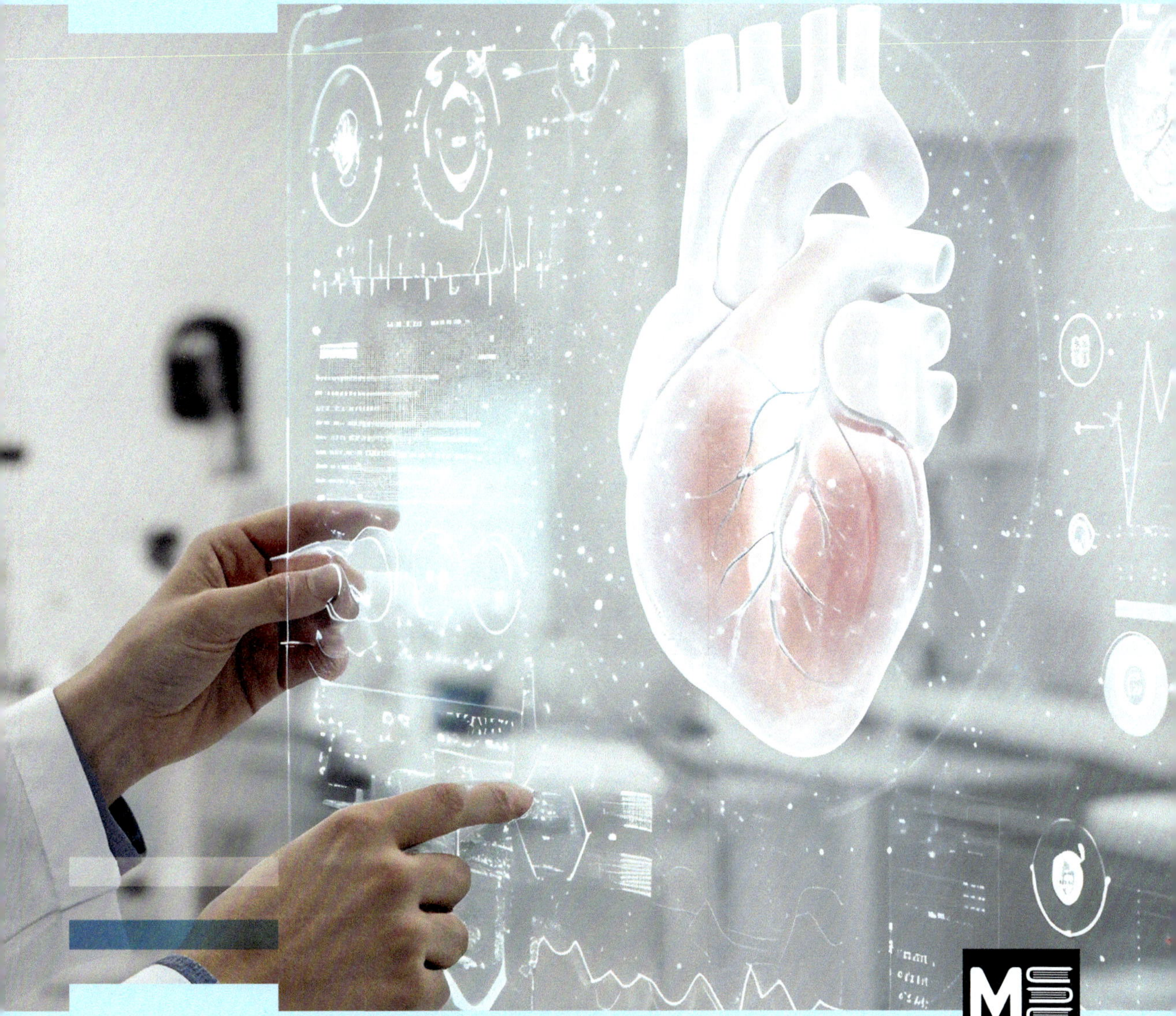

메디컬에듀케이션

스마트헬스케어

Smart Healthcare

2025년 8월 22일 인쇄
2025년 8월 29일 발행

저　　자 양승희 · 김미정 · 박수아 · 엄미정 · 오부영 · 조현애
발 행 인 이문수
발 행 처 메디컬에듀케이션(Medical Education)
등　　록 제 2021-000122 호
주　　소 경기도 용인시 수지구 신수로 767, B동 732호(동천동, 분당수지 U-TOWER)
이 메 일 medu@medupub.com
홈페이지 www.medupub.com
전　　화 Tel. 02-6482-3461 Fax. 02-6499-3463

I S B N 979-11-6900-285-1 (93510)
정　　가 25,000원

저자

양승희 신한대학교 (대표저자)

김미정 두원공과대학교

박수아 두원공과대학교(파주캠퍼스)

엄미정 강동대학교

오부영 경민대학교

조현애 문경대학교

머리말

Preface

21세기는 인공지능, 사물인터넷, 빅데이터, 클라우드와 같은 첨단 정보통신기술이 융합되는 4차 산업혁명의 시대입니다. 이러한 변화는 의료와 보건의료 서비스 전반에 걸쳐 혁신적인 변화를 일으켜 기존의 진단과 치료 중심의 패러다임을 넘어 예방, 관리, 돌봄, 그리고 삶의 질 향상으로 확장되고 있습니다.

본 저서는 이와 같은 시대적 흐름 속에서 스마트헬스케어의 개념과 기술적 기반, 의료 현장에서의 실제 활용 사례를 체계적으로 고찰하고자 집필되었습니다. 더불어 돌봄과 주거영역에서의 적용 가능성을 탐구하고, 스마트헬스케어가 수반하는 윤리적·사회적 쟁점도 함께 논의함으로써 독자들이 균형 잡힌 시각을 가질 수 있도록 구성하였습니다.

본 서는 보건·의료 분야를 전공하는 학부 및 대학원 학생들에게는 최신의 학문적 동향을 이해하는 기초자료가 될 것이며, 나아가 미래의 AI, ICT 기반의 혁신적인 의료 전문가로 성장하는 데 중요한 발판이 되리라 기대합니다.

집필 과정에서 다양한 연구 결과와 문헌을 토대로 내용을 충실히 담고자 노력하였으나, 급속히 진화하는 기술 환경의 특성상 미처 반영하지 못한 부분이 있을 수 있습니다. 향후 독자들의 고견과 학문적 비판을 겸허히 수용하여, 보다 심화되고 완성도 높은 개정판으로 발전시켜 나가고자 합니다.

본 서가 스마트헬스케어의 이론적 토대와 실제적 함의를 심도 있게 이해하는 데 기여하고, 나아가 보건의료 분야의 지속 가능한 발전을 위한 학문적 · 실천적 논의를 확장하는 계기가 되기를 기대합니다.

2025년 여름

대표저자 양승희 드림

간편목차

Contents

목차

Contents

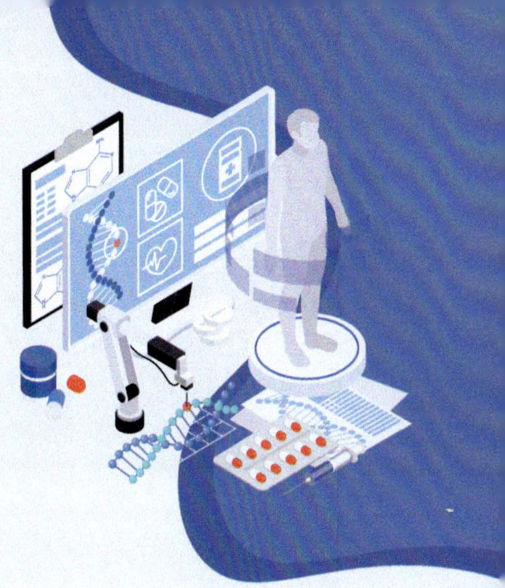

1 장

4차 산업혁명과 의료 패러다임의 변화

학습목표

1. 4차 산업혁명의 개념을 설명할 수 있다.
2. 4차 산업혁명의 특성을 설명할 수 있다.
3. 물리학, 디지털, 생물학 분야에서의 기술혁신에 대해 설명할 수 있다.
4. 의료분야에서의 기술혁신에 대해 설명할 수 있다.
5. 4차 산업혁명에서의 의료정책에 대해 설명할 수 있다.

1 4차 산업혁명이란

'오늘날 우리는 삶과 일, 인간관계의 방식을 근본적으로 변화시키는 혁명의 문 앞에 서 있다'

- 클라우스 슈밥 (2016년 세계경제포럼)

4차 산업혁명은 기존의 오프라인과 온라인을 융합하는 혁명으로, 이제까지의 산업혁명과 같은 특정한 기술의 변화가 아닌, 물리적인 시스템과 가상 시스템의 융합을 말한다. 세계경제포럼 창설자 겸 회장인 클라우스 슈밥(Klaus Schwab)은 2016년 스위스 다보스에서 열린 세계경제포럼에서 '오늘날 우리는 삶과 일, 인간관계의 방식을 근본적으로 변화시키는 혁명의 문 앞에 서 있고, 그 규모, 범위 그리고 복잡성(complexity)을 미루어 보았을 때, 4차 산업혁명은 과거의 인류가 겪었던 그 무엇과도 다르다'라고 강조하였다. 사물인터넷(IoT), 인공지능(AI), 자율주행자동차, 빅데이터, 로봇공학, 3D 프린팅 등과 관련된 기술은 빠른 속도로 발전하고 있으며, 현재 인류는 속도(Velocity), 범위와 깊이(Breadth and Depth), 시스템 충격(System Impact) 측면에서 혁명적인 변화를 경험하고 있다. 이 변화의 과정에서 4차 산업혁명은 모든 기술이 끊임없이 융합하며 모든 것을 완전히 바꿀 것으로 전망되고 있다. 과학기술의 발전으로 물리적인 공간과 생물학적인 공간, 디지털적 공간의 경계가 사라지는 '초연결성', '초지능성', '초융합성' 시대가 열리게 되고, 제조 산업의 지능화를 넘어서, 초연결성 및 초지능을 통한 기술과 그 기술들로 촉발되는 산업적, 경제적, 사회적 큰 변혁을 가져올 것으로 예측된다.

1) 1차 산업혁명

산업혁명은 기술의 혁신을 통해 사회적으로 시대의 패러다임에 큰 변화를 일으킨 현상으로 18세기 후반 영국에서 시작되었다. 1차 산업혁명은 증기기관을 기반으로 한 기계화 혁명으로 새로운 동력원을 이용하여 생산성을 크게 높인 것이 발단이 되었다. 증기기관은 물을 끓일 때 발생하는 증기의 힘을 운동에너지로 전환시키는 원리로 생산의 규모를 크게 확장시켰

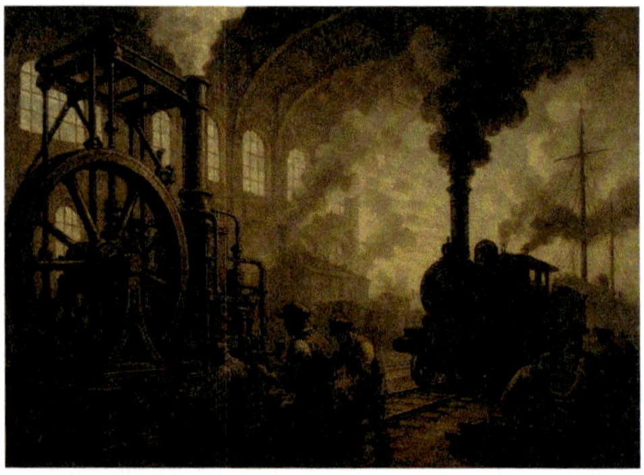

그림 1-1 1차 산업혁명

고, 인력 중심의 수작업에서 기계화된 공장 시스템으로의 전환을 이끌었다. 증기기관은 증기기관차, 증기선 등의 운송수단에도 도입되어 생산된 제품과 인력을 더 멀리, 더 안전하게 이동하여 산업과 무역의 발달로 경제 성장을 촉진하는 데 결정적인 역할을 하였다.

2) 2차 산업혁명

19세기 중후반에 일어난 2차 산업혁명은 전기에너지를 기반으로 한 대량생산 혁명으로 중화학공업을 통한 기계의 발명과 인구의 도시화, 생산의 분업화로 인해 대량생산 체계를 갖추며 현대 사회의 토대를 이루었다. 토머스 에디슨(Thomas Edison)과 니콜라 테슬라(Nikola Tesla)는 서로 경쟁하며 전기에너지의 발전을 선도했고, 공장에서는 기계를 가동하는 에너지원으로 전기가 사용되며 생산성을 높일 수 있었다. 헨리 포드(Henry Ford)는 공장의 생산라인에 컨베이어 벨트를 도입하며 대량생산이 가능하게 되었고, 석유화학 산업의 발달로 플라스틱, 합성고무, 화학비료, 의약품 등 새로운 소재와 제품이 개발되었다. 산업의 발달은 인구의 도시화를 촉진시켰고, 소비활동이 활발해지며 영화와 음악 등의 대중문화가 성장하였다.

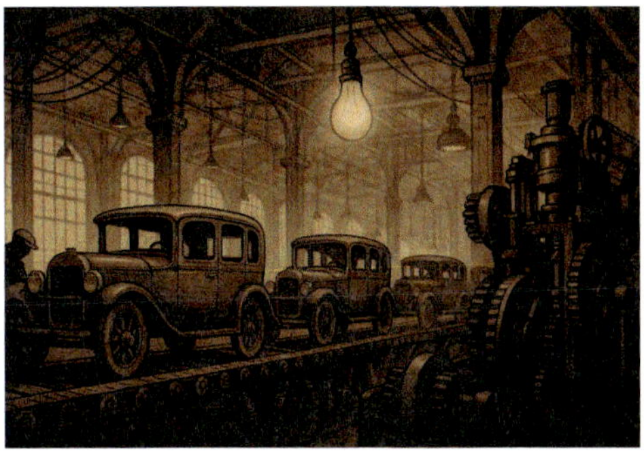

그림 1-2 2차 산업혁명

3) 3차 산업혁명

20세기 후반부터 현재까지 이어지는 3차 산업혁명은 반도체, 인터넷을 중심으로 발전한 정보화 혁명으로 전자, 전기, 정보통신 분야의 발달을 통해 글로벌 사회, 정보화 사회를 구축하게 되었다. 간단한 연산을 처리할 수 있는 기계 장치였던 초기 컴퓨터는 방 하나를 가득 채울 정도의 크기였으며, 주로 연구기관과 대학에서 사용되다가 점점 크기가 작아지고 발전하여 1980년대에는 집마다 개인 컴퓨터(Personal Computer, PC)가 보급되기 시작했다. 1990년대에 개발된 월드와이드웹(World Wide Web, WWW)이 대중에 공개되며 인터넷이 보편화되었다. 인터넷과 컴퓨터의 발전은 정보 접근과 업무 방식을 혁신적으로 변

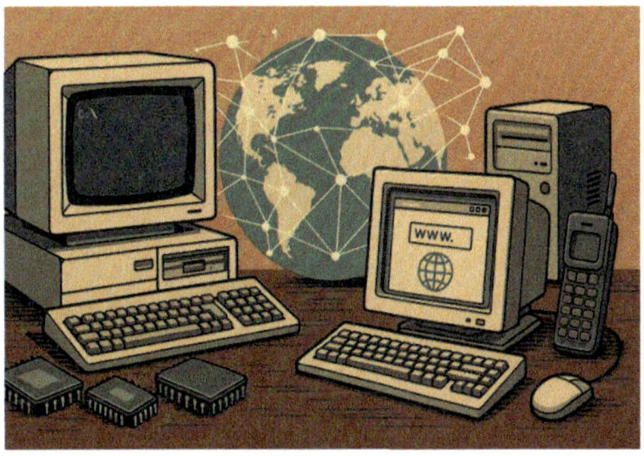

그림 1-3 3차 산업혁명

화시켰다. 인터넷은 전 세계의 뉴스를 실시간으로 접할 수 있게 하고, 컴퓨터는 직장에서의 업무를 효율적으로 처리할 수 있도록 도와준다. 반도체 기술의 발달은 컴퓨터의 성능을 향상시켰고, 저장 용량과 데이터 처리 속도를 높여 자동화 시스템을 구축하는 데 핵심적인 역할을 하였다. 또한, 모바일 기술의 발전은 일상을 혁신적으로 변화시켰다. 초기의 이동전화는 통신 네트워크와 배터리 기술에 많은 제한점이 있었는데 기술 발전을 거듭하며 휴대폰에 다양한 기능이 추가되었고, 2000년대에 스마트폰이 등장하며 우리 일상에 깊이 스며들어 디지털 세계와의 연결을 용이하게 만들어 주었다.

4) 4차 산업혁명

2016년 다보스 세계경제포럼에서 클라우스 슈밥은 인류에 새로운 패러다임 전환을 일으킬 4차 산업혁명 개념을 제안하였고, 이는 우리 삶의 많은 부분에 혁명적인 변화를 가져올 것으로 예상했다. 4차 산업혁명 시대에는 인공지능(Artificial Intelligence, AI), 사물인터넷(Internet of Things, IoT), 가상현실(Virtual Reality, VR), 3D 프린터 등의 기술로 사회 전반에 걸쳐 많은 부분을 변화시킬 것으로 예상되는데, 이 기술들이 서로 연결되고 융합되어 새로운 기술이 발전하며 사회의 변화가 더 가속화될 것으로 전망된다. 특히 인공지능, 사물인터넷 등의 기술이 서로 결합되어 스마트 팩토리, 스마트 홈, 스마트 시티로 진화하고 있고, 기술은 초지능화 되고 있으며, 현실 세계와 디지털 세계가 초연결되고 기술의 혁신은 전 분야로 초융합되고 있다.

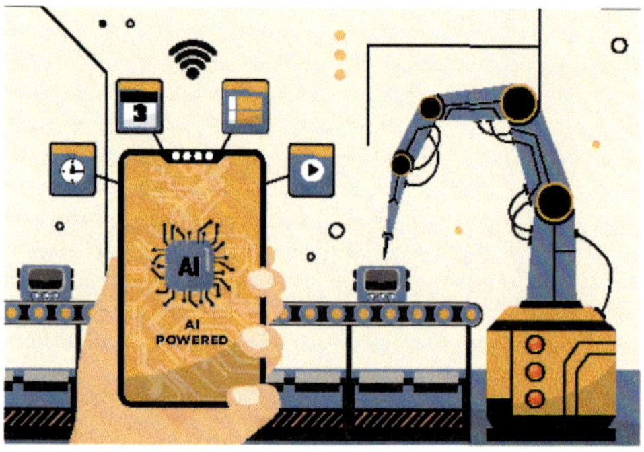

그림 1-4 4차 산업혁명

3차 산업혁명까지는 하드웨어 중심의 방식이 주를 이루었다면, 4차 산업혁명은 20세기 후반 이후 정보통신기술 발전과 인터넷 보급, 그리고 정보처리 능력의 혁신을 바탕으로 한다. IoT, 빅데이터, 클라우드, 인공지능 등 디지털 기술을 기반으로 물리적·생물학적 영역을 포함한 모든 분야의 경계가 사라지고 연결성이 극대화되어 서로 다른 분야 간의 융합이 가속화되고 기존과는 완전히 다른 생산과 소비 구조를 가진 디지털 경제로 전환될 것으로 예상된다. 즉, 4차 산업혁명은 단순한 정보 생성, 저장, 공유를 넘어 실시간으로 완벽히 연결된 환경에서 방대한 데이터를 기계와 결합하는 방식으로 발전하며, 데이터가 가치 창출의 중심 역할을 한다는 점이 주요 특징이다.

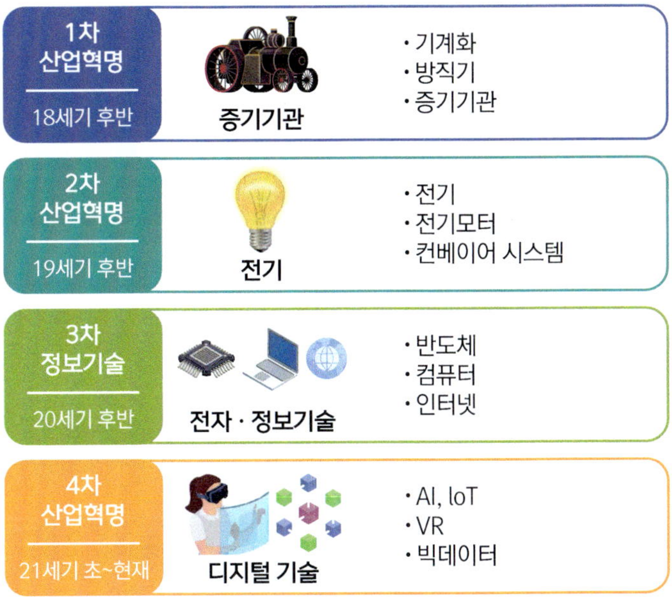
1차
산업혁명
18세기 후반
증기기관
• 기계화
• 방직기
• 증기기관
2차
산업혁명
19세기 후반
전기
• 전기
• 전기모터
• 컨베이어 시스템
3차
정보기술
20세기 후반
전자 · 정보기술
• 반도체
• 컴퓨터
• 인터넷
4차
산업혁명
21세기 초~현재
디지털 기술
• AI, IoT
• VR
• 빅데이터

그림 1-5 1차~4차 산업혁명 특징

2 초연결, 초지능, 초융합의 혁명

4차 산업혁명이 가져올 변화는 초연결, 초지능, 초융합이라는 세 가지 특징이 있다. 초연결은 사람과 사람 간, 사물과 사물 간, 그리고 사람과 사물 간의 연결뿐만 아니라, 물리적 공간과 인터넷상의 공간이 서로 연결되는 것을 의미한다. 초지능은 대량의 데이터를 바탕으로 인공지능 등의 알고리즘을 활용해 최적의 의사결정을 더욱 효율적으로 이끌어내는 과정을 의미한다. 초융합은 서로 다른 기술과 산업들이 결합되어 새로운 가치를 창출하는 것을 의미한다.

1) 초연결

4차 산업혁명의 주요 특징 중 하나는 **초연결**(Hyper-connectivity)이다. 컴퓨터 과학의 심층 신경망 개념에서 비롯된 연결주의는 인간뿐만 아니라 사물, 기기, 소프트웨어 등 여러 주체가 서로 결합하고 상호작용하며 정보를 주고받는 과정을 통해 학습을 설명하려는 시도를 말한다. 정보통신 기술이 발전하면서 인간, 기계, 사물 등이 거대한 네트워크로 연결되어 더 많은 정보와 다양한 주체가 연결되어 서로 소통하고 있다. 또한, 가상현실(VR)과 증강현실(AR) 기술이 발전함에 따라 현실과 가상의 경계가 희미해지는 메타버스가 크게 주목받고 있다. 이러한 변화는 물리적, 심리적, 사회적 연결을 확장시키고 기존의 경계를 허물어, 초연결의 시대를 형성하고 있다.

2) 초지능

4차 산업혁명에서 핵심 기술 중 하나로 떠오른 인공지능(AI)은 인간의 사고, 감정, 판단, 행동을 모방하는 기술로, 1940년대 앨런 튜링에 의해 처음 개념이 제시되었고, 2010년대 이후 급격히 발전했다. 특히 강화학습과 전이학습과 같은 새로운 기술들이 등장하면서, 가까운 미래에는 인간의 지능을 넘어서는 인공지능이 등장할 것으로 예측된다. 인공지능은 크게 약한 인공지능(weak AI)과 강한 인공지능(strong AI)으로 구분할 수 있는데 약한 인공지능(weak AI)은 특정 분야에 특화되어 그 분야에서만 활동하는 형태를 말하며 바둑의 알파고(AlphaGo)나 의료 분야의 IBM의 왓슨(Watson) 등이 여기에 해당한다. 강한 인공지능(strong AI)은 자의식, 인간과 같은 감정, 그리고 특정 분야에 국한되지 않는 범용성을 지닌 인공지능이다. 강한 인공지능은 인간과 같은 수준의 지적 능력을 발휘하여 다양한 문제를 해결할 수 있을 것으로 기대된다. 현재는 주로 약한 인공지능 수준에 머물러 있지만 가까운 미래에 인간 지능을 넘어서는 **초지능**(Extended Intelligence)이 실현될 것으로 예상된다.

3) 초융합

4차 산업혁명에서 **초융합**(Hyper-convergence)의 가장 큰 특징은 이질적인 기술들이 경계를 넘어 융합되며 새로운 기술과 혁신을 이끌어낸다는 점이다. 초융합이란 기존의 다양한 기술, 산업, 지식, 또는 학문 분야가 결합하여 이전에는 존재하지 않았던 새로운 산업이나 지식 영역을 창출하는 현상을 말한다. 예를 들어, 유전공학과 예술이 융합되어 바이오아트가 탄생했고, 생물정보학, 언어학, 데이터 과학이 결합하여 DNA를 활용한 정보 저장 기술이 개발되었다. 이렇듯 초융합은 디지털 혁명을 토대로 첨단 과학기술들이 동시에 융합되어 다양한 분야의 경계를 허물고 있다. 이러한 특징은 단순히 기술적 차원에 머무르지 않고, 학문과 지식의 융합으로도 확장되고 있다.

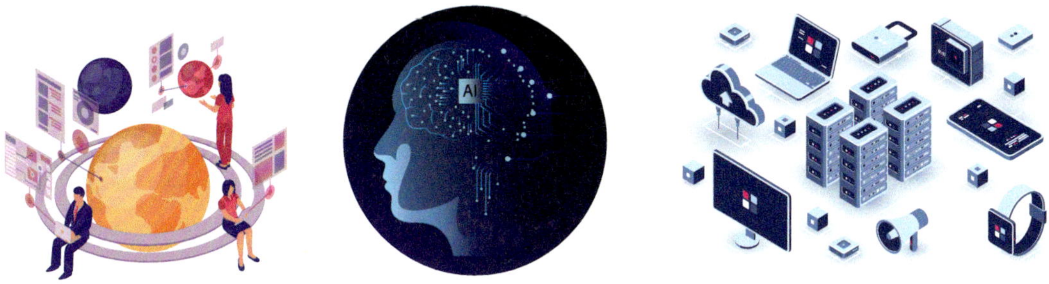

초연결 (Hyper-connectivity) 사람, 사물, 공간의 연결

초지능 (Extended Intelligence) 인공지능 기반 최적의 의사결정

초융합 (Hyper-convergence) 이종 기술 · 산업의 결합

그림 1-6 초연결, 초지능, 초융합

3 4차 산업혁명과 새로운 기술혁신

클라우스 슈밥은 4차 산업혁명에서 물리학 기술, 디지털 기술, 생물학 기술의 발전으로 산업, 경제, 생활방식 등에 혁신적인 변화를 가져올 것이라 예상하였다.

1) 물리학 기술과 4차 산업혁명

4차 산업혁명을 통해 무인 운송수단, 3D 프린팅, 첨단 로봇공학, 신소재 등의 분야에서 비약적인 변화를 가져올 것으로 예상된다. 자율주행 기술은 자동차뿐만 아니라 드론, 트럭, 항공기, 보트 등 다양한 무인 운송수단으로 확장되고 있으며, 센서와 인공지능의 발전 덕분에 상업용 드론과 잠수정 같은 무인 기기의 활용이 빠르게 증가할 전망이다. 특히 드론은 농업, 물류, 전력선 점검, 의료물품 전달 등 다양한 분야에서 활용될 수 있으며, 데이터를 분석해 자원을 효율적으로 관리하는 데 기여하고 있다. 3D 프린팅은 디지털 설계를 바탕으로 원료를 층층이 쌓아 물체를 만드는 기술로, 기존의 절삭가공과 달리 맞춤형 제작이 가능하며 현재 자동차, 항공우주, 의료 분야에 주로 활용되지만, 점차 회로판, 인체 조직, 장기 등으로 적용 범위를 넓히고 있다. 더 나아가, 4D 프린팅은 환경 변화에 반응하는 자가변형 소재를 개발하여 의료, 의류, 신발 등 다양한 산업에서 혁신을 예고하고 있다.

로봇은 특정 산업에 국한된 역할을 넘어 정밀농업, 간호, 가사 등 다양한 분야로 확장되고 있다. 센서와 클라우드 기술의 발전으로 로봇은 환경 적응성과 유연성이 향상되었으며, 인간과 협업하는 차세대 로봇 개발이 가속화되고 있다. 생체모방 기술을 통해 자연 생물체의 구조와 기능을 로봇 디자인에 접목해 더욱 정교하고 효율적인 시스템이 가능해졌다. 신소재 분야에서도 경량화, 강도, 재생 가능성, 적응성을 겸비한 신소재들이 등장하며 산업 전반에 큰 영향을 미치고 있다. 예를 들어, 그래핀은 강철보다 200배 강하면서도 가볍고 전도성이 뛰어나 산업 혁신을 주도할 가능성을 가지고 있다. 또한 재활용 가능한 열경화성 고분자 소재가 개발되면서 순환경제의 실현 가능성도 높아지고 있다. 이러한 신소재들은 환경 문제 해결에도 중요한 역할을 할 것이다.

2) 디지털 기술과 4차 산업혁명

4차 산업혁명의 핵심 기술 중 하나인 사물인터넷(IoT), 일명 '만물인터넷'은 디지털과 실물을 연결하는 혁신적인 기술이다. 이는 인간과 사물 간의 상호작용을 기반으로 다양한 플랫폼과 기술을 통해 작동한다. 최근, 더 작고 저렴하며 스마트해진 센서가 실생활 전반에 빠르게 확산되고 있다. 제조 공정은 물론, 가정, 의류, 도시, 운송망, 에너지 네트워크까지 센서가 내장되어 활용되고 있다. 전 세계적으로 인터넷에 연결된 기기의 수는 이미 헤아릴 수 없을 만큼 많으며, 앞으로도 수십억에서 수조 대에 이를 것으로 예상된다. 이를 통해 자산과 활동을 세밀하게 모니터링하고 활용도를 극대화해 공급망 관리를 혁신적으로 변화시키고 있다.

사물인터넷이 특히 두각을 나타내는 분야는 원격 모니터링 기술로 기업은 센서, 송신기, RFID 태그를 화물과 컨테이너에 부착해 이동 경로와 상태를 실시간으로 추적할 수 있다. 이는 복잡한 공급망을 가진 기업들에 필수적인 기술로 자리 잡았다. 또한, 소비자 역시 배송 상황을 실시간으로 확인할 수 있어 투명성과 효율성이 크게 향상되었다. 더 나아가 이러한 기술은 사람의 이동 추적에도 활용될 전망이다.

블록체인 기술은 디지털 혁명으로 등장한 새로운 협업 방식으로 모든 거래 기록을 네트워크 참여자들이 공동으로 검증하는 분산원장 시스템을 통해 중앙기관 없이도 신뢰 기반의 거래를 가능하게 한다. 암호화된 보안 기술로 구성된 블록체인은 특정 개인이나 기관이 통제할 수 없으며, 모든 거래는 참여자들의 검증을 받아야 하므로 신뢰도가 높다. 현재 대표적인 블록체인 사례는 비트코인이지만, 앞으로는 디지털 화폐를 넘어 출생증명서, 학위증명서, 보험금 청구, 투표 등 다양한 분야에 활용될 것으로 보인다. 이미 몇몇 국가와 기관은 토지 등기나 기업 등록 등에서 블록체인을 도입하고 있다.

또한, 기술의 발전은 온디맨드 경제(또는 공유경제)를 촉진했다. 스마트폰 기반 플랫폼은 사람, 자산, 데이터를 연결해 소비 방식을 혁신적으로 변화시켰다. 이러한 플랫폼은 개인과 기업 간의 장벽을 낮추고 새로운 부의 창출을 가능하게 한다. 우버는 이러한 디지털 플랫폼의 대표적인 사례다. 우버뿐만 아니라 홈서비스, 쇼핑, 숙박 공유, 장거리 합승 등 다양한 영역에서 플랫폼 비즈니스는 빠르게 확장되고 있다. 이 플랫폼들은 공급과 수요를 연결하고, 소비자와 공급자 간의 신뢰를 형성하며 효율성을 극대화한다. 또한 기존에 활용되지 않던 자산(예: 자동차의 빈자리, 남는 방, 여유 시간과 기술)을 활용할 수 있게 만들어 새로운 경제적 기회를 창출하고 있다.

디지털 플랫폼은 기존 거래에서 발생하던 비용을 줄이고, 경제적 이익을 더 넓게 분배할 수 있는 구조를 제공한다. 또한 추가 생산에 따른 한계비용이 거의 제로에 가까워져, 새로운 거래와 서비스가 더욱 활성화되고 있다. 기술과 플랫폼의 융합은 경제 전반에 걸쳐 변화를 일으키며 개인, 기업, 사회의 협업 방식을 재정의하고 있다.

3) 생물학 기술과 4차 산업혁명

생물학 기술의 발전, 특히 유전학 분야의 혁신은 놀라울 정도로 빠르게 이루어지고 있다. 유전자 염기서열분석 기술은 시간이 단축되고 비용이 크게 절감되었으며, 이제는 유전자 활성화 및 편집 기술도 현실화되었다. 합성생물학(Synthetic Biology)의 발전은 DNA를 기반으로 새로운 유기체를 제작할 수 있는 가능성을 열었으며, 이는 의학뿐만 아니라 에너지와 연료 생산에서도 중요한 역할을 할 것으로 보인다. 또한, 정밀한 유전자 분석은 개인 맞춤형 의료를 가능하게 해 심장병이나 암 같은 질병 치료를 획기적으로 발전시킬 수 있다. 예를 들어, IBM의 '왓슨(Watson)' 시스템은 방대한 유전자 및 의료 데이터를 분석해 개인 맞춤형 치료법을 제시하고 있다.

유전자 편집 기술은 인간 세포뿐만 아니라 동식물의 유전자 변형에도 적용되고 있어 식량 생산성을 높이고, 질병에 강한 동물이나 인간 장기를 성장시키는 연구에도 활용된다. 3D 바이오프린팅(Bioprinting) 기술은 유전자 편집과 결합되어 생체조직이나 장기를 만들어낼 수 있는 혁신적인 기술로 이 기술은 이미 피부, 뼈, 심장 조직 등의 제작에 성공했으며, 장기 이식을 위한 간세포 프린팅도 실현 가능성이 높아지고 있다.

또한, 신경과학 분야에서는 뇌 연구를 통해 정신 건강, 생산성, 웰빙 등을 향상시키는 기술이 개발되고 있다. 이런 연구들은 개인의 생체 데이터를 활용해 맞춤형 건강관리를 제공하는 데 기여할 것으로 기대된다. 결론적으로, 생물학 기술은 의료와 농업뿐만 아니라 인간의 삶 전반에 변화를 불러올 가능성을 가지고 있다. 그러나 기술적 가능성만큼이나 윤리적, 사회적 책임에 대한 논의와 준비가 필요하다.

4) 물리학, 디지털, 생물학 기술의 융합과 파괴적 혁신

물리학, 디지털, 생물학 기술이 융합되면서 산업 구조와 비즈니스 모델에 근본적인 변화를 일으키고 있다. 이러한 기술의 결합은 생산, 유통, 소비 체계를 혁신적으로 재편하며, 특히 플랫폼과 디지털 자산의 활용이 기존 산업 경계를 허물고 있다. 우버와 같은 기업들은 디지털 기술을 활용해 사용자 경험을 향상시키고 자산 활용도를 극대화한 대표적인 사례다. 실물 자산을 소유하지 않고도 디지털 플랫폼을 통해 서비스 공급자와 소비자를 연결하면서 기존 시장의 비즈니스 모델을 재정립했다. 이처럼 디지털 기반 비즈니스는 거래비용을 낮추고 네트워크 효과를 활용해 빠르게 성장할 수 있다. 자동차 산업에서도 디지털화가 진행되고 있다. 자동차는 단순한 기계를 넘어 전자기술과 소프트웨어가 핵심인 '바퀴 달린 컴퓨터'로 진화하고 있다. 기술 기업인 애플과 구글이 자동차 시장에 진입하는 것은 이러한 변화를 잘 보여준다. 미래에는 전자기술과 소프트웨어 라이선스가 제조업 자체보다 더 큰 가치를 창출할 가능성이 크다. 금융 산업 역시 파괴적 혁신을 겪고 있다. 로보 어드바이저와 같은 알고리즘 기반의 자동화된 투자 자문 서비스는 거래 비용을 크게 낮추며 금융 산업의 패러다임을 변화시키고 있다. 또한, 블록체인 기술은 국경 간 결제, 거래 청산, 스마트 계약 등을 간소화하며 금융 생태계를 혁신적으로 변화시킬 잠재력을 가지고 있다. 헬스케어 산업에서는 디지털 기술과 생물학의 융합이 새로운 진단 및 치료법 개발에 기여하고 있다. 환자 기록의 디지털화와 웨어러블 기기에서 수집된 데이터를 통해 정밀 의료와 개인화된 건강관리가 가능해지고 있다. 이러한 기술 융합은 기존 산업 간의 경계를 허물고 있으며, 혁신적이고 유연한 조직 운영을 위한 산업 구조로 변화하고 있다.

4 의료분야에서의 4차 산업혁명

4차 산업혁명은 의료분야에도 많은 변화를 가져올 것으로 예상한다. 이미 전 세계적으로 인구의 고령화가 심화되고 있고, 산업 구조의 변화와 다양한 과학 기술들의 융합으로 진단과 치료의 단계에서 예방과 관리까지 확대되고 있다. 특히 사물인터넷(IoT), 웨어러블 디바이스, 이식기술, 스마트 홈, 인공지능, 3D 프린팅과 같은 기술은 의료산업과 융합하여 개인 맞춤형 의료산업으로 확장되고 있다. 이러한 사회적 변화에서 등장한 것이 스마트헬스케어이다. 스마트헬스케어는 사물인터넷(IoT), 클라우드 컴퓨팅, 빅데이터, 인공지능(AI) 등 4차 산업혁명의 핵심 ICT 기술을 의료와 건강관리 분야에 접목한 개념으로 데이터의 수집, 분석, 활용을 통해 의료 서비스 전반에 변화를 불러온다. 스마트헬스케어는 시간과 공간의 제약을 넘어 의료 서비스, 건강관리, 원격 진료, 환자 모니터링 등을 가능하게 하며, 의료정보 제공, 자가진단 기기, 전자의무기록(EMR) 등의 활용도 포함한다. 또한, 유·무선 통신을 기반으로 병원을 방문하지 않고도 질병 예방, 진단, 치료, 건강관리에 필요한 의료정보를 얻을 수 있도록 지원하는 서비스이다.

스마트 홈은 빅데이터를 활용하여 인구 고령화 시대에 삶의 질 개선 및 편리성, 효율성을 높이기 위하여 사용되고 있다. 스마트 홈 케어는 가정, 지역사회, 요양 시설의 고령자에게 실시간으로 효율적인 스마트 노후 서비스를 제공하는 개념으로, 주요 특징으로는 빅데이터 수집, 스마트한 의사결정, 그리고 정밀한 서비스 제공이 있다. 스마트 홈은 기술 혁신과 함께 발전하고 있으며, 초기 단계는 사물인터넷(IoT)을 활용한 스마트 홈 케어로, 기존 설비와 자원을 통합하여 정보화 및 자동화를 실현한다. 고급 단계는 인공지능(AI) 중심의 스마트 홈 케어로, 5G, 스마트 로봇, 빅데이터 등을 활용해 보다 정교하고 지능적인 서비스를 제공한다. 궁극적으로 스마트 홈은 인공지능을 기반으로 한 맞춤형 노후 지원을 목표로 한다.

또한, IoT 플랫폼과 웨어러블 디바이스를 활용해 사용자의 건강 정보를 수집한 후, 이를 AI 모듈로 전송하여 분석할 수 있다. 특히, 인공지능 시스템인 왓슨을 의료 분야에 적용하고 웨어러블 디바이스와 결합하면, 스마트 원격 진료의 발전에 큰 도움이 될 것으로 기대된다.

4차 산업혁명의 다양한 기술 혁신이 헬스케어 분야에 접목되면서 변화의 속도가 더 빨라지고 있으며, 그 핵심에는 빅데이터와 인공지능이 자리하고 있다. 특히, 헬스케어 분야에서 빅데이터와 AI는 의료정보, 유전 정보, 개인 생체 데이터 등을 활용하고 구현하는 데 중요한 역할을 한다.

전자건강기록(Electronic Health Record, EHR)은 의료기관 간, 그리고 의료기관과 환자 간의 데이터 교환을 위한 표준과 상호운용성에 대해 오랫동안 연구되어 왔다. 하지만 의료기관 사이의 데이터 교환의 표준을 확립하고 실용화하는 과정에는 많은 시간과 노력이 필요하다. 전자건강기록의 확산은 병원 안팎에서 진료 정보를 원활하게 교환할 수 있도록 하여 환자의 의료 기록을 지속적으로 관리하고, 병원 정보 시스템에 임상 의사결정 지원 시스템(Clinical Decision Supporting System, CDSS)을 도입하여 처방 및 진단 오류를 줄이고 질병의 경과를 개선할 수 있을 것으로 기대된다. 이미 IBM의 인공지능 시스템인 왓슨은 전자건강기록 데이터를 분석해 향후 1년 이내 심부전 발생 위험이 큰 환자 8,500명을 식별하는 데 성공한 바 있어 의료분야에서 많은 역할을 할 것으로 기대한다.

빅데이터는 암 연구와 치료 분야에도 적극적으로 활용되면서, 환자 개개인의 암 유전자 변형 특성을 파악해 맞춤형 치료법을 개발하는 것이 가능해지고 있다. 환자들의 의료 기록은 방대한 양의 빅데이터를 형성하며, 이 안에는 암 정보와 치료에 유용한 진단 및 처방 데이터가 포함되어 있다.

이와 같은 빅데이터 활용은 현재 활발히 연구 중이며, 맞춤형 의료 서비스의 실현 가능성을 높이고 있어 환자별 상태에 맞춘 개인화된 치료가 가능해질 전망이다. 또한, 빅데이터는 질병 치료뿐만 아니라 예방적 차원에서도 중요한 역할을 하며, 기존 지식을 통합해 새로운 상관관계를 발견하고, 다양한 질병과 증상, 치료법 간의 새로운 연관성을 찾아낼 수 있을 것으로 기대된다.

빅데이터를 이용한 맞춤약물요법은 개인의 유전자 정보를 기반으로 최적의 약물을 처방하는 방식으로, 이를 실현하기 위해서는 방대한 유전체 데이터를 수집하고 분석하는 과정이 필수적이다. 30억 개의 염기서열과 2만 5천 개의 유전 정보를 다루기 위해서는 빅데이터 기술의 활용이 반드시 필요하며, DNA 염기서열 분석 기술과 장비의 발전으로 새로운 형태의 빅데이터가 지속적으로 생성되고 있다. 빅데이터 기술이 발전함에 따라 맞춤약물요법의 적용이 더욱 쉬워지고 있으며, 신약 개발 과정에서도 임상시험 데이터를 효과적으로 활용함으로써 비용 효율성을 높일 수 있을 것으로 기대된다. 또한, 유전적 차이에 따른 약물 반응의 다양성을 빅데이터를 통해 분석하고 해결할 수 있을 것으로 전망된다.

5 4차 산업혁명에서의 의료 정책

4차 산업혁명 시대에는 헬스케어와 사물인터넷(IoT), 빅데이터, 인공지능 등의 기술이 융합되면서 기존의 헬스케어 영역을 넘어서 언제 어디서나 개인이 편리하게 건강관리를 받을 수 있는 환경이 조성되고 있다. 스마트헬스케어는 건강한 삶에 대한 사회적 요구 증가와 첨단 의료 서비스 구축을 위한 정부의 정책 및 투자 확대로 주목받는 분야이다. 이 서비스는 정보통신기술(ICT)과 의료 기술이 융합된 고부가가치 시스템으로, 환자의 생체 신호 및 건강 정보를 측정하고 유·무선 네트워크를 통해 의료기관과 공유한 후 피드백을 제공한다. 이를 통해 원격 질병 관리뿐만 아니라 일반인의 건강관리까지 가능하도록 예방, 진단, 치료, 사후관리 서비스를 제공한다. 또한, 바이오 센서와 스마트 의료기기의 발전, 네트워크 안정성 향상, 의료 데이터 교환 및 처리기술의 표준화 등이 뒷받침되면서 더욱 정밀하고 최적화된 의료 서비스가 실현되고 있다.

스마트폰과 웨어러블 기기를 활용한 스마트헬스케어는 신체활동 및 건강 상태를 모니터링하고, 이를 바탕으로 맞춤형 건강관리 서비스를 제공할 수 있는 기술로, 국내에서는 이를 적용하기 위한 다양한 정책들이 추진되고 있다. 정부가 스마트헬스케어에 관심을 가지는 이유는 스마트폰과 웨어러블 기기의 보급에 따른 새로운 가능성 때문이다. 스마트헬스케어는 기존의 치료 중심에서 예측, 예방, 맞춤형, 참여 중심으로 의료 서비스 패러다임이 변화하는 환경에서 발전하였다. 지방자치단체에서는 걷기 마일리지 제도를 시행하고 있으며, 보건복지부는 모바일 헬스케어 사업을 통해 ICT와 빅데이터를 활용하여 건강위험이 있는 사람들에게 맞춤형 건강 상담을 제공하는 서비스를 운영하고 있다. 특히 코로나 팬데믹 이후 건강관리에 대한 수요 증가와 초고령 사회 진입을 앞두고, 스마트헬스케어의 필요성은 더욱 커지고 있다. 이와 같은 확산은 국민 건강관리와 삶의 질 향상에 기여하고 있으며, 학계에서도 이에 대한 연구가 활발히 이루어지고 있다.

우리나라는 2017년 이후 지역사회기반 통합돌봄(Community Care) 정책을 시작하면서 노인돌봄의 패러다임이 탈시설화 및 원래 살아온 곳에서 삶을 지속할 수 있도록(Aging in Place) 자립적 생활을 지원하는 방향으로 변화하고 있다. 지역사회 통합돌봄은 돌봄이 필요한 주민이 살던 곳에서 개개인의 욕구에 맞는 서비스를 누리고 지역사회와 함께 어울려 살아갈 수 있도록 주거, 보건의료, 요양, 돌봄, 일상생활의 지원이 통합적으로 확보되는 지역 주도형 정책이다.

현재 경기도의 A 지역에서는 지역보건의료계획을 통해 초고령사회 대비 돌봄체계 강화를 위하여 혁신적 기술을 활용한 밀착 노인 돌봄 체계 마련을 계획 및 추진하고 있다. 초고령사회 대비 건강한 노후를 위한 지역사회 기반 돌봄 관계망 구축을 목표로 살던 곳에서 건강한 노후의 삶을 지속할 수 있도록(Aging in Place) 자립적 생활을 지원하고 있으며, 주요 내용으로는 인공지능 스피커를 활용하여 독거 및 취약계층을 대상으로 인공지능 스피커를 통한 긴급구조, 정서케어 등 독거노인 안전망 구축 및 약물 복용 등 건강 돌봄을 제공하고 있다.

또한, 혁신적 기술을 활용한 밀착 노인 돌봄 체계 마련을 추진과제로 AI-IoT 활용 어르신 자가건강관리 서비스를 제공하고 있다. 대상자를 발굴하고 사전 건강 스크리닝을 실시하고 대상자 전용 애플리케이션과 스마트 밴드, 자동혈압계, 혈당측정기, 체중계, AI 스피커 등을 제공하여 비대면으로 대상자의 건강관리를 지원하는 정책을 추진하는 등 디지털 기술(AI-IoT)을 활용한 건강관리서비스를 제공하는 것을 목표로 하고 있다.

지역사회 통합돌봄의 운영 핵심요소는 주거, 보건의료, 복지돌봄이다. 그러나, 패러다임의 변화를 뒷받침할 수 있는 지역사회 내 노인돌봄서비스 제공은 제한적인 상황이다. 따라서, 적절한 의료, 환경 개선, 일상생활 지원 및 사회적 지지망 형성 등 다양한 유형의 예방적 지원 구축이 필요하다. 더 나아가 4차 산업혁명시대에서 헬스케어 정책의 효과성과 실용성을 높이려면, 의료정보를 더욱 정밀하게 수집, 관리, 분석할 수 있도록 역량을 강화하여 의료 데이터의 고도화를 이루어야 한다. 1차 진료기관에서 의료정보 관리 수준을 향상시키고, 생성된 정보를 대형 의료시설과 원활하게 공유할 수 있는 시스템을 구축하여 의료정보의 효율적 공유와 활용이 촉진되어야 한다. 병원 내 물류시스템 개발과 약품 개발을 위한 관련 기술과 네트워크 구축이 필수적이다. IT기술을 적극적으로 활용하여 의료 서비스 산업의 경쟁력과 부가가치를 강화할 수 있는 정책을 발굴하고, 이를 위한 법적 기반을 마련하는 것이 중요하다.

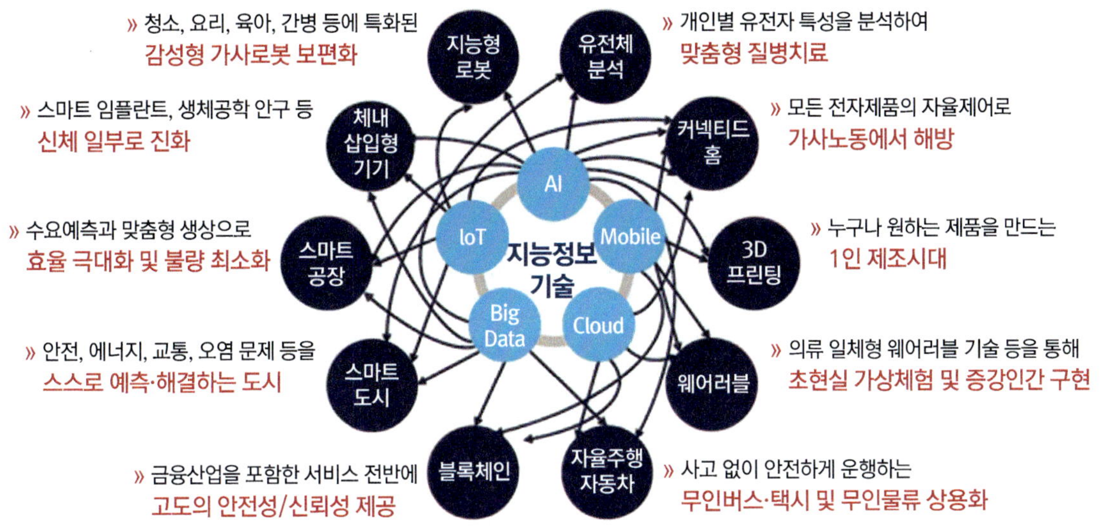

그림 1-7 미래부의 ICT R&D 추진전략 구조

요약

- 4차 산업혁명은 AI, IoT, 빅데이터, 블록체인, 로봇, 바이오기술 등이 융합된 산업 변화이다.
- AI는 머신러닝과 딥러닝 기술을 활용해 자동화 및 의사결정을 지원하고, IoT는 사물들이 인터넷을 통해 연결되어 데이터를 교환하고 스마트 시스템을 구축한다.
- 4차 산업혁명에서의 빅데이터 기술은 대량의 데이터를 분석해 경제 · 사회 전반의 효율성을 높이고, 블록체인은 보안성과 투명성을 강화하며 금융, 물류, 의료 등 다양한 산업에 적용된다.
- 로봇과 자동화 기술은 제조업, 의료, 서비스업에서 혁신을 주도한다.
- 4차 산업혁명은 유전자 편집, 재생의학 등의 바이오기술과 스마트 팩토리, 자율주행 등 여러 분야에서 혁신을 일으키고 있고, AI와 빅데이터를 활용한 스마트 헬스케어를 통해 질병 예측과 개인 맞춤형 의료 서비스를 제공한다.
- 4차 산업혁명은 기존 산업을 변화시키고 새로운 비즈니스 모델을 창출하고 있다.
- 4차 산업혁명 시대에는 데이터가 핵심 자원이 되며, 이를 효율적으로 활용하는 기업이 경쟁력을 갖추며, AI와 자동화로 인해 일부 직업이 사라짐과 동시에 새로운 직업도 등장하고 있다.
- 기술의 발전으로 개인정보 보호, 윤리적 문제, 일자리 감소 등의 사회적 이슈가 발생하고 있다.
- 각국 정부와 기업들은 4차 산업혁명 대응을 위해 연구개발과 정책 수립을 강화하고 있으며, 교육 시스템도 변화하여 창의적 문제 해결 능력과 디지털 리터러시가 중요해지고 있다.
- 4차 산업혁명은 기술, 경제뿐만 아니라 정치, 문화, 사회 구조에도 많은 영향을 미친다.
- 기업과 개인은 변화에 적응하고 혁신 역량을 키워야 하며, 지속 가능한 발전을 위해 기술과 인간의 조화를 이루는 것이 중요하다.

Reference

경기도 안성시 (2023). 제8기 안성시 지역보건의료계획.

권승수 (2021). 4차 산업혁명시대 헬스케어의 의료정보 활용화 과제. 문화산업연구, 21(2), 119-124.

김기봉, 한군희 (2020). 4차 산업혁명시대의 디지털 헬스케어 산업에 대한 연구. 융합정보논문지, 10(3), 7-15.

김말희, 김내수, 표철식 (2018). 인공지능 서비스 플랫폼과 4차 산업혁명에 대한 연구. 한국통신학회논문지, 43(10), 1763-1769.

김영상, 유성민 (2017). 4차 산업혁명과 IoT-AI 플랫폼. 한국정보기술학회지, 15(1), 1-7.

김주한 (2015). 빅데이터 기반 개인 맞춤의료 서비스. BioINpro, 13호.

김지현, 김홍, 손광은, 송윤수, 윤지혜, 임희창, 정상호, 전주홍 (2014). 빅데이터의 의학적 활용. 정보과학회지 32(3), 18-26.

배석희, 박성원, 최동근 (2017). 4차 산업혁명을 위한 미래 전파 기술의 준비. 전자파기술, 28(4), 54-60.

사린, 정정호 (2021). 고령자를 위한 스마트 홈 케어의 CCRC 사례 연구: 중국 고령자 CCRC 중심으로. 한국콘텐츠학회논문지, 21(12), 803-815.

식품의약품안전평가원 (2017). 신개념 의료기기 전망 분석 보고서.

식품의약품안전평가원 (2018). 스마트 헬스케어 의료기기 기술·표준 전략 보고서.

여경아, 권연택 (2024). 국내 스마트 헬스케어의 사회적 동향 및 대중 인식 분석. 한국체육과학회지, 33(3), 505-518.

이민화 (2017). 제4차 산업혁명의 선진국 사례와 한국의 대응전략. 선진화 정책시리즈, 14-107.

정현학, 최영임, 이상원 (2016). 4차 산업혁명과 보건산업 패러다임의 변화. 한국보건산업진흥원.

한정원 (2022). 지역사회기반 디지털 헬스케어 발전방향. 한국정보통신학회논문지, 26(12), 1826-1831.

허재준 (2017). 4차 산업혁명이 일자리에 미치는 변화와 대응. 월간노동리뷰. 17(3).

홍석민 (2022). 4차 산업혁명과 교양교육의 중요성, 그리고 교양교육과정의 개혁 필요성. 교양교육연구, 16(2), 65-79.

J.H. Jeong & J.S. Kim. (2015). u-헬스케어 (Healthcare) 환경에 따른 의료 정보 보안 이슈. Korea Multimedia Society, 19(3), 36-41.

K. Schwab. (2017). The fourth industrial revolution. Crown Currency.

Y.S. Song & Y.N. Gang. (2017). 4 차 산업혁명을 이끄는 보건 의료 빅데이터의 활용과 전망. Korea Multimedia Society, 21(4), 21-32.

[참고 유튜브 링크]

광주MBC. 4차 산업혁명 정재승교수가 깔끔하게 정리해드립니다! 4차 산업혁명 = 인공지능, 빅데이터? 이게 다가 아니다!, https://youtu.be/XyWJoYmyFvw?si=Xup5mOSI5AgwjJLr

Disney Korea. 빅 히어로 8분 미리보기, https://youtu.be/s7tM5jtN56M?si=_z7OhXF4f9uX8eLq

JTBC News. "사랑해요" "약 드세요"…노인 마음 돌본 'AI 로봇 효돌', https://youtu.be/vMCmA4whyP4?si=Wlz3j1pilSNR0FGO

KBS News. [현장영상] 미국 911에 걸려 온 전화, 그런데 사람 목소리가 아니었다? / KBS 2024.03.12., https://www.youtube.com/watch?v=SsmA-SIOxpw

MBCNEWS. 성큼 다가온 AI 의사, 암 판별에 CT 분석까지(2024.06.07/뉴스데스크/MBC), https://youtu.be/ZikaTZvu080?si=3TPtQcKJSCBBCtny

MBCNEWS. 프린터, 3D 넘어 4D로 진화 중…"몇 번이고 형상복원"(2018.08.11/뉴스데스크/MBC), https://youtu.be/xbiHb8BxwE8?si=c6Xv6imqyWJjMutS

YTN 사이언스. 3D 바이오프린터로 인체 조직을 만든다 [핫클립] / YTN 사이언스, https://youtu.be/WTeNsaPmzUY?si=Q90Iankutwy-6WNy

2장

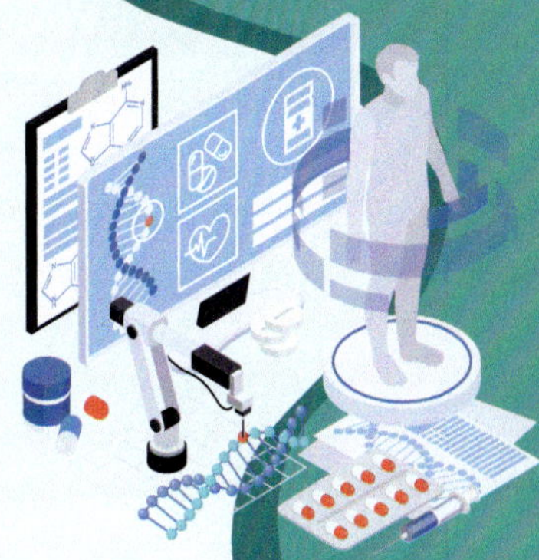

4차 산업혁명의 주요핵심기술 및 적용사례

학습목표

1. 4차 산업혁명의 주요핵심기술의 개념과 특성을 설명할 수 있다.
2. 사물인터넷의 개념과 사례를 적용하여 설명할 수 있다.
3. 빅데이터의 개념과 사례를 적용하여 설명할 수 있다.
4. 가상현실과 증강현실의 개념과 사례를 적용하여 설명할 수 있다.
5. 인공지능의 개념과 사례를 적용하여 설명할 수 있다.
6. 로봇의 개념과 사례를 적용하여 설명할 수 있다.

4차 산업혁명이란 용어는 2016년 세계경제포럼인 '다보스 포럼'에서 처음 거론되면서 오늘날 대중적으로 많이 사용되기 시작했다. 4차 산업혁명은 산업과 사회 전반에 걸쳐 여러 분야에 영향을 미치고 있고 그로 인한 인류의 삶은 빠르게 바뀌고 있다. 특히, 4차 산업혁명으로 인하여 초연결, 초지능 사회로 발전함으로써 전통적 의료사업의 영역은 확대될 것이고, 이로 인하여 우리는 다양한 보건의료산업의 강력한 변화를 보게 될 것으로 전망한다. 다보스 포럼에서는 4차 산업혁명의 대표적인 기술로 인공지능, 로봇, 사물인터넷(IoT), 무인자동차, 3D프린팅, 나노와 바이오 공학 등을 언급하고 있다. 이렇듯 4차 산업혁명은 혁신적인 기술의 변화와 관련이 깊다. 따라서 4차 산업혁명을 주도하는 기술이 무엇이며 이 기술들이 앞으로 가지고 올 변화들에 대해서 살펴보는 것은 미래의 우리 삶을 예측하는 데 매우 중요하다고 볼 수 있다. 여기서는 다보스 포럼과 4차 산업혁명 전문가들이 강조하고 있는 주요핵심기술 위주로 살펴보도록 하겠다.

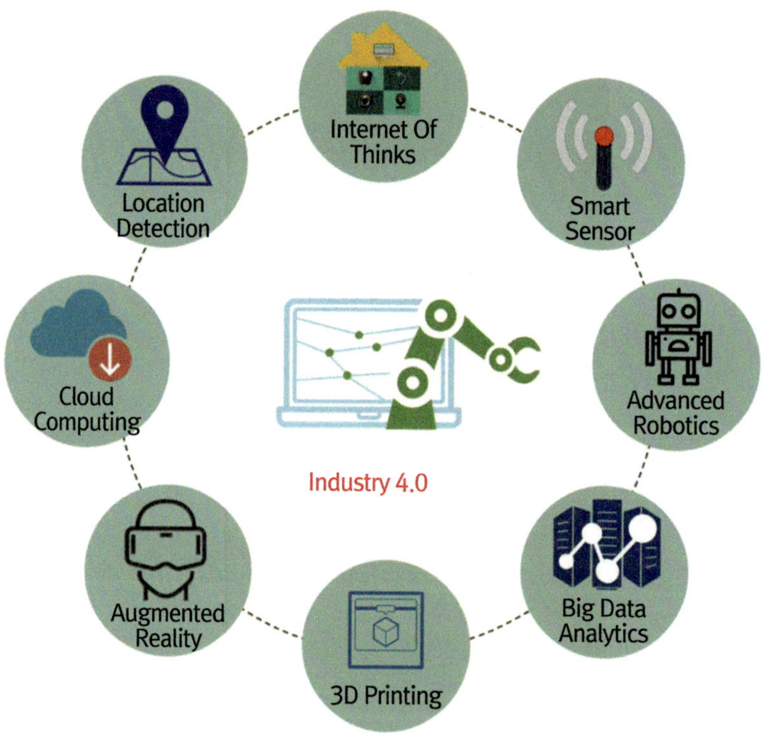

출처: https://haninpost.com/archives/23343

그림 2-1 4차 산업혁명의 주요 기술

1 사물인터넷

1) 개념

사물인터넷(IoT)은 Internet of Things의 약자로, 다양한 사물에 센서와 통신기술을 탑재하여 사물끼리 인터넷을 통해 연결되고 서로 정보를 주고받는 기술을 말한다. 전통적으로 인터넷으로 연결되는 사물은 컴퓨터가 유일하였다고 하면, 사물인터넷은 모든 사물이 인터넷에 연결된다는 의미로 이해할 수 있다. 각종 이미지, 온도, 소리 등 선택적으로 수집하려는 정보에 맞는 센서를 사물에 탑재하면 이 센서는 물건의 움직임이나 상태 등을 파악하여 필요한 정보를 수집한다. 이렇게 수집된 정보는 인터넷이라는 가상공간에 모인 후 분석을 통해 사람이나 다른 사물과 공유하여 새로운 기능과 서비스를 제공하는 것이다. 따라서 사물인터넷은 연결과 융합을 가능하게 하는 대표적인 핵심기술이라고 할 수 있다.

2) 사물인터넷의 발전

'Internet of Things'이란 용어는 1999년 케빈 애시턴(Kevin Ashton)이 매사추세츠공과대학(MIT) 연구소장 당시 처음으로 제시하여 사용하였다. 무선 주파수를 이용해 사물에 부착된 전자태그의 정보를 인식하는 RFID(Radio Frequency Identification) 기술이 등장하면서 사물인터넷 기술은 발전해 나가기 시작

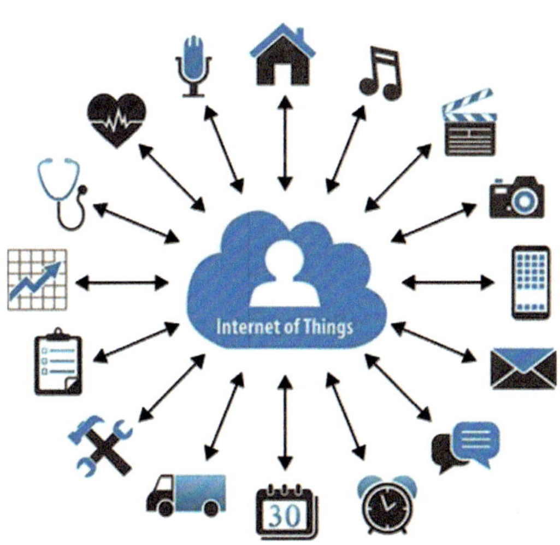

출처: https://dpg.danawa.com/news/view?boardSeq=64&listSeq=3148844&past=Y

그림 2-2 사물인터넷(IoT)

하였고, 특히 산업분야에 응용 및 활용되면서 생산과정의 효율성 증대에 기여하게 되었다. 2010년 이후 다양한 무선통신 기술의 발달로 사물인터넷의 기술은 더 발전하게 되면서 현재에는 여러 산업과 환경분야에서의 활용뿐만 아니라 일상에서의 개인 및 가정에서도 널리 사용됨에 따라 일상생활의 편의성과 효율성을 증대시키는 하나의 역할로 주목받고 있다.

3) 사물인터넷의 구조

사물인터넷의 구조는 컴퓨터가 자료를 처리하는 과정과 유사하며 다음과 같이 4가지 과정으로 설명할 수 있다.

(1) 데이터 생성

다양한 센서나 디바이스 등이 다양한 환경을 통해 정보나 변화를 인지하여 데이터를 수집한다.

(2) 연결

센서나 디바이스 등을 통해 수집된 데이터를 인터넷상의 서버에 전달한다. 이때 통신기술이나 모바일 기기 등을 통해 연결할 수 있다.

(3) 데이터 처리

저장된 데이터를 분석하고 가공하는 과정으로 온도를 읽어내는 간단한 것부터 물체를 식별하는 것과 같은 복잡한 과정도 수행할 수 있다. 중앙서버나 클라우드 컴퓨팅을 활용할 수 있다.

(4) 서비스 제공

분석하고 가공된 데이터를 사람 또는 다른 사물이 사용할 수 있도록 표현해 주는 과정이다. 예를 들면, 문자메시지, 전자알림, 애플리케이션, 앱 등을 통해 전달할 수 있다.

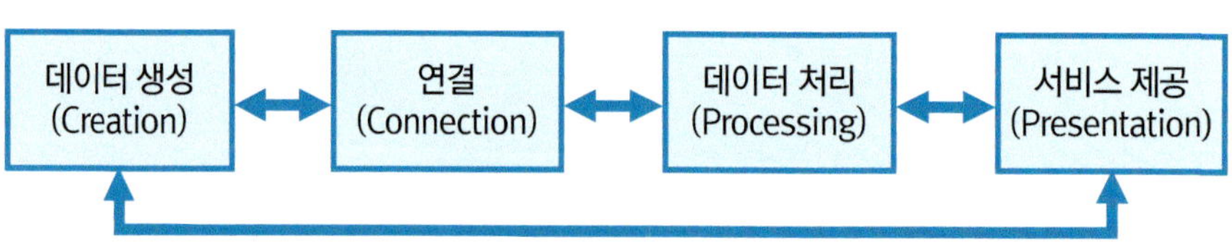

출처: 김학용(2017). 사물인터넷-개념, 구현기술 그리고 비즈니스-. 홍릉과학출판사.

그림 2-3 사물인터넷(IoT) 서비스 제공 과정

4) 사물인터넷의 적용사례

사물인터넷 기술은 산업 및 환경 분야뿐만 아니라 일상생활에서도 다양하게 활용되고 있다.

(1) 스마트 공장

기존의 공장 자동화란 개념이 생상과정에서 사람의 개입을 최소화한 무인화 공장 시스템이라고 한다면 **스마트 공장**(Smart Factory)은 제품의 기획설계, 생산, 유통판매 등 전반적인 제조과정을 사물인터넷 기술을 활용하여 사람과 기계를 유기적으로 연결하고 제조공정의 자동화, 모니터링, 재고 등을 효율적으로 관리하여 생산성, 품질, 고객의 만족도를 향상시키는 시스템으로 공장 자동화가 진화된 것으로 이해할 수 있다.

① 스마트 태그

자동차 생산기술에서 생산차량, 설비, 부품, 공구 등 생산과정에 포함되는 모든 요소에 무선통신 시스템을 적용하여 실시간으로 사람과 사물, 사물과 사물이 상호 정보를 교류하여 상황파악, 오류

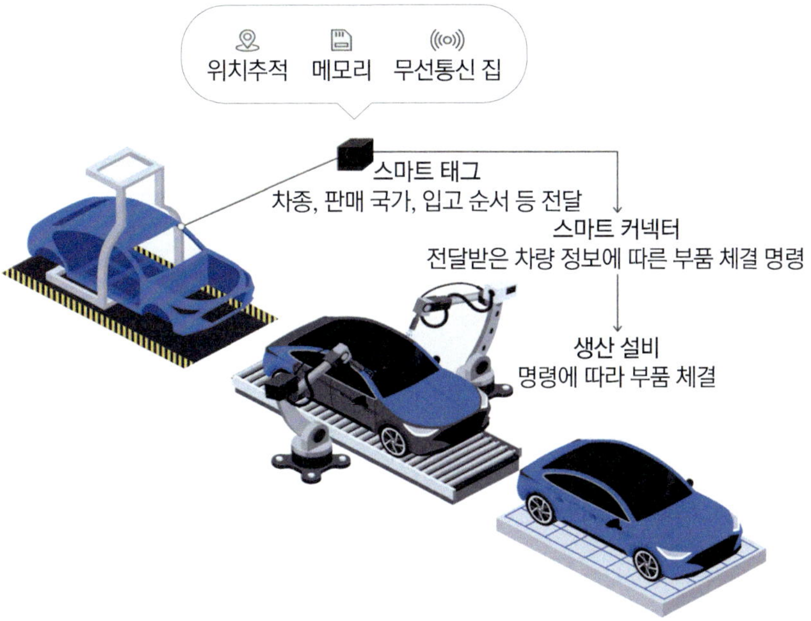

출처: 현대자동차그룹

그림 2-4 스마트 태그 시스템(Smart Tag System)

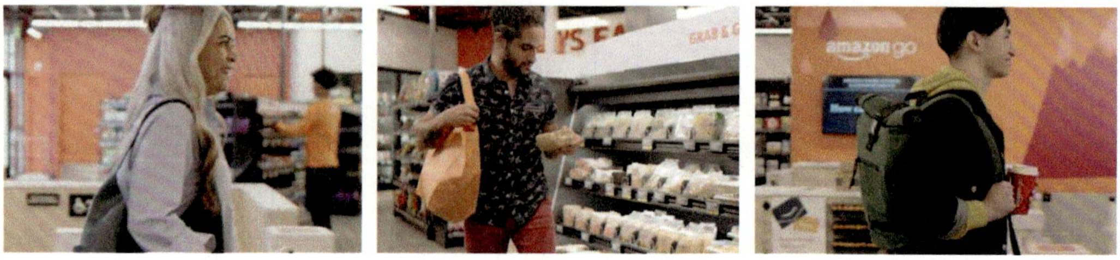

게이트로 들어가기 → 쇼핑하기 → 게이트 나가기

출처: 아마존(https://www.amazon.com/)

그림 2-5 시애틀의 무인식료품점 '아마존 고(Amazon Go)

수정 등을 하고 있는데, 특히 **스마트 태그**(Smart Tag)를 부착하여 차량의 위치, 조립부품의 사양, 조립방법 등 다양한 과정을 세분화하고 생산정보와 생산설비를 서로 주고받아 공정과정을 제어하고 있다.

② 아마존 고

아마존 고(Amazon Go)는 2016년 아마존에서 처음 소개된 무인 식료품점이다. 고객이 아마존 고 앱을 켜고 쇼핑하면 쇼핑 고객의 동선에 따라 구매목록을 카메라와 센서로 인식하고 이 데이터를 전송하여 자동계산되는 시스템으로 운영되는 오프라인 식료품매장이다. 즉, 쇼핑한 제품을 계산대에서 일일이 계산하지 않고 쇼핑을 마친 고객이 '물건을 들고 나가기만' 하면 앱에 등록된 결제수단으로 자동 결제되고 영수증이 자동전송되는 시스템으로 계산과정을 생략하고 쇼핑시간을 줄여주는 장점이 있다.

(2) 스마트 도시

「스마트 도시 조성 및 산업진흥 등에 관한 법률」(약칭: 스마트 도시법) 제2조에 의하면 **스마트 도시**(Smart City)란 도시의 경쟁력과 삶의 질 향상을 위하여 건설 · 정보통신기술 등을 융 · 복합하여 건설된 도시기반시설을 바탕으로 다양한 도시서비스를 제공하는 지속 가능한 도시를 말한다. 여기에서 스마트 도시서비스란 스마트 도시 기반시설 등을 통하여 행정 · 교통 · 복지 · 환경 · 방재 등 도시의 주요 기능별 정보를 수집한 후 그 정보 또는 이를 서로 연계하여 제공하는 서비스를 의미한다.

세계 여러 국가에서 스마트 도시에 대한 투자를 지속적으로 하고 있으며, 우리나라는 2017년 스

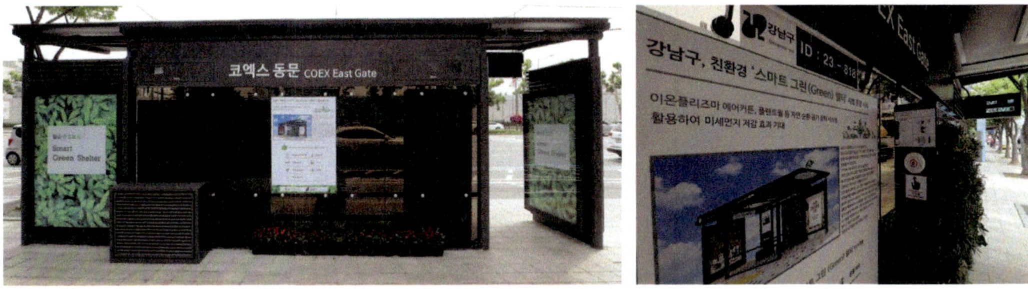

출처: 강남구청

그림 2-6 스마트 그린 쉘터(Smart Green Shelter)

마트 도시를 '8대 혁신성장동력 선도사업'으로 선정하고 2018년 스마트 도시법을 제정하였으며 대통령 직속 4차 산업혁명위원회 산하에 스마트 도시 특별위원회를 신설하였다. 2019년 이후에 스마트 도시 종합계획을 수립하여 스마트 도시사업을 본격적으로 추진해 오고 있으며, 현재 제4차 스마트 종합계획(2024-2028)을 근거로 활발한 시행을 하고 있다.

① 스마트 그린 쉘터

2020년 서울시는 스마트 그린 쉘터(Smart Green Shelter) 버스정류장 조성을 시작했다. 스마트 그린 쉘터는 지능화된 녹색쉼터를 뜻하며 사물인터넷 기능과 미세먼지 유입 차단 기능을 갖춘 미래형 버스정류장이다. 버스정류장 뒤편에는 미세먼지 저감식물이 심어져 있고 출입구 위쪽에는 이온플라즈마 에어커텐이 설치되어 있어 미세먼지를 차단한다. 사물인터넷을 통해 미세먼지를 측정하고 데이터를 구축하며 쉘터 내부 천장에는 냉난방기가 설치되어 있다. 대중교통을 이용하는 시민들에게 쾌적하고 청정한 공기를 제공하고 있다.

② 스마트 경로당

스마트 경로당은 어르신들이 사물인터넷을 활용하여 여가활동 및 건강관리를 할 수 있는 공간을 경로당에 조성한 사례이다. 노령층은 빠르게 변화하는 디지털 문화에 쉽게 적응하기 어려워 일상생활에 설치된 디지털 기기 사용에 불편함을 겪고 있다. 이에 경로당에는 스마트 운동기구, 스마트 테이블, 스마트 노래방기기 등의 스마트 플랫폼을 구축하여 어르신의 운동, 놀이, 건강관리까지 해결해 주고 있다.

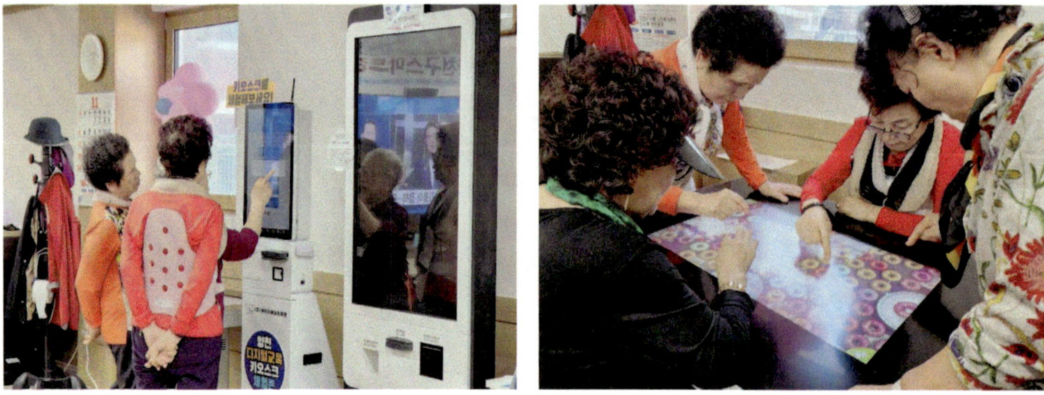

출처: 서울시청

그림 2-7 스마트 경로당

(3) 취약 어르신 안전관리 솔루션(IoT) 사업

고령화의 심화로 노인 인구가 꾸준히 증가하고 있다. 특히 1인 가구 형태의 노인이 늘어나면서 사회적 고립과 고독사와 같은 문제가 더욱 부각되고 있으며, 이들은 안전과 돌봄 지원에서 소외될 위험이 높다. 이러한 상황에서 신속하고 지속적인 안전 확인의 필요성이 강조되고 있으며, 이에 따라 서울시는 사물인터넷(IoT) 기술을 접목한 노인 안전관리 체계를 추진하고 있다. 이 사업은 취약계층 노인을 대상으로 한 안전관리 장비 보급을 중심으로 하며, 움직임 감지 및 환경 센서(온도·습도 등)를 통해 실시간으로 생활 상황을 파악하고 모니터링하는 방식으로 운영된다.

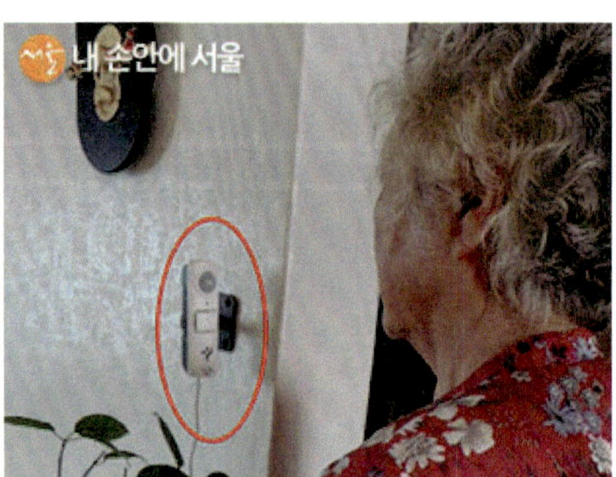

취약 어르신 가정 내 기기

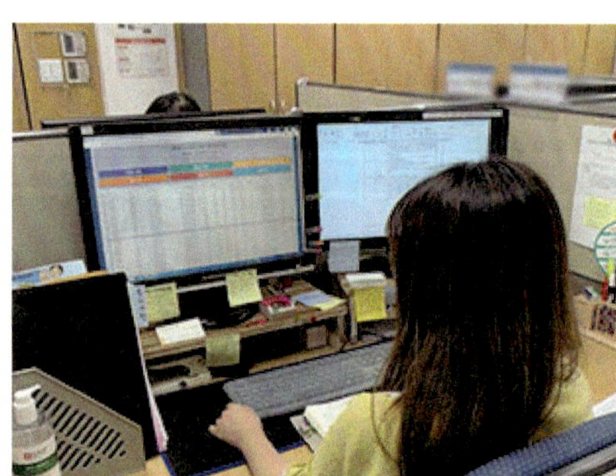

실시간 모니터링 현장

출처: 서울시 내 손안에 서울(https://mediahub.seoul.go.kr/archives/1295303)

그림 2-8 취약 어르신 안전관리 솔루션

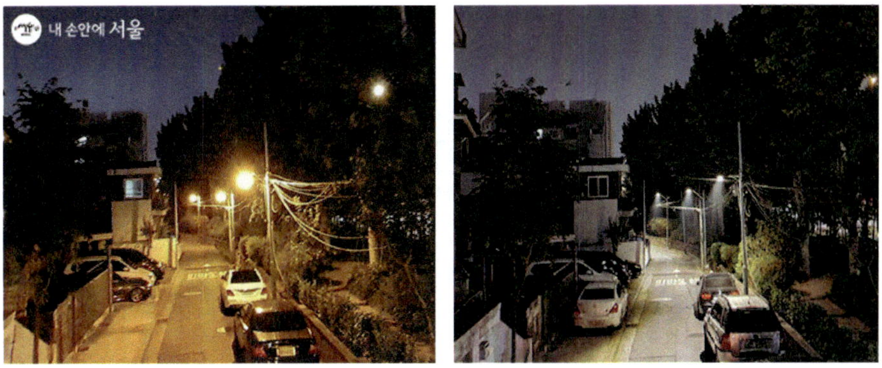

설치 전　　　　설치 후

출처: 서울시 내 손안에 서울(https://mediahub.seoul.go.kr/archives/2002891)

그림 2-9 스마트 보안등

(4) 골목길 스마트 보안등 설치

골목길 스마트 보안등은 근거리 무선통신(NFC 등)을 기반으로 한 IoT 기술이 탑재된 LED 조명 시스템으로, 어두운 골목길을 보다 안전하게 밝히기 위해 개발된 첨단 보안 인프라이다. 이 시스템은 시민의 안전한 귀가를 지원하는 '안심이 앱' 과 연계되어, 비상 상황 시 긴급 호출 기능이나 귀가 모니터링 서비스와 연동되며, 보행자가 접근하면 자동으로 조명이 밝아지고, 위급한 상황에서는 스마트폰 앱이나 보안등 기기를 통한 즉각적인 신고도 가능하다. 현재 서울 종로구, 의왕시 등 다양한 지방자치단체에서 해당 시스템의 설치와 운영을 확대하고 있다.

2 빅데이터

1) 개념

앞에서 언급했던 사물인터넷에 의해 많은 사물이 연결되면 인터넷을 통해 많은 정보가 수집된다. 이러한 데이터는 기존의 데이터베이스 관리도구로 분석하기에는 너무나 방대한 정보일 수 있다. 이러한 대량의 데이터를 **빅데이터**(Big Data)라고 한다. 빅데이터는 컴퓨터, 기계 센서, 모바일 기기 등에서 수집된 정형, 비정형, 반정형 데이터를 모두 포함한다. 그러나 빅데이터는 단순히 대용량만을 말하는 것은 아니며 대용량 데이터의 분석 및 활용을 통해 가치 있는 정보를 추출하는 것을 의미한다.

2) 빅데이터의 발전

빅데이터의 시초는 명확하지는 않으나 1890년 미국 통계청이 실시한 인구조사를 시점으로 보기도 한다. 그 당시 미국은 6,000만이 넘었던 인구의 조사를 실시하기 위해 기존의 방식을 사용하지 않고 허먼 홀러리스(Herman Hollerith)가 발명한 천공 카드(Punch Cards)라는 데이터 처리방식으로 변경함으로써 10년이 넘게 걸릴 조사를 2년 6개월 만에 마칠 수 있었다. 그러나 그 당시에는 '빅데이터(Big Data)'라는 용어가 사용되지 않았다. 데이터는 컴퓨터 기술의 발전과 역사를 같이 한다고 볼 수 있으며 인터넷과 디지털 기술의 발전으로 데이터의 양과 다양성이 증가함에 따라 데이터를 처리하는 기술에 대한 관심 또한 증가하게 되었다. 2000년대 초반에 빅데이터라는 개념이 등장하면서 기업들은 데이터의 수집, 분석, 활용 등을 비즈니스 전략으로 활용하고자 노력하면서 빅데이터의 중요성이 부각되었다. 2010년대에 접어들면서 스마트 기기와 소셜미디어의 발전으로 기존의 데이터의 양은 급격하게 증가하였고, 정형화된 데이터외에 음성, 이미지 등 다양한 데이터가 폭발적으로 증가하였다. 이는 데이터의 효율적인 수집과 분석을 위하여 각종 신기술이 접목될 뿐만 아니라 가치 있는 데이터 산출을 위한 첨단기술의 발전을 가져오는 계기가 되었다. 세계 각국은 디지털 자원으로 부각된 빅데이터를 국가정책으로 적극 추진하게 되었고, 우리나라도 2013년부터 창조경제, 정부 3.0 국정과제 기조에 따라 빅데이터가 적극 추진되어 기업, 정부, 학계 등뿐만 아니라 국민생활에 중요한 역할로 활용되고 있다.

3) 빅데이터의 특성

빅데이터의 공통적 특성은 4V로 설명할 수 있다. 4V는 크기(Volume), 속도(Velocity), 다양성(Variety), 가치(Value)를 나타낸다. 빅데이터는 원래 3V(Volume, Velocity, Variety)으로 정의되었으나 빅데이터를 통한 가치 창출이 중요해지면서 가치(Value)가 추가되었다. 이를 통해 사용 분야에 따라 중요하게 생각되는 빅데이터의 특성은 상이할 수 있으며, 필요에 따라 지속적으로 추가될 수 있음을 알 수 있다.

(1) 크기(Volume)

데이터 규모의 측면으로, 빅데이터의 가장 기본적인 특성이다. 빅데이터의 크기는 수십 테라바이트(TB)에서 수 페타바이트(PB)에 이르며 그 크기가 끊임없이 변화하고 있다.

(2) 속도(Velocity)

데이터의 수집과 처리측면으로, 데이터가 얼마나 빠르게 처리, 분석되는지에 대한 특성이다. 즉, 컴퓨터, 모바일 기기, 기계 센서 등에서 빠르게 생성되는 데이터이다.

(3) 다양성(Variety)

데이터의 유형과 소스 측면으로, 정형, 비정형, 반정형 데이터 등 다양한 데이터의 종류를 수용하는 특성이다.

(4) 가치(Value)

데이터의 활용 측면으로, 빅데이터를 분석하여 경제의 흐름을 미리 읽어내고, 신사업 창출, 생산성 향상 등에 활용하여 유용한 가치를 이끌어 내야 가치가 있다고 보는 특성이다.

4) 빅데이터의 적용사례

빅데이터의 기술은 기업, 정부, 의료, 교육 등 다양한 분야에서 활용되고 있다. 올바르게 활용된 빅데이터는 개인, 집단, 조직의 정확한 의사결정의 근거를 제공할 수 있다. 또한, 공공분야에서의 빅데이터의 활용은 다양한 서비스를 제공함으로써 국민의 생활 편의성을 높일 수 있다.

(1) 빅데이터 플랫폼 기반 분석서비스 지원 사업

과학기술정보통신부와 한국지능정보사회진흥원(NIA)은 데이터 수집·가공·분석·유통 등 전 주기를 지원하는 21개 분야의 빅데이터 플랫폼을 구축·운영하고 있다. 빅데이터 플랫폼 기반 분석서비스 지원 사업은 2022년부터 추진해 오는 사업으로 산업 전반의 데이터 부족 해소 및 데이터 활용 촉진을 위해 공공·민간이 협력해 양질의 데이터를 생산·분석·활용·거래할 수 있도록 구축·운영한 빅데이터 플랫폼 사업의 일환이다. 빅데이터 플랫폼 기반 분석서비스 지원 사업에 참여한 기업 사례 중 우수사례를 선별하여 성과사례집을 발간하고, 그 내용을 공유하게 함으로써 기업의 지속적인 데이터 활용 촉진과 데이터 문화조성, 데이터 생태계의 활성화를 촉진하고 있다.

(2) 지방자치단체 빅데이터 분석서비스

기존의 행정데이터는 국민의 신청과 신고를 통해 축적된 정형 데이터가 대부분을 차지하고 있으며, 이러한 데이터의 관리는 전통적 업무에 국한되는 한계점이 있다. 현 시대는 사물인터넷, 스마트 기기, SNS 등의 확산에 따라 데이터의 범위가 확대되고 있어 기존의 정형화된 데이터에 기반하여 반응하는 행정은 대중의 특성이 반영되거나 가치 있는 데이터의 기대가 어려움에 따라 행정데이터 수집 및 분석방법의 전환의 필요성이 대두되었다. 우리나라는 빅데이터의 중요성이 부각되면서 정부 부처와 지방자치단체를 중심으로 다양한 주제의 데이터 분석작업이 진행되어 왔다. 한편 지방자치단체의 역할이 점차 확대되면서 지방자치단체의 데이터 수집 및 관리가 더욱 중요하게 되었다. 이에 지방자치단체는 다양한 빅데이터 분석 사업을 추진하고 있는데 이의 일환으로 지방자치단체 빅데이터 분석서비스를 제공하고 있으며, 2016년부터 지방자치단체 빅데이터 분석사례집을 발간하고 있다. 사례집에 수록된 내용 중에 몇 가지를 살펴보고자 한다.

① 폭염 우선 관리지역 분석(노인 1인가구 중심으로)

인천광역시는 잦아지는 폭염으로 인하여 주민의 피해를 감소 및 예방하기 위하여 폭염 정보전달 체계를 구축하여 운영하고 있다. 특히 폭염에 취약계층을 위한 맞춤형 폭염대책 수립이 필요함에 따라 위성영상 빅데이터를 활용하여 2020-2021년 인천광역시의 열 지도를 우선적으로 제작하고 노령화지수, 고령 인구수, 노후 건물밀도, 주택가격 등 취약 요인을 단계화한 후 열 지도와 융합과정을 통해 취약 지역을 도출하고 무더위 쉼터 위치, 노인 1인 가구수를 반영하여 폭염 우선 관리지역을 선정하였다.

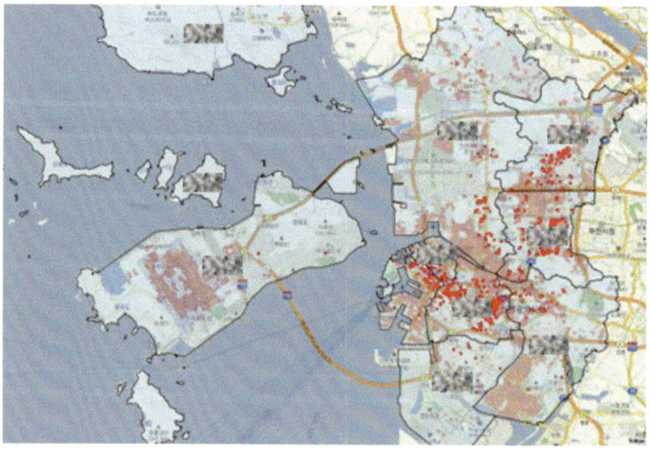

출처: 2023년 지방자치단체 빅데이터 분석사례집

그림 2-10 폭염 우선 관리지역 분석

② 멧돼지 서식 지역 및 아프리카돼지열병(ASF) 위험지수 분석

아프리카돼지열병은 2019년 국내 최초로 발생하였으며 그 발생지역이 점진적으로 남하하고 있음에 따라 양돈 사육규모가 전국 최대인 충청남도에서 선제적 대응이 필요하게 되었다. 이에 2019년에서 2023년 5월까지 충청남도 야생 멧돼지 포획 데이터 및 유해야생동물 피해보상 내역 데이터를 활용하여 동리 단위 아프리카돼지열병 발병 위험지수를 산출하였다.

(3) 국내 보건의료 빅데이터

보건의료 빅데이터는 국민의 질병예방 및 치료, 건강증진에 유용한 정보를 제공할 뿐만 아니라 보건의료정책, 보건의료서비스 제공, 의학의 발전 등 보건의료분야와 환경에서 혁신적인 발전을 유도할 것으로 기대되고 있다. 따라서 현 시대의 보건의료 분야는 빅데이터의 잠재적 가치와 활용 가능성이 높은 영역으로 평가되고 있다. 보건의료 빅데이터 활용에 대한 국가 단위 전략 수립에서 싱가포르는 2010년 의료정보 통합 플랫폼 구축에 착수한 바 있으며, 영국은 2011년 오픈데이터 전략을 수립하고 2013년 진료정보 통합·관리 조직인 HSCIC 발족하였다. 또한, 미국은 2012년 빅데이터 연구개발 이니셔티브를 수립하고 2014년에는 정밀의학 관련 사업으로 확장해 나가기 시작했다. 이에 비해 우리나라의 출발은 다소 늦은편에 속한다. 우리나라의 보건의료 빅데이터는 공공 영역과 민간 영역에서 수집되고 있다. 공공영역은 보건복지부와 기타 부처가 관할하며 내용과 수집 방식을 고려하여 유전체 데이터, 청구·행정 데이터, 조사데이터로 구분되며, 민간 영역은 의료기관이 환자 진료

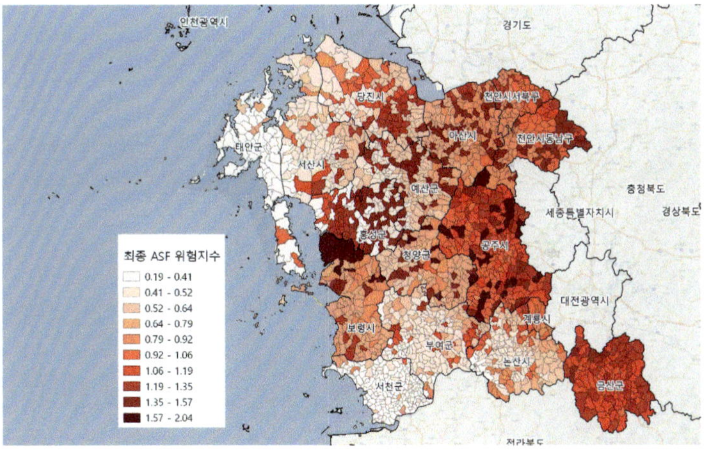

출처: 2023년 지방자치단체 빅데이터 분석사례집

그림 2-11 동리별 아프리카돼지열병 위험지수

과정에서 수집한 임상데이터와 개인의 선택에 의해 SNS, 모바일 기기 등을 통해 수집되는 스트림데이터 등으로 구분된다. 그러나 데이터 개방과 활용을 위한 데이터 통합과 연계는 제한적으로만 실행되고 있다.

① 공공영역 보건의료데이터

가. 국민건강보험공단

국민건강보험공단은 단일한 보험자로 이루어져 있으며 건강보험 가입자의 자격 및 보험료를 관리하고 진료, 검진, 요양서비스를 제공하는 의료기관, 검진기관, 장기요양기관 등의 공급자에게 진료비를 지급하는 역할을 담당하고 있다. 국민건강보험공단이 보유하고 있는 데이터로는 자격 및 보험료 DB, 진료내역 DB, 건강검진 DB, 의료급여 DB, 노인장기요양 DB 등이 있다. 이 데이터는 전 국민의 출생에서 사망까지의 자격 및 보험료 자료, 의료이용 급여내역 등이 빠짐없이 축적되어 있고, 동일 대상자에 대해 다양한 정보를 보유하고 있어, 건강보험 데이터에 있어서는 큰 장점으로 작용하고 있다. 2014년 국민건강보험공단은 건강보험 빅데이터 플랫폼을 통해 건강보험 DB를 활용하여 대국민 맞춤형 건강서비스, 정부·공공·금융

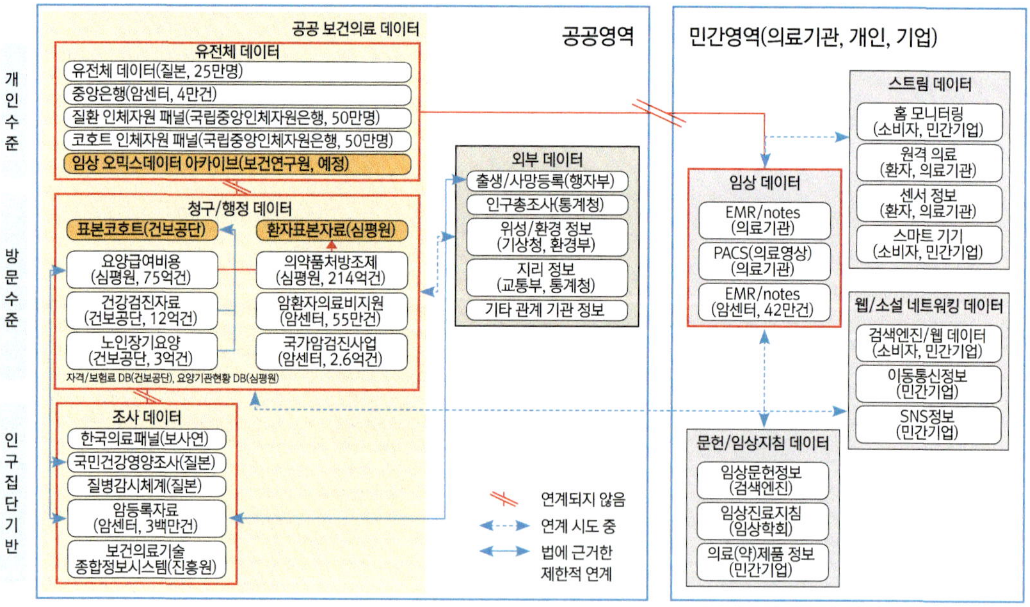

출처: 강희정(2015). 보건의료 빅데이터 활용을 위한 기본계획 수립 연구. 보건복지부.

그림 2-12 공공과 민간의 보건의료데이터

기관에 마이데이터 제공 및 보건의료 정책 수립을 지원하고 있다.

나. 건강보험심사평가원

건강보험심사평가원은 요양급여비용의 심사 및 요양급여의 적정성 평가를 주 목적으로 설립된 기관이다. 건강심사평가원이 보유하고 있는 데이터는 진료비심사 DB, 평가 DB, 의료자원 DB, 비급여정보, 의약품유통정보 DB 등이 있다. 건강보험심사평가원에서는 주요 업무와 관련된 1차 데이터의 가공·분석을 통해 2차 데이터를 공개하고 있다.

2015년 건강보험심사평가원은 보건의료빅데이터개방시스템(opendata.hira.or.kr, HIRA)을 개설하였다. 이는 건강보험심사평가원이 병원 등 요양기관과 제약사 등 보건의료 산업, 식품의약품안전처와 건강보험공단 등 유관기관에서 다양한 경로로 수집한 의료분야 공공데이터이다. 이 사이트를 통해 공공데이터(데이터셋, 오픈 API), 의료빅데이터분석(빅데이터센터), 의료통계분석(질병, 의약품, 의료기관) 등 다양한 서비스를 이용할 수 있다.

다. 질병관리청

질병관리청은 과학적 근거에 기반하여 공중보건 정책을 수립하고, 보건의료 연구를 총괄 수행하는 기관이다. 질병관리청에서 생산되는 주요 데이터로는 국민건강영양조사, 지역사회건강조사, 청소년건강행태온라인조사, 퇴원손상심층조사, 급성심장정지조사, 법정감염병발생보고, 전국 장내 기생충실태조사, 전국민 장내 기생충감염실태조사, 인수공통전염병위험군의 감염실태조사, 결핵현황, HIV/AIDS신고현황, 전국예방접종률조사 등이 있다. 최근 질병관리청은 2024년 6월부터 감염병 빅데이터 플랫폼을 개설하여 운영을 시작했다. 이 데이터는 수집된 데이터를 활용하여 통계를 자동으로 산출하고 가명정보를 기반으로 민간에서도 감염병 정책 연구분석이 가능하도록 지원하는 것이 목적이다.

라. 국립암센터

국립암센터는 2000년에 설립되었고 「암관리법」에 따라 국가암관리사업을 수행하고 있다. 국립암센터에서 생산되는 주요 데이터로는 암등록통계 DB, 검진자 코호트 DB, 국가암검진사업 정보시스템 DB, 환자 의료비지원 정보시스템 DB, 암진료 성과연구 DB, 말기암 DB, 종양은행 DB 등이 있다. 국립암센터는 2021년 국가암데이터센터로 지정되어 암관리를 위한 정책 수립 및 평가, 연구·개발을 위해 암공공데이터를 구축·개방하고 있으며, 글로벌 융합형 국가암빅데이터 구축을 목표로 정보전략계획을 수립하고 있다.

3 클라우드 컴퓨팅

1) 개념

클라우드 컴퓨팅(Cloud Computing)은 인터넷을 통해 가상화된 컴퓨팅 자원과 서비스 등을 제공받아 사용하는 기술이다. 일반적으로 개인용 컴퓨터에 소프트웨어가 설치되어 있고 문서나 동영상 등과 같은 데이터를 서버에 저장하게 된다. 문서 작업을 하려면 자신의 컴퓨터에 저장되어 있는 워드프로세서와 같은 프로그램을 구동시켜야만 가능하다. 하지만 클라우드 컴퓨팅은 내 컴퓨터가 아닌 다른 곳에 프로그램과 문서를 저장해 놓고 인터넷을 통해 접속하여 이용하는 방식이다. 이러한 방식은 컴퓨터에 추가로 필요한 소프트웨어를 구입하여 설치하지 않아도 되며 주기적인 업데이트도 필요 없다. 또한 컴퓨터가 고장을 일으켜도 데이터 손상의 우려가 없으며 다른 컴퓨터에서 작업했던 문서를 별도로 저장해서 내 컴퓨터로 가지고 오지 않아도 되는 편의성이 있다. 하지만 클라우드를 이용하는 경우 필요한 만큼의 비용을 지불해야 한다.

클라우드라는 이름이 붙여진 이유는 컴퓨터 네트워크 구성을 구름의 형태로 표현했기 때문이다. 클라우드 컴퓨팅의 개념을 설명하기에 애매하고 인터넷 환경을 하늘 위의 구름처럼 내부가 보이지 않고 일반 사용자는 복잡한 내부를 굳이 알 필요 없이 구름 속의 자원활용으로 원하는 작업을 할 수 있다는 의미로 받아들일 수 있다.

2) 클라우드 컴퓨팅의 발전

클라우드 컴퓨팅이란 개념의 유래는 1965년 미국의 컴퓨터 학자인 존 매카시(John McCarthy)가 '컴퓨팅 환경은 공공시설을 쓰는 것과 같은 것'이라고 제시하면서 시작되었다. 1970년에서 1980년대에는 아파넷(ARPANET: 1960년대 후반, 미국 국방부 연구기관인 ARPA에서 개발한 컴퓨터 네트워크)의 발전과 함께 분산 컴퓨터가 등장하면서 여러 컴퓨터가 협업하여 처리워크로드를 공유할 수 있다는 환경이 조성되면서 클라우드 컴퓨팅의 기초가 되었다. 1990년대 인터넷의 보급과 확산으로 정보공유의 변화가 추구되었고, 1990년대 말 세일즈포스(Salesforce: 여러 부서와 채널에서 고객 상호작용 및 데이터를 관리하고 분석하는 데 필요한 도구와 기능을 비즈니스에 제공하는 포괄적인 CRM 플랫폼)가 출시되면서 기업들이 웹사이트를 통해 서비스를 이용할 수 있게 되었다. 2000년대에 진입하면서 클라우드 컴퓨팅이 본격적으로 대두되기 시작하였다. 2006년 아마존에서 아마존 웹서비스(Amazon Web Services, AWS)가 출시되면서 클라우드 컴퓨팅의 발전을 가속화시켰다. 현재의 클라우드 컴퓨팅은 하이브리드 클라우드, 엣지컴퓨팅, AI와 머신러닝 등 다양한 기술과 결합하여 복잡해졌지만, 기능은 높이고 장점을 확대하여 더욱 효율적인 방향으로 발전해 나가고자 노력하고 있다.

3) 클라우드 컴퓨팅의 적용사례

(1) 클라우드 기반의 정밀의료병원정보시스템(P-HIS)

의료기관에서는 실시간으로 생성되는 데이터가 방대하다. 이렇게 생성된 데이터는 묶음 형태로 저장하게 되고 경우에 따라 새로운 묶음 형태로 저장해야 하는 상황이 지속적으로 발생한다. 이때 기존 서버의 용량이 초과된 경우에는 또 다른 서버를 증설해야 하는데 비용면에서 부담이 크다. 이런 경우 클라우드를 이용하면 손쉽게 서버를 늘릴 수 있어 비용면에서 큰 매력이 있다. 2021년 고려대학교 부속 안암병원은 기존의 병원시스템을 종료하고 국내 최초로 '클라우드 기반 정밀의료 병원정보시스템'으로 전환했다. 고려대학교의료원은 과학기술정보통신부 및 보건복지부 국책사업인 'P-HIS' 개발 사업에 2017년부터 주관연구기관으로 참여하였으며, 고려대학교의료원을 중심으로 6개 의료기관, 삼성SDS, 비트컴퓨터 등 8개 정보통신기술(ICT) 기업이 참여하여 클라우드 기반의 정

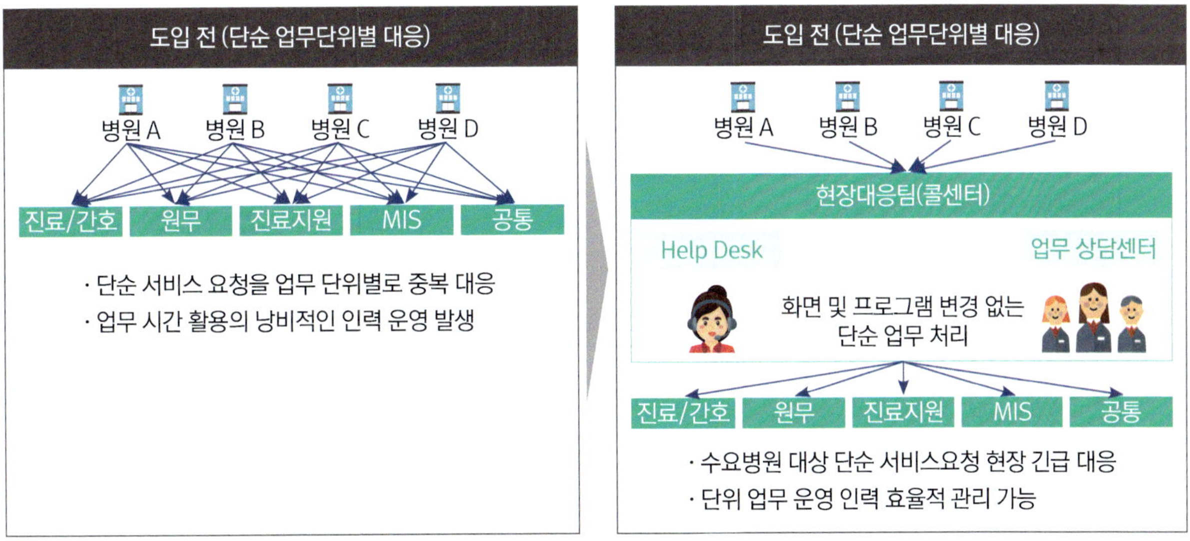

출처: 고려대학교의료원

그림 2-13 클라우드 기반의 정밀의료병원정보시스템 도입 전후 운영·유지체계 비교

밀의료병원정보시스템을 개발하였으며, 네이버 클라우드 플랫폼을 활용하여 서비스을 시작했다. 'P-HIS'는 환자별 맞춤형 정밀의료를 위한 의료데이터 저장과 병원운영 전반에 필요한 업무 시스템이다. 클라우드 기반 'P-HIS'는 클라우드에 환자의 임상데이터, 유전체 데이터, 개인건강기록(PHR)을 저장하고 의료기관끼리 공유를 통해 환자 개인별 특성에 맞는 맞춤형 정밀의료를 제공하여 번거로운 중복검사를 사전에 방지할 수 있다. 또한, 환자가 병원을 옮겨도 시스템 간의 자동연동으로 진료의뢰서 발급이 불필요하여 환자가 의료기관을 이용하는 편의성을 높이는 시스템이다.

4 가상현실, 증강현실

1) 개념

가상현실(Virtual Reality, VR)은 완전히 가상의 환경을 제공하여 사용자가 현실과는 다른 세계에 몰입할 수 있도록 해주는 최첨단기술이다. 가상의 환경은 실제가 아닌 인공적인 기술로 만들어 낸 공간이지만, 마치 실제 존재하는 환경인 것처럼 제공되며 실제 현실과 상호작용하는 것과 같은 경험을 제공하게 된다. 보통 가상현실 기술은 현실에서 직접 경험하기 힘든 상황을 체험하기 위한 용도로 사용된다. 이렇게 가상과 현실을 융합하는 기술을 통해 산업 분야에서는 가상 환경을 통해 제품 설계 및 시뮬레이션을 수행하고 문제를 해결하는 데 활용되거나 초보 조종사에게 가상의 전투기 조종 체험을 하게 하거나 거동이 불편한 사람들에게 가상의 관광지를 경험하게 해주는 등 다양한 분야에서 활용될 수 있다.

증강현실(Augmented Reality, AR)은 현실에 기반하여 정보를 추가 제공하는 기술이다. 현실의 이미지나 배경에 가상의 이미지를 추가하여 보여주는 가상현실의 발전적 기술이다. 따라서 증강현실을 혼합현실(Mixed Reality, MR)로 칭하기도 한다. 하지만 가상현실과 증강현실을 혼돈하는 경우가 적지 않기 때문에 가상현실은 객체와 배경 및 환경 등이 모두 현실이 아닌 가상의 이미지를 사용한다고 하면, 증강현실은 현실의 이미지와 배경에 3차원 가상 이미지를 겹쳐서 하나의 영상으로 보여주는 기술로 이해할 수 있다.

[그림 2-14]는 네비게이션 시스템에서 가상의 지도 위에 주행정보를 보여주는 가상현실과 실제 도로장면에서 주행정보를 추가하여 보여주는 증강현실이다. 가상현실과 증강현실의 차이점을 비교해 볼 수 있다.

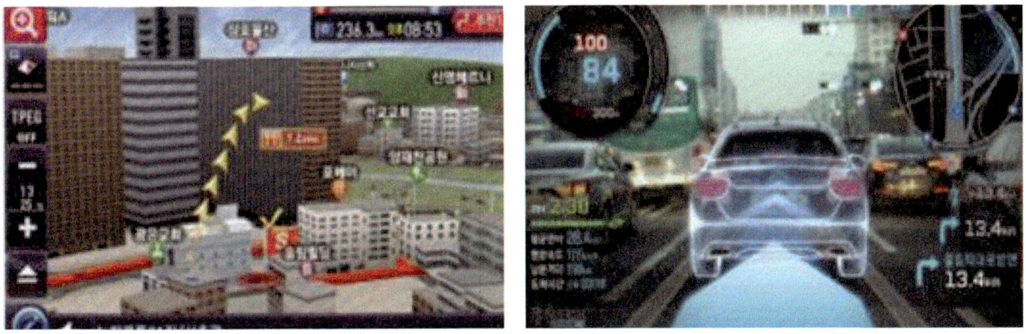

가상현실 증강현실

출처: https://terms.naver.com/entry.naver?docId=4383251&cid=59941&categoryId=59941

그림 2-14 네비게이션 시스템의 비교

2) 가상현실, 증강현실의 발전

최초의 가상현실 시스템은 1968년 유타 대학교의 아이번 서덜랜드(Ivan Sutherland) 교수가 고안한 헤드 마운티드 디스플레이(Head Mounted Display, HMD)로 알려져 있다. 헤드 마운티드 디스플레이(Head Mounted Display, HMD; 머리 부분 탑재형 디스플레이)는 머리 부분에 장착하고 이용자의 눈앞에 직접 영상을 제시할 수 있는 디스플레이 장치이다. 최초의 이 시스템은 선으로 표현된 3차원의 영상으로 가상공간을 생성하지만, 지금으로는 상상할 수 없을 정도로 크고 무거워서 천장에 고정하여 사용할 수 있었다고 한다. 초기 가상현실 시스템 중 주목할 만한 시스템은 1977년 MIT대학교에서 만든 아스펜 무비 맵(Aspen Movie Map)으로 콜로라도주의 아스펜으로 가상여행을 떠날 수 있게 해주는 가상현실 시스템이다. 1991년에 일리노이 대학의 토머스 데판티(Thomas A. DeFanti) 등에 의해서 제안된 CAVE(Cave Automatic Virtual Environment; 몰입형의 투영 디스플레이)가 유명하다. 2000년대에 접어들면서 가상현실(VR)에 대한 식었던 관심은 스마트폰의 보급으로 다시 주목받기 시작했으며 구글, 삼성, 마이크로소프트가 자체 가상현실(VR)기기를 개발하기 시작하면서 급속하게 발전하기 시작하였다.

3) 가상현실, 증강현실 적용사례

(1) 구글 글래스

증강현실 기술을 활용한 기기로 주목받는 것 중에 하나로 구글 글래스(Google Glass)가 있다. 구글 글래스는 2012년 구글이 개발한 스마트 안경으로 안경처럼 머리에 쓰는 헤드업 디스플레이어이다.

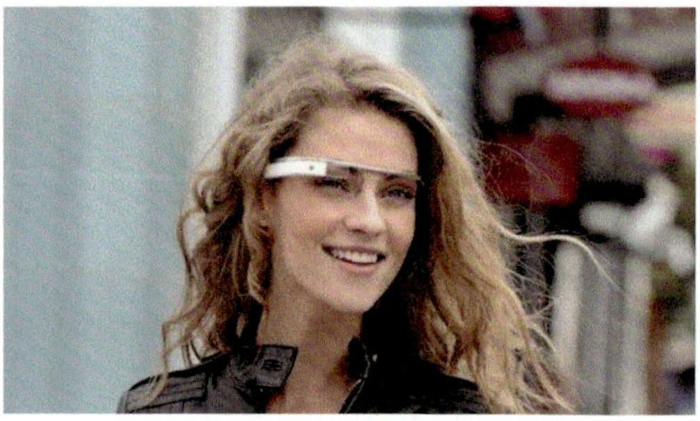

생산 최초 모델
익스플로러 에디션(Explorer Edition)

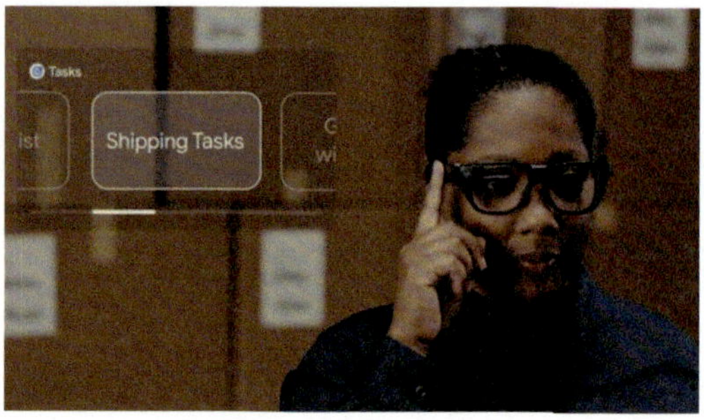

엔터프라이즈 에디션

출처: https://namu.wiki

그림 2-15 구글 글래스(Google Glass)

안경처럼 눈에 착용하며 스마트폰처럼 구글 안드로이드 운영체제가 내장되어 안경을 통해 인터넷 검색이나 사진 촬영, 길 안내, SNS 사용 등이 가능하다. 구글 글래스는 기본적으로 음성 명령으로 작동하며 한쪽 렌즈에 화면 출력용 프리즘에 장착돼 있어 사용자 눈앞으로 약 25인치 크기의 가상 화면이 나타난다. 안경이 스마트 기기의 역할과 더불어 증강현실을 보여주고 있어 출시 당시 혁신적 제품으로 주목받았다. 2014년 일반 사용자들에게 판매를 시작했고 2017년 좀 더 개선된 '엔터프라이즈 에디션'을 출시했으나 높은 가격, 실용성, 기술적 난제 등의 논란으로 사람들의 관심 밖으로 밀려나면서 대중화 문턱을 넘지 못했다.

(2) 제트스페이스

제트스페이스(zSpace)는 글로벌 교육 시장에서 상업용 가상현실(VR) 및 증강현실(AR) 기술의 선도적 공급업체이다. 이 회사에서 만든 제트스페이스는 컴퓨터에서 가상현실과 증강현실의 요소를 결합한 제품으로 교육시장에 AR/VR 기술을 제공하여 교사와 학습자가 가상 환경에서 시뮬레이션된 객체와 상호작용할 수 있도록 지원하고 있다. 제트스페이스는 2022년 기준, 미국 상위 100개 학군의 94%(상위 10개 학군 포함)에 배포되었으며 이러한 학군의 73%에서 인력 애플리케이션에 사용되고 있다.

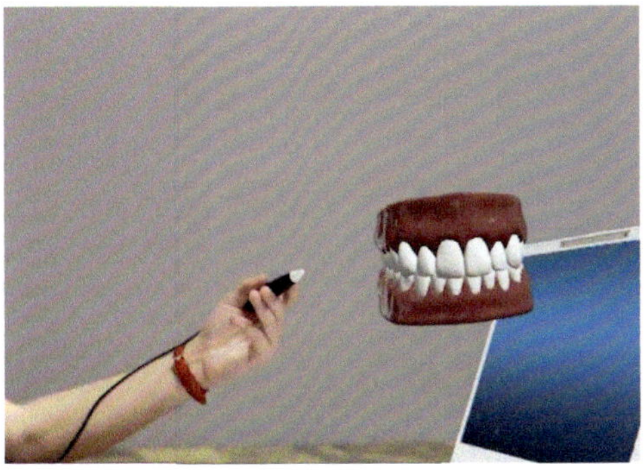

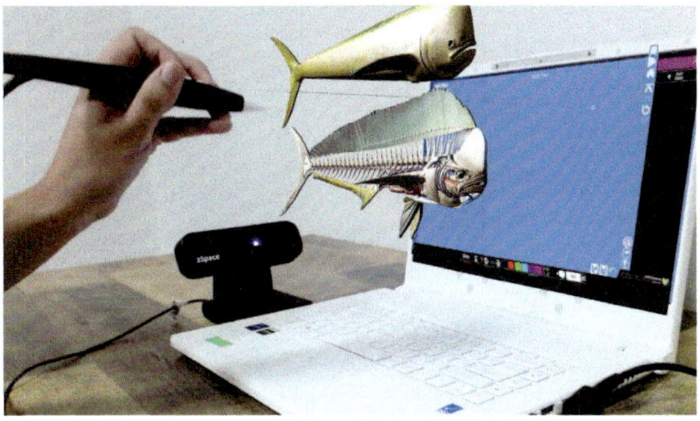

출처: https://zspace.com

그림 2-16 제트스페이스(zSpace)

(3) 마인드모션 프로

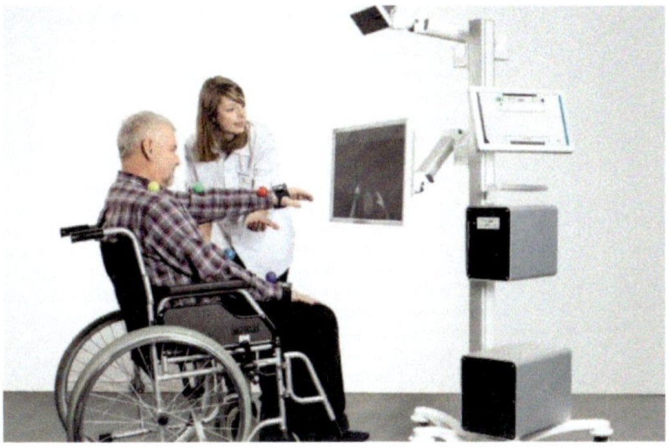

출처: https://www.mobihealthnews.com

그림 2-17 마인드모션 프로(MindMotion Pro)

마인드모션 프로(MindMotion Pro)는 뇌졸중 및 외상성 손상 환자들을 위한 재활로 가상현실 플랫폼을 제공하는 제품이다. 스위스의 신경게임 회사인 마인드메이즈(Mind Maze)가 2013년 개발하여 2015년 CE 마크를 획득하고 2017년 FDA의 승인을 받아 현재 여러 의료기관에서 사용하고 있다. 오른손만 사용하고 왼손을 사용하지 못하는 뇌졸중 환자의 경우, 마인드메이즈 고글을 착용한 후, 환자는 오른손을 움직일 때 움직이는 왼손의 3차원 이미지 또는 아바타를 보게 한다. 기능하지 못하는 왼손이 움직이는 것처럼 반복적으로 가상현실을 묘사하여 투사함으로써 환자의 뇌가 왼손을 사용할 수 있다고 믿게 하여 재활 효과를 높이는 방법이다. 이 플랫폼은 뇌졸중 후 최소 4일 이내에 재활 프로그램으로 제공되는데, 치료를 일찍 시작하면 환자의 회복 시간을 획기적으로 향상시킬 수 있을 뿐만 아니라 그 상태로 인한 경제적 활동의 손실을 줄일 수 있는 것으로 나타났다.

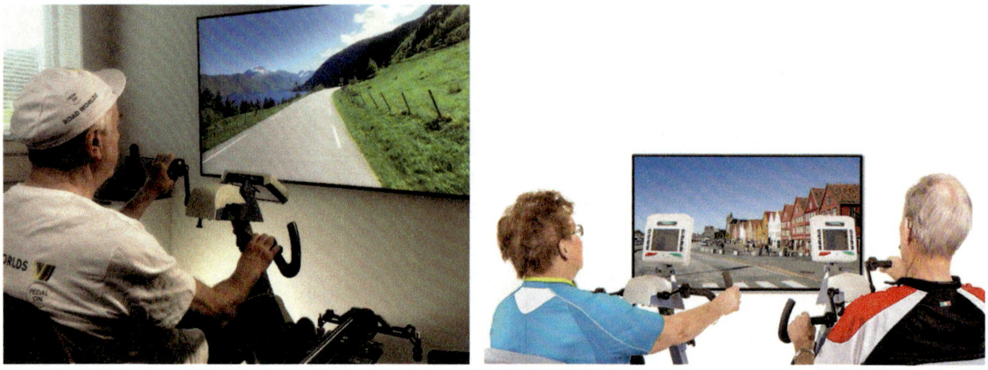

출처: 모티테크 홈페이지, https://motiview.com/

그림 2-18 모티테크(Motitech)

(4) 모티테크

노르웨이의 모티테크(Motitech)는 노인을 위한 운동 장비에 ICT 기술을 융합한 피트테크(FitTech) 제품을 개발하고 있다. 이 기기는 디지털 영상 기술과 실내용 자전거를 결합하여, 노인의 신체활동을 촉진하고 정신적 안정에 기여하는 운동 프로그램으로 활용된다. 특히, 치매나 만성 질환 등으로 외부 활동이 제한된 노인들이 '모티뷰(Motiview)'라는 시각 콘텐츠를 감상하며 자신의 체력에 맞춰 실내에서 자전거를 탈 수 있도록 설계되어 있다.

영상 콘텐츠는 AR/VR 기술을 활용하여, 노인이 어린 시절 살았던 동네나 기억에 남는 장소 등을 자전거 경로처럼 구현하며, 전 세계 약 1,700개 코스를 제공해 개인의 기호에 따라 선택할 수 있다. 또한, 모티테크는 매년 세계 각국의 고령자들이 참가하는 '더 로드 월드 포 시니어(The Road Worlds for Seniors)' 대회를 개최, 자전거 주행 거리 기록에 따라 시니어 참가자에게 시상하고 있으며, 2018년에는 약 2,500명이 참여하는 등 큰 호응을 얻고 있다.

5 인공지능

1) 개념

인공지능(Artificial Intelligence, AI)은 인간을 포함한 동물이 갖고 있는 자연지능(Natural Intelligence)과는 다른 개념으로 인간의 학습능력, 추론능력, 지각능력을 인공적으로 구현하려는 컴퓨터 과학의 세부 분야 중 하나이다. 인공지능은 여러 분야에서 다양하게 활용되고 있으며, 특히 산업 및 의료분야에서의 인공지능 활용이 적극적으로 이루어지고 있는 추세이다.

2) 인공지능의 발전

인공지능(AI)이라는 개념은 1950년 영국의 수학자 앨런 튜링(Alan Turing)에 의해 최초로 제시되었다. 그 당시 앨런 튜링은 기계가 지능을 가질 수 있는지에 대한 질문을 제기하면서 이를 테스트하기 위한 방법으로 '튜링 테스트(The Turing Test)'를 고안했다. 그 후 1956년 다트머스 회의(Dartmouth Conference)에서 인공지능이란 용어를 처음 사용하면서 인공지능에 대한 연구가 본격화되기 시작하였다.

1980년대 접어들면서 인공지능의 한 분야인 머신러닝(Machine Learning, ML)의 연구가 활발하게 시작되었다. 머신러닝은 인간이 명시한 상황에만 작동했던 인공지능이 스스로 학습을 통해 데이터를 분석하여 패턴을 식별하고 이를 근거로 의사소통을 내리는 것이다. 단순히 정보를 저장하는 것과 저장된 정보를 이해하는 것은 완전히 다른 영역이다. 1990년대와 2000년대에 걸쳐 인터넷이 확산되면서 생성되는 데이터의 양이 폭발적으로 증가하였고, 방대한 데이터를 효율적으로 처리하는 기술의 수요가 증가하면서 머신러닝은 더욱 주목받기 시작하였다.

2010년대 딥러닝(Deep Learning)의 기술이 비약적으로 발전하였다. 딥러닝은 사람의 사고방식을 컴퓨터에 가르치는 머신러닝의 한 분야로 딥러닝 모델은 복잡한 그림, 텍스트, 사운드 및 기타 데이터 패턴을 인식하여 정확한 인사이트와 예측을 생성할 수 있다. 2016년, 인공지능에 대하여 대중들이 최초로 인식한 세계를 떠들썩하게 만든 대결이 있었다. 바로 구글 딥마인드(Google DeepMind)가 선보인 인공지능 알파고(AlphaGo)와 한국의 바둑기사 이세돌 9단의 대국이었다. 다섯 번의 대국에서 알파고가 4승, 이세돌이 1승으로 알파고의 압승으로 마무리되면서 인공지능이 가진 가능성을 가늠하는 계기가 되었다.

2022년 말 챗GPT(ChatGPT)가 등장하면서 인공지능의 활용과 확산은 사회 전반에 걸쳐 더욱 심화되고 대중화가 될 것이 예측되면서 세계적으로 적지 않은 변화가 나타날 것으로 전망했다. 챗GPT는 오픈에이아이(OpenAI)가 개발한 대화형 전문인공지능 챗봇으로 챗은 채팅의 줄임말이고 GPT는 'Generated Pre-trained Transformer'의 앞 글자를 딴 것이다. 챗GPT는 사용자가 대화창에 텍스트를 입력하면 그에 맞춰 대화를 함께 나누는 서비스로 공개 단 5일 만에 하루 이용자가 100만 명을 돌파하면서 돌풍을 일으켰다. 특히 질문에 대한 답변은 물론 논문 작성, 번역, 노래 작사·작곡, 코딩 작업 등 광범위한 분야의 업무 수행까지 가능하다는 점에서 기존 AI와는 확연히 다른 면모를 보이고 있다. 챗GPT의 활용이 사회, 경제적으로 파급효과가 클 것으로 예상되면서 일상생활에도 활용될 가능성이 높아짐에 따라 기대와 우려가 공존하고 있는 게 현실이다.

3) 인공지능 적용사례

(1) 왓슨 포 온콜로지

2013년 출시된 IBM의 왓슨 포 온콜로지(Watson for Oncology, WFO)는 암 진단 및 치료를 돕는 인공지능(AI) 소프트웨어다[그림 2-19]. 데이터베이스에 종양학과 관련된 전문 지식과 의학 학술지 300개, 의학서 200개 등 1,500만 쪽 분량의 의료 정보가 구축되어 있어 의사가 환자의 정보를 입력하면 빅데이터를 바탕으로 가장 성공률이 높은 치료법을 제안한다. 2016년 길병원은 국내 의료기관 가운데 최초로 왓슨을 도입한 후 2017년 부산대병원이 두 번째로 도입하였다. 의료계에서 왓슨의 등장은 폭발적인 관심을 보였지만 임상의 현실을 이해하고 반영하는 측면, 비용과 실효성의 문제

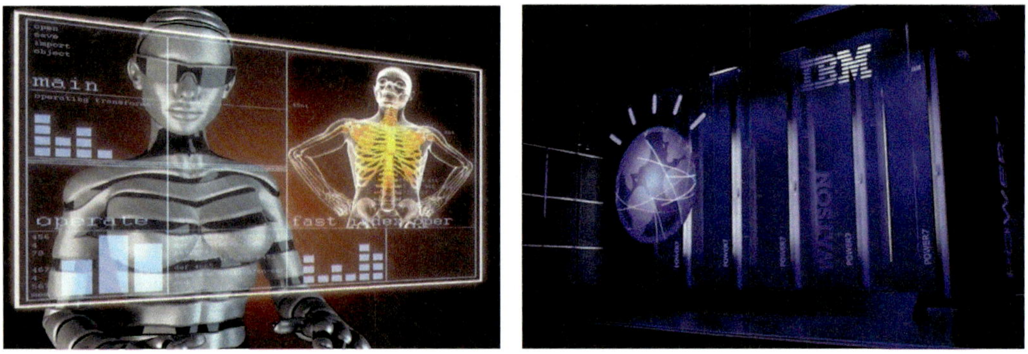

출처: https://www.monews.co.kr

그림 2-19 왓슨 포 온콜로지(Watson for Oncology)

등으로 논란의 여지가 있다. 반면, 기하급수적으로 생성되고 있는 보건의료계의 데이터의 효율적인 관리를 위해서 인공지능 기술의 접목은 의사결정보조자로서 다학제적 진료에 도움이 된다는 의견도 있다.

(2) 스마트 안부 확인 서비스 지원

AI 및 IoT 기반의 스마트 기술을 접목한 비대면 모니터링 서비스를 통해, 사회적 고립 위험이 있는 가구의 일상 안전과 안부 상태를 지속적으로 점검하는 지원사업으로 위기 상황 감지, 연락 두절, 복지 관련 지원 요청 등의 경우에는 복지플래너의 상담 개입 및 신속한 현장 대응 체계가 작동한다.

서비스명	주요 내용	모니터링 방법
AI 안부 확인 서비스	AI가 주기적(주1회)으로 자동전화를 걸어 수신 대상자의 안부 확인	(1차) 관제업체 모니터링 (2차) 동주민센터 모니터링
똑똑 안부 확인	전기사용량, 문열림, 걸음수, 통화이력 분석으로 대상자 위험 감지	(1차) ARS 자동전화 (2차) 동주민센터 모니터링
AI 안부 든든	전기사용량, 통신데이터, 휴대폰사용량(충전/잠금 등) 분석으로 대상자 위험 감지	(1차) AI 자동전화 (2차) 관제업체 모니터링 (3차) 동주민센터 모니터링
1인 가구 안부살핌	전기사용량, 통신데이터 분석으로 대상자 위험 감지	(1차) 재단 관제센터 모니터링 (2차) 동주민센터 모니터링

출처: 스마트 서울 포털

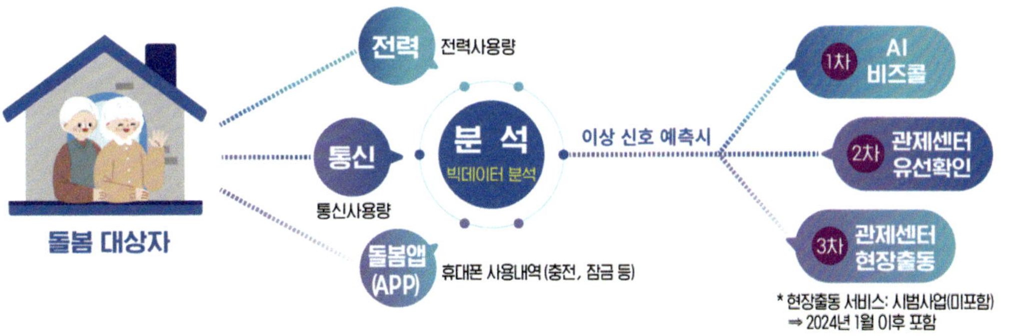

돌봄 대상자
전력
전력사용량
통신
통신사용량
돌봄앱 (APP)
휴대폰 사용내역 (충전, 잠금 등)
분 석
빅데이터 분석
이상 신호 예측시
1차 AI 비즈콜
2차 관제센터 유선확인
3차 관제센터 현장출동
* 현장출동 서비스: 시범사업(미포함)
⇒ 2024년 1월 이후 포함

출처: 성남시 https://www.snbokji.net/6998

그림 2-20 AI 안부든든 서비스

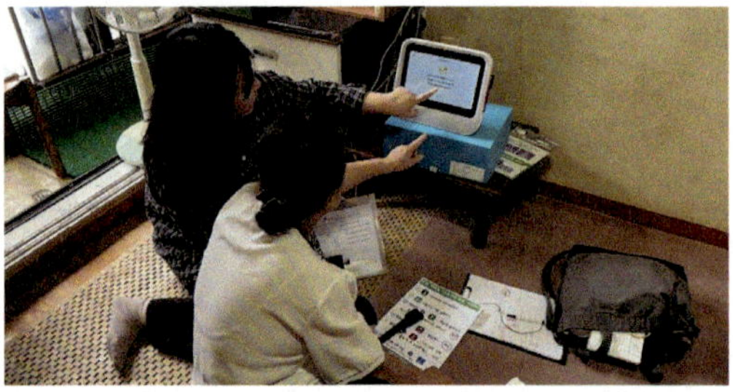

영등포구

출처: http://www.tvseoul.kr/mobile/article.html?no=65336

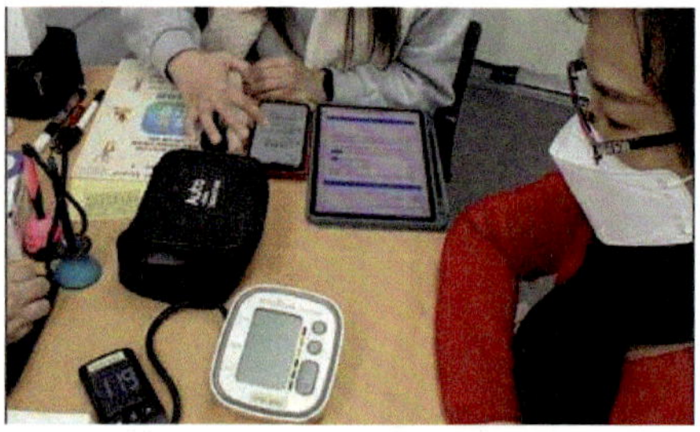

강서구

출처: https://koya-culture.com/news/article.html?no=139102

그림 2-21 AI·IoT 기반 어르신 건강관리 서비스

(3) AI·IoT 기반 어르신 건강관리 서비스 지원

허약·만성 질환을 앓고 있거나 건강관리 습관 개선이 필요한 65세 이상 고령층을 대상으로, 보건소의 전문 인력이 AI 및 IoT 기술을 활용하여 개인 맞춤형 원격 건강관리 서비스를 제공하는 사업이다. 이 프로그램은 고령자 스스로 건강을 관리할 수 있는 역량을 높이는 것을 목표로 하며, 스마트폰 애플리케이션과 연동되는 건강 측정 기기(예: 손목형 활동량 측정기, 체중계, 혈압계, 혈당 측정기 등)를 활용하여 비대면 방식으로 건강 상태를 지속적으로 확인하고 관리할 수 있도록 지원한다.

6 로봇

1) 개념

'로봇'이란 용어의 어원은 '노동'이라는 뜻의 체코어인 robota로, 체코슬로바키아의 극작가 카렐 차페크(Carel Capek)가 1921년에 발표한 희곡 〈R.U.R(Rossum's Universal Robots)〉에 쓴 것이 퍼져 일반적으로 사용하고 있다. 로봇은 일반적으로 '어떤 작업이나 조작을 자동적으로 하는 기계 장치', '사전에 정해진 규칙 및 스스로 보유한 능력에 의해 스스로 판단하여 주어진 일을 자동으로 처리하거나 작동하는 기계' 등으로 정의 내려지고 있다.

로봇은 사용 용도 목적에 따라 산업용 로봇, 서비스용 로봇, 특수목적용 로봇으로 구분하고 있다. 산업용 로봇은 산업현장에서 인간을 대신하여 제품조립, 검사 등 생산자동화를 위하여 활용되는 로봇이다. 서비스용 로봇은 의료, 교육, 가정 등 인간생활과 밀접한 현장에서 서비스를 제공하는 로봇을 말한다. 특수목적용 로봇은 우주, 해양, 전쟁 등 특수한 상황에서 사용하는 로봇이다.

2) 로봇의 발전

최초의 로봇은 현재의 로봇과 같은 형태가 아닌 자동화기구로 시작되었다. 그 후 산업혁명으로 자동악기, 자동인형, 자동기계 등의 개발이 로봇의 시작으로 볼 수 있다. 과학기술이 급격하게 발전한 1940년대에 되어서야 지능을 가지고 자율적으로 움직이는 기능이 추가되었지만 단순한 작업을 반복수행하는 사람의 일부 기능을 수행하는 정도였다. 최초의 대형 전자 컴퓨터인 1946년 미국 펜실베이니아 대학교의 존 모클리(John W. Mauchly)와 프레스퍼 에커트(John Presper Eckert)가 발명한 최초의 전자식 진공관 컴퓨터 에니악(Electronic Numerical Integrator, Analyzer and Computer, ENIAC)이 출현하면서 로봇공학이 급속히 발전하는 계기가 되었다. 최초의 산업용 로봇은 1961년 미국의 조셉 엥겔버거(Joseph Engelberger)가 개발한 '유니메이트(Unimate)'라는 로봇이다. 일본은 로봇 개발에 활발하였으며 1997년에는 일본의 혼다자동차에서 형상과 크기가 인간과 비슷한 2족 보행 아시모(Ashimo) 로봇을 선보였는데, 그것은 지능형 로봇 개발에 새로운 전환점으로 작용하였다. 2000년 이후에는 진공청소 로봇, 잔디깎이 로봇, 장난감 로봇, 수술용 로봇 등 서비스용 로봇이 기하급수적으로 증가하고 있다.

3) 보건의료현장의 로봇 적용사례

(1) 돌봄 로봇

인구의 고령화로 노인인구가 증가하여 돌봄에 대한 수요가 늘고 있지만, 돌봄 인력은 부족한 상태이다. 이에 대한 방안으로 돌봄 서비스를 사람이 아닌 로봇이 수행하도록 하는 돌봄 로봇 개발이 주목받고 있다. 돌봄 로봇은 사물인터넷, 빅데이터, 인공지능 등을 기반으로 한 지능형 로봇으로 사용자와 서로 상호작용한다. 이러한 기능을 통해 노인의 신체이상 징후 감지, 안전상태 확인, 정서적 교감 등을 하기도 하여 단순한 기능을 넘어 고령자의 삶의 질 향상에 기여하고 있다. 오의금(2022)에 의하면 돌봄 로봇을 4종(신체 지원, 일상생활 지원, 정서 지원, 간호 보조)으로 구분하고 있다. 현재 출시되어 상용되는 돌봄 로봇은 신체 지원(Robear, Care Meal), 일상생활 지원(Pepper, 아이로비), 정서 지원(Paro, Justocat, 효돌), 통합 지원(보미-Ⅱ)가 있다. 몇 가지 돌봄 로봇에 대해 살펴보도록 하겠다.

① 로베어

로베어(Robear)는 RIKEN 연구소와 스미토모 리코(Sumitomo Riko Company)에서 개발한 돌봄 로봇으로 무게는 140kg이며 친근한 곰돌이 얼굴을 가진 로봇이다. 팔 부분은 특수고무로 만들어져 사람을 껴안는 느낌을 주며 팔에 센서가 있어 힘 조절이 가능하다. 한 번 수행한 동작은 시스템을 저장해 두어 동일한 상황에서는 빠르고 부드럽게 진행하는 특성이 있다.

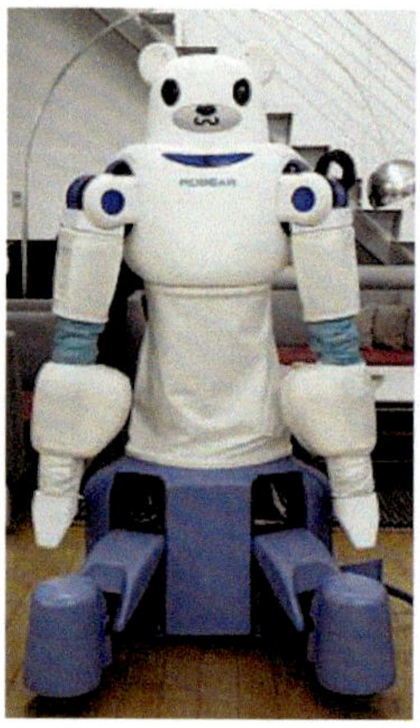

출처: 신체, 인지장애 대상 돌봄 로봇. 한국보건의료연구원. 2022

그림 2-22 로베어(Robear)

침대 생활이 잦은 거동이 어려운 환자를 대상으로 음성명령에 따라 환자를 침대에서 휠체어나 욕조로 들어 올릴 수 있고 기립 보조, 팔 들어 올림 등의 재활운동 기능을 수행한다. 사용자의 이승 및 이동을 도와 편의를 제공하는 것 외에도, 병간호의 부담을 덜어주는 데 중요한 역할을 할 것으로 기대된다.

(2) 간호업무 지원 로봇

보건의료현장에 간호업무를 보조해 주는 로봇(Nursing Assistant Robot)의 활용이 증가하고 있다. 병원 내에서 환자를 대신 이송하는 업무를 보조해 주면 간호사의 육체적 부담을 줄여준다. 약물 및 의료용품을 대신 배달해 주면 단순반복작업으로 인한 시간을 효율적으로 관리할 수 있고, 약제 분실사고를 줄이고 대면접촉을 줄여 감염병의 예방에도 도움이 된다. 환자 모니터링 기능이 있는 로봇은 간호사의 업무를 보조하는 로봇으로 환자의 상태변화에 대해 실시간 대응이 가능하고 응급상황에 빠르게 대처하는 도움을 줄 수 있다는 장점이 있다.

① 호스피

호스피(HOSPI)는 파나소닉(Panasonic)에서 2013년 출시된 제품으로 자율주행로봇이다. 로봇 시스템에 병원의 지리와 위치를 미리 저장해 놓으면 의약품과 진료에 필요한 각종 물품, 환의나 린넨 제공 등 필요한 장소에 물품을 운송하여 병원인력을 보조하는 역할을 한다. 이 로봇을 사용할 경우

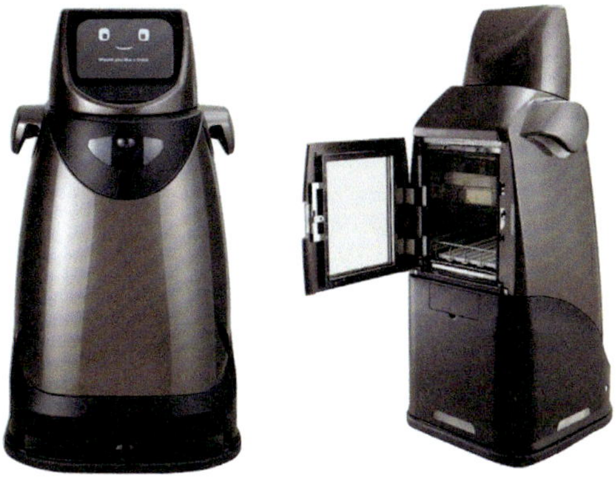

출처: https://news.panasonic.com/global/stories/852

그림 2-23 호스피(HOSPI)

로봇이 이동 가능한 공간이 충분히 마련되어 로봇과 환자가 충돌하는 사고가 발생하지 않도록 안전문제 등도 고려해야 한다. 또한 시스템 오작동 및 고장 시 대응시스템이 완비되어야 한다.

② 토미

토미(Tommy)는 의료진을 보조하여 환자를 모니터링하는 로봇이다. 로봇은 병실의 인공호흡기에서 ICU 환자를 지속적으로 모니터링하여 산소 수준과 혈압을 측정한다. 로봇의 터치스크린 얼굴을 통해 환자가 메시지를 녹음하여 의사에게 보낼 수 있어 의사와 환자 간의 의사소통을 원격으로 진행할 수 있다. 이탈리아 북부지역 병원에서 사용하고 있으며 모니터링하는 모습을 확인할 수 있다 [그림 2-24].

이 로봇을 사용하면 감염병인 경우 의료진과 감염된 환자와의 접촉횟수를 제한할 수 있어 감염위험을 줄일 수 있다. 또한 환자상태 확인을 위하여 의료진의 출입 시 보호마스크, 보호가운 등의 착용시간 및 횟수를 줄여주고 자원 절약에도 도움을 줄 수 있다.

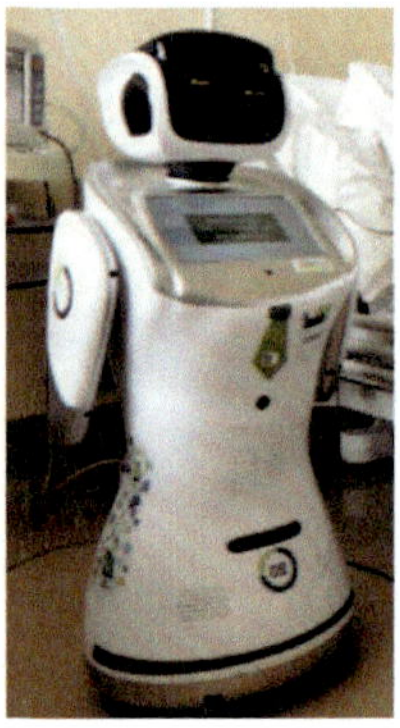

Tommy

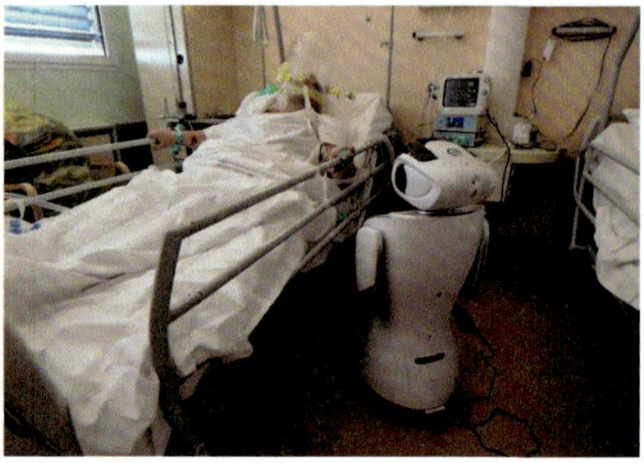

이탈리아의 Circolo di Varese 병원

출처: https://www.forbes.com/sites/neerajain/2020/05/20/how-trust-in-robots-can-help-us-fight-the-next-pandemic/?sh=2c93411e1bdc

그림 2-24 토미(Tommy)

요약

- 4차 산업혁명이 소개된 이후 사회 전반에 걸쳐 여러 분야에 급격한 변화를 보이고 있다.
- 기존의 치료 중심이었던 전통적 의료는 예방과 관리의 측면으로 패러다임이 변화하였고, 4차 산업혁명시대를 맞아 다양한 혁신기술을 통해 보건의료 분야에 강력한 변화가 예측될 것으로 전망하고 있다.
- 4차 산업혁명에는 혁신적인 기술의 변화와 관련이 있으며 주요핵심기술로 사물인터넷(IoT), 빅데이터, 가상현실(VR), 증강현실(AR), 인공지능(AI), 로봇 등을 주목하고 있다.
- 각 분야에서의 주요핵심기술 적용사례를 통해 주도적인 핵심기술의 특성을 이해하는 것은 매우 중요하다.
- 현 시대에는 여러 핵심기술이 융합되어 새로운 가치를 창출하는 것이 특징이다.
- 보건의료 분야에서는 사물인터넷, 빅데이터, 인공지능, 로봇, 가상현실, 증강현실 등의 기술이 상호 결합하여 더욱 효과적인 의료 서비스를 제공하고 있다.
- 4차 산업혁명 기술을 보건의료에 효과적으로 적용하면 미래 보건의료 분야는 더 정밀하고 효율적인 방식으로 발전할 것으로 기대된다.

Reference

강희정 (2015). 보건의료 빅데이터 활용을 위한 기본계획 수립 연구. 한국보건사회연구원.

강희정 (2016). 보건의료 빅데이터의 정책현황과 과제. 한국보건사회연구원.

과학기술정보통신부 (2024). 2023년 빅데이터 플랫폼 기반 분석서비스 지원 사업 성과사례집.

국토교통부 (2024). 제4차 스마트도시 종합계획.

김지현 (2024). AI의 시작과 발전 과정, 미래 전망. SK경영경제연구소.

김학용 (2014). 사물인터넷-개념, 구현기술 그리고 비즈니스-. 홍릉과학출판사.

미래창조과학부 (2014). 빅데이터 활용 단계별 업무절차 및 기술 활용 매뉴얼(Version 1.0).

박종헌 (2016). 건강보험공단 빅데이터 활용 방법. 대한간학회. 임상연구방법론워크숍 2016권 1호, pp. 33-35.

법제처 (2024). 스마트도시 조성 및 산업진흥 등에 관한 법률.

보건산업진흥원 (2016) 4차 산업혁명과 보건산업 패러다임의 변화.

송영애, 김현정, 이현경 (2018). 간호, 로봇, 과학기술 혁명: 간호업무 지원을 위한 로봇 시스템. Journal of Korean Gerontological Nursing, 20.

안성원 (2018). 클라우드 가상화 기술의 변화. 소프트웨어 정책 연구소.

오의금 (2022). 간호서비스현장에서의 인간친화형 돌봄로봇. 기술과혁신 9월호(vol. 455). 한국산업기술진흥협회.

유민석 외 (2021). 첨단기술 보조장치 활용한 서울시 복지서비스 고도화 실현방안. 서울연구원.

융합연구정책센터 (2018). 국내외 보건의료 빅데이터 정책현황.

이미준 외 (2020). 4차산업과 간호정보학. 수문사

한국보건산업진흥원 (2018). 인공지능기반 의료기기 현황 및 이슈.

한국보건의료연구원 (2022). 신체, 인지장애 대상 돌봄 로봇.

한국보건의료연구원 (2022). 코로나바이러스 감염증 19 케어로봇.

한국정보지역개발원 (2016). 지역정보화백서.

한국지역정보개발원 (2024). 2023년 지방자치단체 빅데이터 분석사례집.

Bio통신원(Michel) (2019). 가상현실활용 재활훈련기기 연구 상용화동향.

G.S. Kim. & C.G. An. (2018). 휴머노이드: 인간과 로봇의 조화. 전기의 세계, 67(2), 7-13.

P.D. Petrov. & T.V. Atanasova. (2020). The Effect of augmented reality on students' learning performance in stem education. Information, 11(4), 209.

[참고 사이트]

가상현실활용 재활훈련기기 연구 상용화 동향. https://www.ibric.org/s.do?vPJwRQUvDM

강남구청. https://www.gangnam.go.kr/board/article/3017/view.do?mid=ID01_0501

건강보험심사평가원. https://www.hira.or.kr/main.do

고려대학교의료원. https://www.kumc.or.kr/kr/B022/view.do?article=58852

국민건강보험공단. https://www.nhis.or.kr/nhis/index.do

네이버 지식백과.

보건의료빅데이터 개방시스템. https://opendata.hira.or.kr/home.do

서울시청. https://mediahub.seoul.go.kr/archives/2009474?tr_code=snews

질병관리청. https://www.kdca.go.kr/index.es?sid=a2

질병관리청. 감염병데이터 플랫폼 개통 및 데이터 개방. https://www.kdca.go.kr/board/board.es?mid=a20501010000&bid=0015&list_no=725405&cg_code=&act=view&nPage=4&newsField=202406

한국민족문화대백과사전. https://encykorea.aks.ac.kr/Article/E0074082

한국지역정보개발원. https://www.klid.or.kr/open/selectBoardDetail.do?PID=infodata&bbsSeq=11397

https://allthingsd.com/20130423/cheap-mobile-games-bah-meet-zspaces-4000-3-d-monitor/

https://smart.seoul.go.kr/index.do

https://terms.naver.com/entry.naver?docId=4383251&cid=59941&categoryId=59941

https://www.forbes.com/sites/neerajain/2020/05/20/how-trust-in-robots-can-help-us-fight-the-next-pandemic/?sh=2c93411e1bdc

https://www.globenewswire.com/en/news-release/2022/05/17/2444729/0/en/zSpace-Inc-a-Leading-Augmented-and-Virtual-Reality-Educational-Technology-Platform-for-K-12-and-Workforce-Development-to-Become-Publicly-Traded-Through-a-Combination-with-EdtechX-H.html?_hsenc=p2ANqtz-_V9WjElQNIJeyU2UKKotjvnOhyQC-EWk36iWcM2K1JrvvZMsP4Yjs3utrhFOeyA6mrRgTE

https://www.mobihealthnews.com/content/mindmaze-receives-fda-clearance-bring-vr-rehab-platform-us

[참고 유튜브 링크]

광주MBC뉴스. [뉴스데스크] '증강현실'로 의료의 질 높인다, https://youtu.be/OyW-4pJDSKA?si=IXWFDGfNCt3G-lFV

아티카 크리에이티브. [Promo] 널센스 활용 교육 영상(욕창처치 방문간호) | 아티카, https://youtu.be/sGfkb1ZtAOk?si=8rUjWE2B_IOQPMKK

KBS News. '약 배송 로봇·위치정보로 감염 관리'까지…디지털로 진화하는 병원(2021. 10. 23., KBS), https://youtu.be/oRBZ1X2DBzA?si=0M0P7Ti7SuMBuzf6

KDI 경제교육·정보센터. [KDI 경제정보센터] e-경제정보리뷰: 클라우드 컴퓨팅 개념편, https://youtu.be/lWv9CV2UkIk?si=MuDMBxM8ta6UIwho

MBClife. [MBC Documetary Special] 인공지능은 우리 미래의 삶을 어떻게 바꿔놓을까…(2016.12.05., MBC), https://www.youtube.com/watch?v=dD0Fml0FgTs

MBCNEWS. [뉴스터치] UV살균에 생활 정보…'스마트 정류장 쉼터'(2020. 8. 7., 뉴스투데이, MBC), https://youtu.be/JSf96Z4zJfw?si=odB0BGx68NwMV_N2

MBCNEWS. 원격강의 듣고 정보기술로 재배도…'스마트 경로당'(2024. 3. 18., 뉴스투데이, MBC), https://youtu.be/hObcTs1M5Fs?si=NYvTBEv5CR13Anxf

zSpace. zSpace AR/VR Laptop Announcement from ISTE 2018, https://youtu.be/ecJdrs7d2MU?si=H8Pc9FOuD7LIRakc

3장

스마트헬스케어 기술의 의료현장 활용 방안

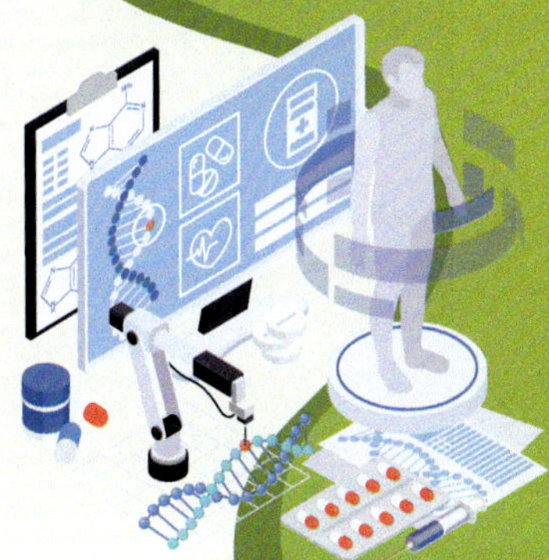

학습목표

1. AI, IoT, 빅데이터 기술이 의료 및 간호 분야에서 어떻게 활용되는지 파악할 수 있다.
2. 안면인식 AI, 모바일 자동 수납 시스템, 지능형 채혈실 호출 시스템, 스마트 응급실 등 주요 기술별 특징과 장점을 익힐 수 있다.
3. 낙상 및 욕창 예방 시스템, 스마트 낙상 예방 통합관리 시스템, AI 기반 심부전 탐지 및 처방 오류 탐지 모듈을 통한 환자 안전 관리 방안을 학습할 수 있다.
4. 언택트 간호케어 시스템, 입원 간호 자동화, 스마트 자산관리 및 냉장고 온도 모니터링 시스템을 활용한 간호 업무 효율화를 이해할 수 있다.
5. AI, IoT, 빅데이터의 융합이 간호 업무 및 의료 서비스 개선에 어떻게 기여할지 논의할 수 있다.

1 국내 스마트병원 선도 모델

보건복지부는 4차 산업혁명 기술을 활용하여 의료 서비스의 질을 높이고, 환자 안전과 병원 운영의 효율성을 강화하기 위해 「스마트병원 선도모델 개발지원사업」을 추진하고 있다. 이 사업은 스마트병원의 주요 서비스를 체계적으로 개발하고, 병원 현장에 실제 적용 가능한 표준모델을 마련함으로써 향후 전국으로 확산 가능한 기반을 조성하는 것을 목표로 한다.

스마트병원 선도모델 지원사업은 2021년과 2023년에 각각의 보건의료 환경에 맞는 정책 목적을 반영해 지원 분야를 설정하고, 전국의 의료기관을 대상으로 공모를 실시하여 우수한 수행역량을 갖춘 병원을 선정해왔다.

1) 추진 배경과 목적

빠르게 변화하는 의료 환경과 함께 환자의 기대 수준도 높아지고 있으며, 특히 고령화, 만성 질환 증가, 코로나19와 같은 감염병의 장기화는 기존 의료체계의 한계를 드러냈다. 이에 병원은 단순한 진료 공간을 넘어, 실시간 정보 수집·분석, 자동화된 환자관리, 감염병 대응 역량을 갖춘 스마트한 환경으로의 전환이 필요하게 되었다.

정부는 이러한 변화에 선제적으로 대응하고자 ICT 기술과 병원 시스템을 융합하는 스마트병원 선도모델을 발굴하고 실증하는 정책을 기획하였다. 주요 목표는 다음과 같다.

1. 낙상, 욕창, 감염 등 환자 안전과 직결된 문제를 기술로 예방하고 대응할 수 있는 시스템 구축
2. AI 진단보조, 실시간 데이터 분석, EMR 연계 등을 통한 진료의 질 향상 및 표준화
3. 반복적이고 수기 의존적인 업무를 디지털화해 의료진의 피로도 및 인적 오류 감소
4. 감염병 발생 시 병상·환자 분류, 출입통제, 환경제어 등을 즉시 수행할 수 있는 대응 체계 마련
5. 다양한 병원 환경에 적용 가능한 표준 스마트병원 운영 모델 개발 및 전국 확산 기반 마련

2) 2021년 1차 스마트병원 선도사업

2021년에는 병원 내 환자 안전, 특수병동 운영, 진료지원 흐름(워크플로우) 개선을 중심으로 스마트병원의 초석을 다졌다.

• **환자 안전관리:** 강원대학교병원, 아주대학교병원이 주관. 낙상, 욕창, 감염 등을 AI, 센서, 영상 분석 기술로 사전 감지하고 예방

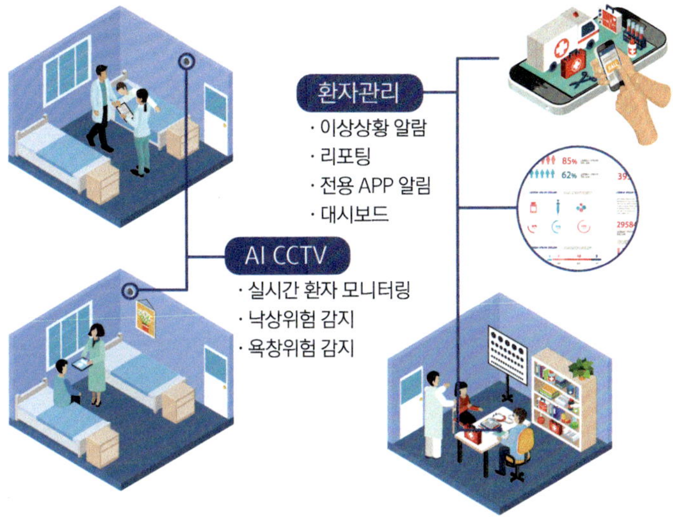

출처: 보건복지부

그림 3-1 낙상 · 욕창 이상 징후 탐지 스마트병동 시스템

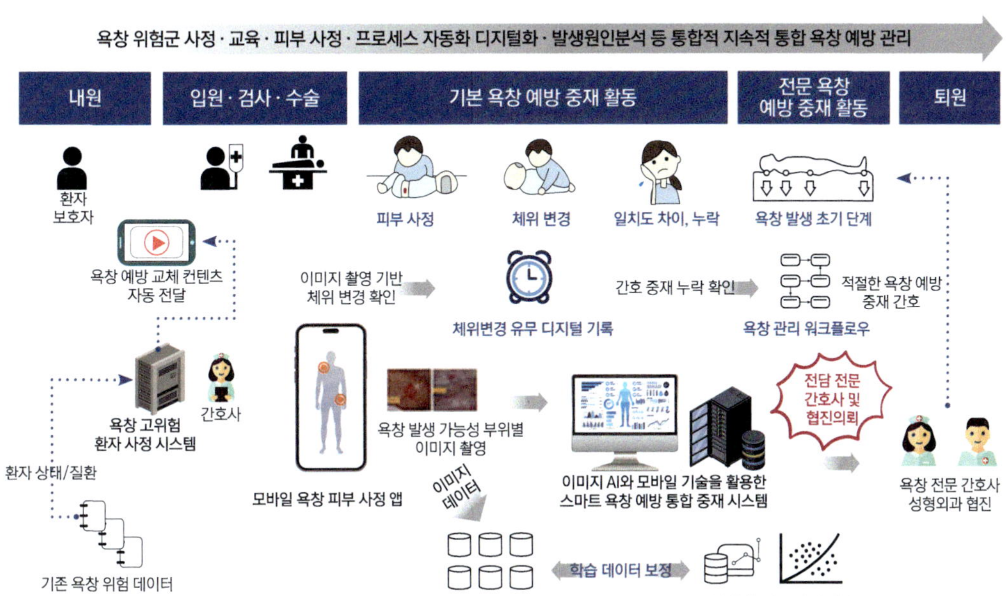

출처: 보건복지부

그림 3-2 스마트 욕창 예방 통합 관리 시스템

- **스마트 특수병동:** 국립암센터가 주관. 면역저하자와 중증환자 등 특수환자를 위한 자동화 병실 환경 구축
- **지능형 워크플로우:** 한림대 성심병원, 삼성서울병원이 주관. EMR 연동을 통해 진료일정, 수술실 운영, 자원 분배 등을 자동화

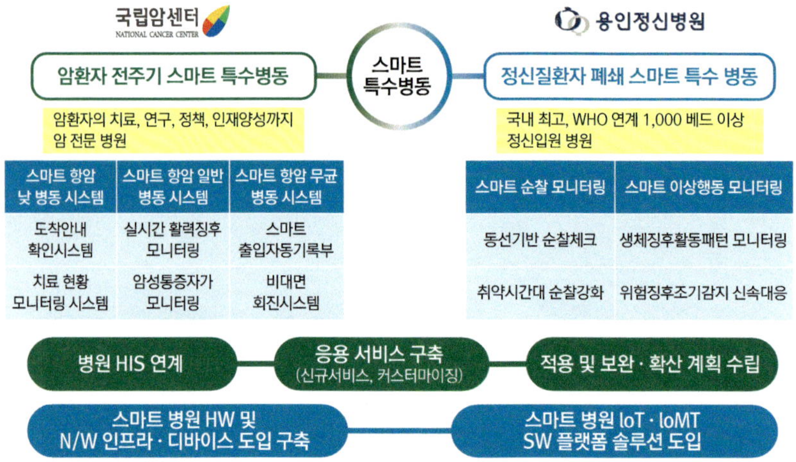

출처: 보건복지부

그림 3-3 스마트 특수병동

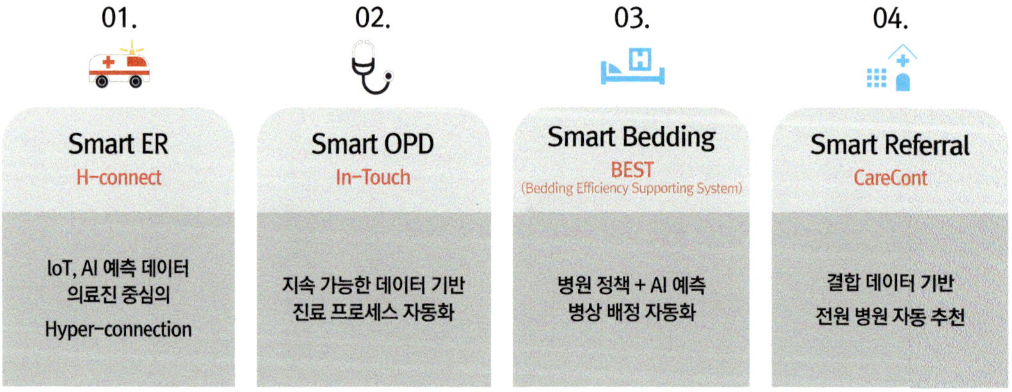

출처: 보건복지부

그림 3-4 지능화 헬스케어 최적화 시스템

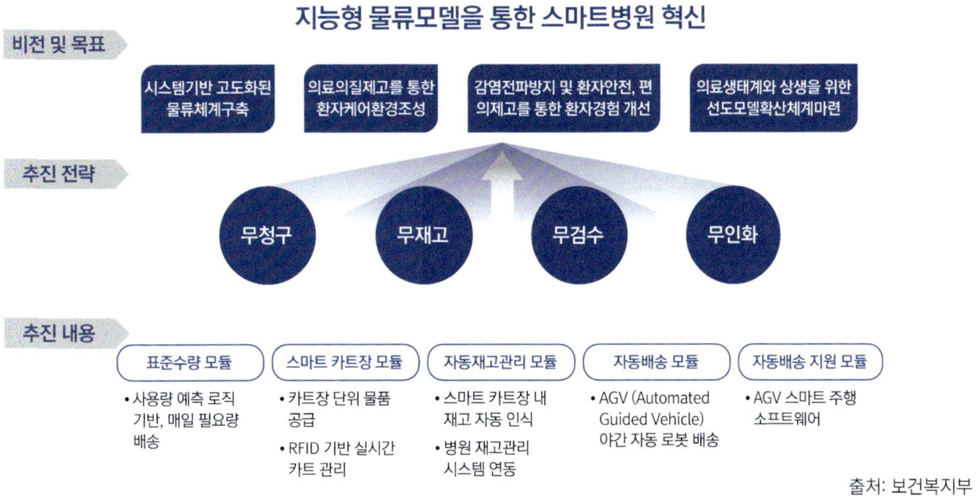

그림 3-5 스마트병원 지능형 물류모델

3) 2023년 2차 스마트병원 선도사업

2023년 사업은 환자 안전 중심의 의료환경 구축에 방점을 두었다. 스마트 기술을 활용해 병원 운영 전반에서 안전 체계를 실현하였다.

- **스마트 투약안전 환경:** 부천세종병원이 주관. QR/바코드 인증, AI 기반 복약 오류 예측 시스템, 환자-약품-의료진 간 3중 매칭 강화
- **의료진 교육 및 훈련:** 고려대 구로병원이 주관. VR/AR 기반 실시간 교육 시스템과 긴급상황 대응 시뮬레이션 개발
- **병원 환경관리:** 강동경희대병원이 주관. IoT 센서를 통한 온도, 습도, 공기질, 조도 등의 실시간 모니터링과 자동 경보 시스템 구축

4) 정책적 의의

(1) 스마트병원 개념의 제도화

이 사업은 '스마트병원'을 추상적인 기술 개념이 아닌 정책적으로 정의 가능하고 평가 가능한 실증 모델로 정립했다. 병원의 디지털화 수준과 현실적 여건을 고려하여 서비스 유형별 국가 표준모델을 마련함으로써 향후 '스마트병원 인증제' 도입의 기초 자료로 활용된다.

(2) 의료 디지털 전환의 가속화

기술 중심의 전시형 스마트병원이 아닌 실제 병원 운영에 적용 가능한 실효성 중심의 솔루션을 개발함으로써 현장에서 의료진과 환자가 체감하는 운영형 기술로 진화했다.

(3) 지역·규모 간 의료격차 해소 기반

2021년 이후 중소병원 지원형 서비스가 본격 도입되었으며, 2023년에는 저비용 표준화된 스마트 솔루션을 개발해 지방 및 중소병원에도 교육·보급하는 체계가 마련되었다. 이는 수도권·대형병원 중심의 기술 확산 한계를 뛰어넘는 전환점으로 평가된다.

5) 병원 현장 중심의 효과

- **환자 안전 수준 향상**: AI 기반 낙상 감지, 자동 감염 경보 시스템, 실시간 병상 모니터링 등을 통해 예방 중심의 안전관리 체계로 전환
- **의료진 업무 효율 개선**: EMR 연동형 워크플로우, 자동 스케줄링, 자원 추적 시스템 등이 의료진의 피로도를 낮추고 오류를 감소
- **환자 경험 향상**: 모바일 앱, 위치기반 안내, 자가문진, 대기시간 실시간 제공 등을 통해 진료 편의성과 투명성 확보
- **위기 대응력 강화**: 감염병 대응 자동화 시스템, 중환자 생체신호 분석 시스템 등을 통해 위기 상황에서도 안정적 병원 운영 가능

6) 확산 및 지속 발전 가능성

각 병원에서 실증된 스마트 시스템은 표준모델로서 전국적으로 확산이 가능하며, 정부는 이를 기반으로 '스마트병원 인증제' 도입을 준비 중이다. 나아가, 국내에서 개발된 스마트병원 기술과 운영모델은 향후 국제 수출을 염두에 두고 있으며, 글로벌 헬스케어 산업에서도 경쟁력을 확보할 수 있는 기반을 마련하고 있다.

이러한 국가적 정책 흐름을 바탕으로, 스마트헬스케어 기술이 간호 분야에 어떻게 적용되고 있으며, 궁극적으로 간호 실무에 어떤 변화를 가져오고 있는지를 구체적으로 살펴보고자 한다.

2 진료 관련 AI 분야

진단에 활용되는 AI 기술은 의료 현장에서 점점 더 중요한 역할을 하고 있다. 최신 AI 기반 도구들은 의사들이 진단의 정확도를 높이고, 환자에게 더 나은 치료를 제공할 수 있도록 돕는다. 이러한 도구들은 대량의 의료 데이터를 빠르게 분석하고, 이를 통해 의사에게 더 정확한 진단 정보를 제공하며, 시간 절약과 함께 치료의 질을 향상시킨다. 또한, AI는 반복적인 작업을 자동화하여 의료진의 업무 부담을 경감시키고, 환자에게 더 개인화된 치료 계획을 수립할 수 있게 한다.

1) IBM Watson Health

(1) 특징

AI 기반 의료 데이터 분석을 통해 방대한 양의 의료 데이터를 효과적으로 분석한다. 자연어 처리와 기계 학습을 활용하여, 의료 현장에서 발생하는 다양한 정보를 빠르고 정확하게 처리한다. 이를 바탕으로 임상 의사결정 지원을 통해 증거 기반 치료 옵션을 제안하고, 진단과 치료 계획을 세우는 데 도움을 준다. 또한, Watson Health는 암 치료, 의료 영상 분석, 임상 시험 설계 등 특화된 솔루션을 제공하여 다양한 분야에서 의료 서비스를 지원한다. 데이터 통합 및 공유 기능을 통해 의료 데이터의 통합 관리가 가능하며, 병원 간 상호운용성을 강화하여 의료 환경의 효율성을 높인다. 이 시스템은 의료비 절감, 환자 관리 최적화, 맞춤형 서비스 지원을 통해 의료 서비스를 혁신하고, 환자에게 보다 개인화된 치료를 제공하는 데 중점을 둔다.

(2) 적용사례

Watson for Oncology는 환자의 암 유형, 병기, 유전자 데이터를 분석하여 개인 맞춤형 치료 옵션을 제공한다. 이 과정에서 AI는 환자의 특성을 고려한 최적의 치료 계획을 제안하여, 치료의 정확성과 효과를 높인다. 또한, Watson Health는 희귀질환 환자의 복잡한 증상을 분석하여 진단 시간을 단축시킨다. AI는 희귀질환의 다양한 증상을 빠르게 처리하고, 이를 통해 의료진이 보다 신속하게 정확한 진단을 내릴 수 있도록 돕는다. 이 두 가지 기능은 환자에게 보다 효과적인 치료를 제공하고, 의료 현장에서의 효율성을 극대화하는 데 중요한 역할을 한다.

(3) 효과

IBM Watson Health는 AI 기반의 데이터 분석을 통해 방대한 의료 데이터를 빠르고 정확하게 처리하며, 이를 바탕으로 의사들에게 증거 기반의 치료 옵션을 제안하여 진단과 치료의 정확성을 높인다. 또한, Watson for Oncology와 같은 솔루션을 통해 환자의 유전자 정보와 병력 데이터를 분석하여 개인 맞춤형 치료 계획을 제공, 치료 효과를 극대화한다. 희귀질환 환자의 복잡한 증상을 분석하여 진단 시간을 단축시키고, 의료진이 신속하게 적절한 치료를 시작할 수 있도록 돕는다. 효율적인 데이터 분석과 진단 지원으로 불필요한 검사와 치료를 줄여 의료비 절감을 이끌어내며, 의료 영상 데이터를 AI가 분석하여 의사들이 빠르고 정확하게 영상을 해석할 수 있도록 지원한다. 또한, 다양한 의료 기관과 시스템 간의 데이터 통합과 상호운용성을 강화하여, 환자 정보가 원활하게 공유되고 관리될 수 있게 한다. 이를 통해 환자에게 맞춤형 서비스를 제공하고, 각 환자에게 최적화된 치료와 관리가 가능해지며, 의료 서비스를 혁신하고 효율성을 높이는 데 중요한 역할을 한다.

(4) 현실적 도입 문제

Watson의 높은 비용은 일부 병원이나 저소득 국가에서의 도입을 어렵게 한다. 이로 인해 고급 AI 기술을 활용할 수 있는 의료 기관이 제한적이고, 이러한 지역에서는 다른 대체 치료 방법이나 기술을 찾는 것이 필수적일 수 있다. 또한, 의사들은 AI가 제안한 치료 옵션의 근거가 항상 투명하지 않다는 점에서 신뢰 문제를 겪을 수 있다. AI가 어떻게 결론에 도달했는지에 대한 명확한 설명이 부족할 경우, 의사들은 이를 신뢰하지 않고 치료 결정을 내리는데 어려움을 느낄 수 있다. 더 나아가, AI가 잘못된 진단을 내릴 경우 발생할 수 있는 법적 및 윤리적 문제가 중요한 고려사항으로 대두된다. AI의 오진에 대한 책임 소재가 불분명하며, 환자 데이터의 보안과 프라이버시 또한 큰 우려를 일으킨다. 이는 AI 시스템이 다루는 데이터가 개인정보와 민감한 의료정보를 포함하고 있기 때문에, 적절한 보호와 관리가 필요함을 시사한다.

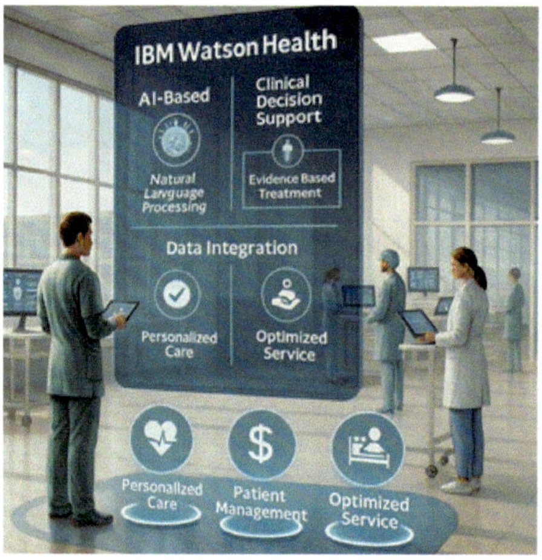

그림 3-6 IBM Watson Health

2) Google DeepMind Health

(1) 특징

DeepMind Health는 AI 기반 진단 및 예측 기술을 활용해 질병을 조기에 진단하고 환자의 상태를 예측하는 데 중요한 역할을 한다. 이 기술은 방대한 의료 데이터를 효율적으로 관리하고 분석할 수 있어 의료 데이터 처리 최적화에 기여한다. 또한, 의료 영상 분석과 전자건강기록(EHR) 개선 등 다양한 의료 솔루션을 개발하여, 의료 분야에서 폭넓게 지원한다. 이러한 기술은 임상의사들에게 데이터 기반 솔루션을 제공하여, 의료진이 더 나은 의사결정을 내릴 수 있도록 돕는다. 이를 통해 치료 과정의 품질을 향상시키고, 의료 시스템의 효율성을 높여 환자 안전을 강화한다. DeepMind Health는 AI와 머신러닝 기술을 활용하여 의료 혁신을 이끌어가며, 환자 중심의 의료 환경을 조성하는 데 기여한다.

(2) 적용사례

DeepMind Health의 AI 솔루션은 다양한 분야에서 중요한 역할을 하고 있다. 안과 분야에서는 녹내장, 당뇨망막병증, 황반변성 등 여러 질환을 조기에 감지할 수 있다. 이 모델은 환자의 망막 이미지를 분석하여 질환 여부를 확인하며, 의사가 판단하기 어려운 경계선의 병변도 정확하게 평가한다. 이 AI는 안과 전문의가 진단한 것과 비슷한 수준인 약 94%의 정확도로 망막 질환을 진단하며, 조기 진단을 통해 실명 가능성을 줄이는 데 기여한다.

방사선과 및 유방암 스크리닝에서는 유방 X-ray 데이터를 분석하여 암세포의 초기 징후를 감지한다. 이 AI는 인간 방사선과 전문의와 비교해 높은 민감도와 특이도를 보이며, 2020년 〈Nature〉에 발표된 연구에 따르면, DeepMind AI는 방사선과 전문의보다 낮은 오진율로 유방암을 진단하였다. 연구 결과, 5.7%의 오진 감소를 달성하며 유방암 조기 발견에 중요한 역할을 하였다.

또한, 신장 질환 예측을 위한 Streams 프로젝트는 모바일 앱 기반의 AI 솔루션을 통해 급성 신장 손상(Acute Kidney Injury, AKI)을 조기에 감지하는 시스템을 개발하였다. 환자의 실시간 데이터를 분석하여 AKI의 초기 징후를 발견하고, 병원 시스템과 통합되어 의료진에게 경고를 보내 조기 개입을 가능하게 한다. 이 시스템은 AKI 발생 가능성을 평균 48시간 이전에 감지하여, 신속한 대응을 통해 환자의 상태를 개선할 수 있다.

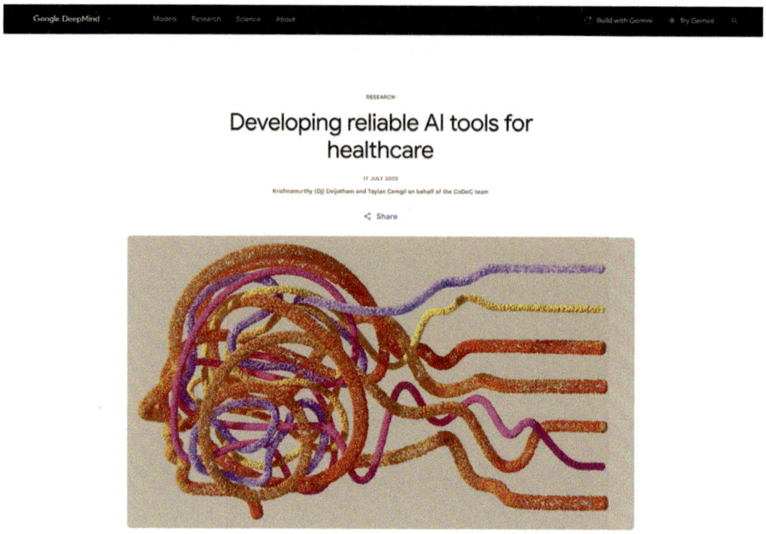

출처: Google DeepMind 홈페이지 https://deepmind.google/discover/blog/codoc-developing-reliable-ai-tools-for-healthcare/

그림 3-7 Google DeepMind Health

(3) 효과

Google DeepMind Health는 AI 기반 분석을 통해 의료 영상 및 데이터를 실시간으로 분석하고, 의사들이 보다 정확한 진단을 내릴 수 있도록 지원한다. AI 모델은 질병의 초기 징후를 조기에 감지하여 환자에게 신속한 진단을 제공하며, 이는 치료가 더 효과적이고 환자의 생존율을 높이는 데 기여한다. 또한, AI는 의료진이 우선적으로 치료해야 할 환자를 신속하게 식별할 수 있도록 돕고, 방대한 의료 데이터를 분석하여 의료진의 업무 효율성을 향상시킨다. 이를 통해 의료진은 더 빠르고 정확하게 진단하고 치료 결정을 내릴 수 있다. AI는 정확하고 빠른 분석을 통해 치료의 질을 높이며, 의료 시스템의 효율성을 강화한다. 또한, 대량의 의료 데이터를 신속하게 처리하여 의사들이 데이터 기반의 결정을 내릴 수 있게 돕고, 이를 통해 의료 서비스의 신뢰성과 일관성을 높인다. DeepMind Health는 안과, 방사선과, 신장 질환 등 다양한 분야에서 특화된 AI 솔루션을 제공하여, 각 질환에 맞춤형 해결책을 제시하고, 환자 맞춤형 치료를 실현하는 데 중요한 기여를 한다.

3) Aidoc

(1) 특징

AI 기반 의료 영상 분석 기술은 CT(컴퓨터 단층촬영)와 MRI(자기공명영상) 등 다양한 의료 영상을 실시간으로 분석하여 이상 징후를 탐지한다. 이를 통해 의료진은 우선적으로 치료해야 할 환자를 신속히 식별할 수 있도록 지원하며, 임상 워크플로우의 최적화를 돕는다. 이 기술은 뇌출혈, 폐색전증, 척추 골절 등 다양한 질환에 대한 분석을 제공하며, 의료진이 보다 정확하고 빠르게 진단할 수 있게 한다. 또한, 병원의 PACS(의료 영상 저장 및 전송 시스템)와 EMR(전자의무기록) 시스템과 연동하여 효율적으로 사용할 수 있어, 의료 시스템 통합이 가능하다. 이러한 분석 기술은 빠르고 정확한 결과를 제공하여 의료진의 부담을 줄이고, 환자의 치료 속도와 정확도를 향상시킨다. 특히 방사선과와 응급의학과에서의 효율성을 크게 향상시키며, 환자 결과를 개선하는 데 중요한 역할을 한다.

(2) 적용사례

Aidoc은 CT 스캔에서 뇌출혈이나 두부 외상을 빠르게 감지하여 즉각적인 대응을 가능하게 한다. 또한, 폐색전증(Pulmonary Embolism)을 신속하게 발견하며, 병원 시스템과 통합되어 의료진의 워크플로우를 간소화하고 응급 진단의 정확성을 높인다. 척추 골절의 경우, 특히 노령 환자에서 자주 발생하는 압박골절을 조기에 발견해 치료 지연을 방지한다. 더불어, 흉부 CT와 X-ray를 분석하여 폐렴, 종양, 결핵 등 여러 흉부 질환을 진단하는 데 도움을 주며, 환자에게 신속하고 정확한 치료를 제공한다.

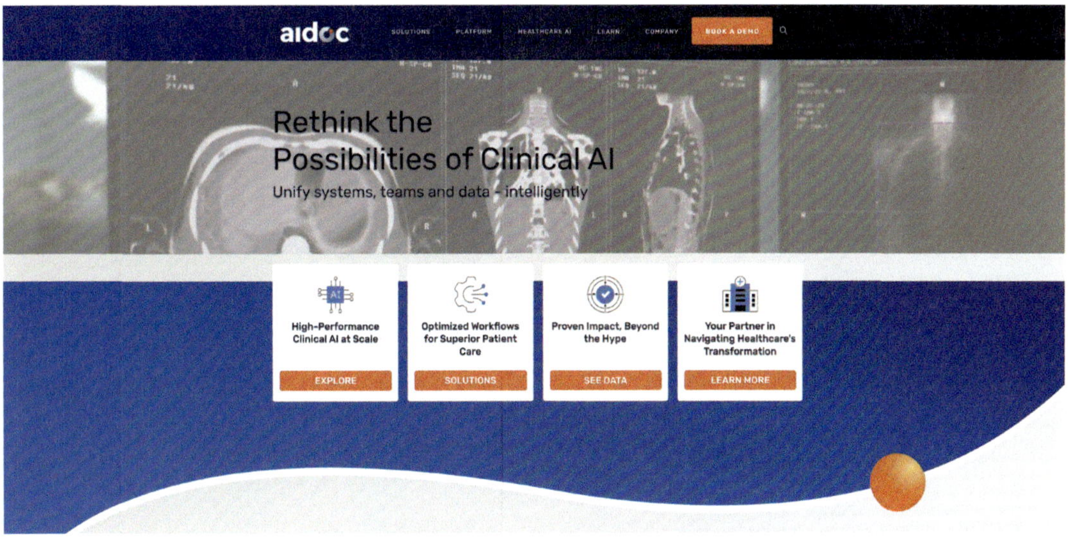

출처: Aidoc 홈페이지 https://www.aidoc.com/

그림 3-8 Aidoc

4) Viz.ai

(1) 특징

Viz.ai는 AI 기반 영상 분석을 통해 뇌졸중, 심근경색 등 응급 질환에 대한 실시간 CT 영상 분석을 제공한다. AI가 이상을 감지하면 즉시 의료진에게 알림을 보내 신속한 치료 결정을 지원하며, 원격으로 영상과 데이터를 공유하여 의료 팀 간의 협업을 강화한다. 이를 통해 빠른 의사소통과 치료 결정을 가능하게 하고, 응급 상황에 대한 대응을 최적화하여 치료 속도를 향상시키고 환자 결과를 개선한다. 또한, 기존 의료 시스템과 원활하게 연동되어 효율적인 사용을 제공하며, AI를 통해 응급 상황에서 빠르고 정확한 진단을 지원하고, 치료 시기를 단축시켜 환자 생존율을 높이는 데 기여한다.

(2) 적용사례

Viz.ai는 AI 기반 의료 영상 분석을 통해 CT(컴퓨터 단층촬영)와 MRI(자기공명영상) 데이터를 실시간으로 분석하며, 뇌졸중, 폐색전증, 대동맥박리 등 중증 질환에서 신속한 이상 징후를 감지한다. 이상 징후를 감지하면 자동으로 의료진에게 알림을 전송하여 신속한 대응을 가능하게 하며, 주요 응급 상황에서는 골든 타임을 지키는 데 중요한 역할을 한다. 또한, AI 분석 결과는 모든 관련 의료진에게 자동으로 공유되어, 의료진 간의 협업을 강화하고 빠르고 정확한 치료 결정을 지원한다.

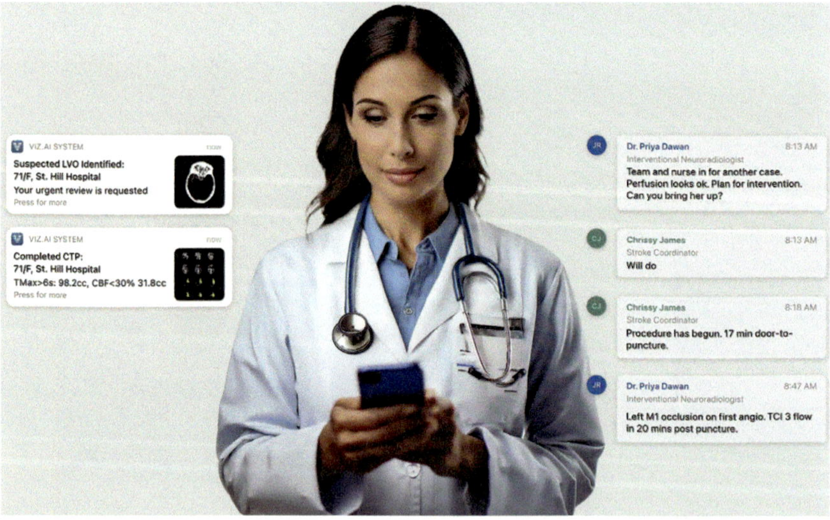

출처: Viz.ai 홈페이지 https://www.viz.ai/life-sciences

그림 3-9 Viz.ai

5) PathAI

(1) 특징

PathAI는 병리학 분야에서 인공지능(AI)을 활용해 조직 샘플과 병리 데이터를 분석하는 선도적인 플랫폼이다. AI 기반 병리 분석을 통해 병리학적 슬라이드를 자동으로 분석하여 질병을 정확하게 진단하며, 암, 염증, 감염 등 다양한 질환에 대해 높은 정확도의 진단을 지원한다. 이를 통해 병리학자의 진단을 보조하여 처리 속도와 정확도를 향상시키며, 대규모 데이터와 머신러닝을 활용해 지속적으로 성능을 개선한다. 또한, PathAI는 기존 병리학 시스템과 원활하게 통합되어 의료 워크플로우에 자연스럽게 포함되며, 진단 업무의 효율성을 높이고 환자 치료에 기여한다. PathAI는 병리학적 분석을 자동화하고 정확도를 높여 의료진의 업무를 지원하며, 환자 치료의 효율성을 크게 향상시킨다.

(2) 적용사례

PathAI는 다양한 분야에서 AI 기반의 분석을 통해 병리학적 진단의 정확도를 높이고, 의료 효율성을 향상시키는 데 기여한다. 암 진단에서는 유방암, 폐암, 전립선암 등 다양한 암 조직 샘플에서 악성

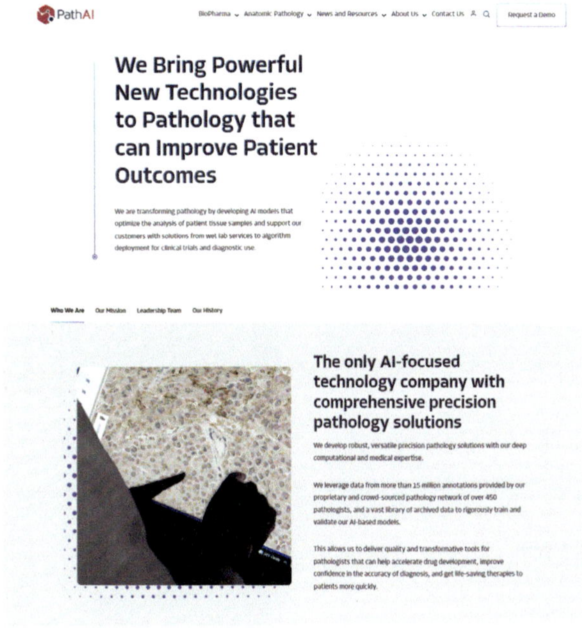

출처: PathAI 홈페이지 https://www.pathai.com/

그림 3-10 PathAI

세포와 양성 세포를 자동으로 구분하고, 종양의 크기와 침습성, 세포 증식 속도를 평가하여 암 진단의 정확도를 향상시킨다. 이로 인해 병리학자의 분석 시간을 단축시키고, 미세한 병변을 놓치는 가능성을 줄인다.

임상시험 및 약물 개발 분야에서는 제약 회사와 협력하여 약물의 효능을 평가하고, 환자 데이터를 분석한다. 예를 들어, 특정 항암제가 암세포 감소에 미치는 효과를 조직 샘플에서 정량적으로 분석하여 임상시험의 데이터 정확성을 보장하고, 시간과 비용을 절감하여 신약 개발 프로세스를 가속화한다.

염증 및 자가면역 질환 분석에서는 류마티스 관절염, 크론병, 궤양성 대장염 등 자가면역 질환에서 염증 반응을 분석하여 질병의 진행 상태를 추적하고, 치료 효과를 평가한다. 또한, 병리학 교육 및 연구에서 AI를 활용하여 슬라이드 분석 결과를 제공함으로써 초보 병리학자 및 의대생의 학습 효율성을 향상시키고, 다양한 샘플에 대한 객관적인 학습 기회를 제공한다. PathAI는 이러한 다양한 적용사례를 통해 병리학적 진단의 정확도와 효율성을 크게 향상시키고, 의료 환경에서 중요한 역할을 한다.

6) Zebra Medical Vision

(1) 특징

AI 기반 의료 영상 분석을 통해 X-ray, CT, MRI 등을 분석하여 질병을 자동으로 감지한다. 심혈관 질환, 암, 폐질환 등 다양한 질환에 대한 분석을 제공하며, 의료 영상을 빠르게 처리하여 의료진에게 정확한 진단 정보를 제공한다. 또한, 기존 병원 시스템과 쉽게 통합되어 의료 워크플로우를 원활하게 지원하며, 조기 진단을 통해 예방적 치료가 가능하게 돕는다. Zebra Medical Vision은 AI 기술을 활용해 의료 영상 분석의 정확성과 효율성을 높여 환자 치료의 질을 개선한다.

(2) 적용사례

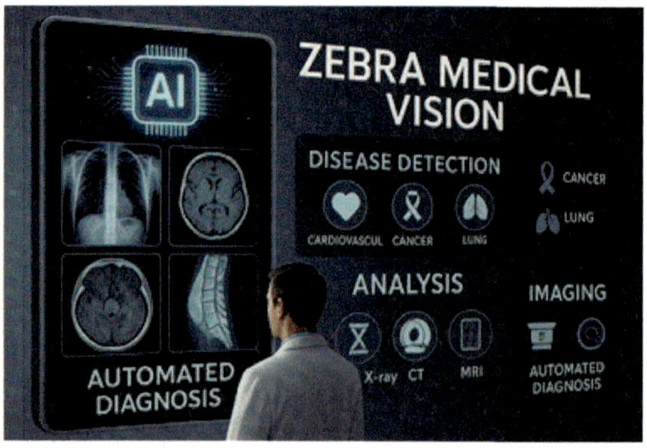

그림 3-11 Zebra Medical Vision

Zebra Medical Vision은 CT 스캔 데이터를 분석하여 골다공증의 뼈 밀도를 평가하고, 심장 CT 데이터를 기반으로 심혈관질환을 조기에 진단한다. 이를 통해 저소득 국가에서도 비교적 저렴한 비용으로 질병을 조기에 발견할 수 있게 돕는다. 또한, Google Cloud

와 협력하여 전 세계적으로 서비스 접근성을 높여, 더 많은 지역에서 AI 기반의 의료 분석을 활용할 수 있게 한다.

7) Qure.ai

(1) 특징

Qure.ai는 AI 기반 의료 영상 분석을 통해 X-ray, CT 등 의료 영상을 분석하고 질병을 조기에 감지한다. 실시간으로 이상 징후를 자동으로 식별하고 알림을 보내 빠른 진단을 지원하며, 결핵, 폐렴, 뇌졸중 등 다양한 질환을 분석한다. 이를 통해 의료진의 진단 부담을 줄이고, 빠르고 정확한 분석을 제공하여 의료진의 효율성을 향상시킨다. 또한, 저비용 의료 접근성을 제공하여 저개발 지역에서도 사용 가능한 솔루션을 제공한다. Qure.ai는 AI를 활용해 의료 영상 분석의 정확도와 속도를 향상시켜, 의료 서비스의 효율성과 접근성을 개선하는 데 기여한다.

(2) 적용사례

Qure.ai는 X-ray 이미지를 통해 폐결핵을 빠르게 진단하고, 흉부 CT를 분석하여 코로나19의 폐렴 징후를 탐지한다. 이 시스템은 개발도상국 및 농촌 지역에서 의료 서비스 접근이 어려운 환자들에게

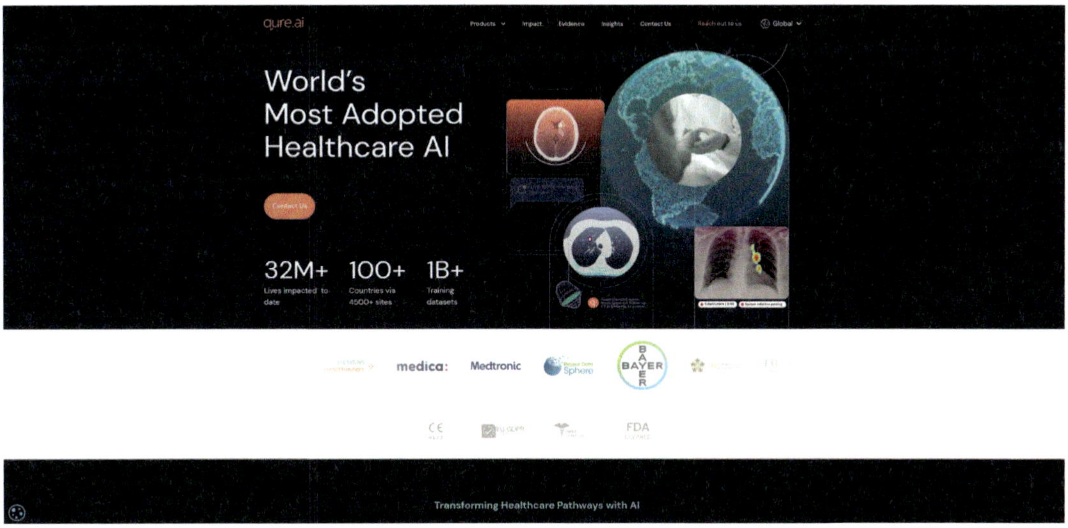

출처: Qure.ai 홈페이지 https://www.qure.ai/

그림 3-12 Qure.ai

정확한 진단 도구를 제공한다. 또한, WHO의 공중 보건 프로그램에 활용되어 전 세계 결핵 퇴치에 기여하고 있다. 이를 통해 Qure.ai는 의료 접근성을 개선하고, 전 세계적으로 중요한 공공 건강 문제 해결에 기여한다.

8) Tempus

(1) 특징

AI와 빅데이터를 활용해 유전자 데이터, 임상 데이터, 의료 영상을 분석하여 맞춤형 치료를 지원하며, 정밀 의학을 구현한다. 암, 유전자 변이 등 다양한 질병에 대해 맞춤형 치료 옵션을 제시하여 치료 효율성을 향상시킨다. 대규모 데이터 분석을 통해 생명과학 연구를 지원하고, 새로운 치료법 개발을 촉진한다. 또한, 다양한 의료 데이터를 통합하여 의료진의 의사결정을 돕는 통합 데이터 플랫폼을 제공한다. 이를 통해 환자 맞춤형 치료 계획을 수립하고, 개인화된 돌봄을 제공하여 환자 중심의 치료를 실현한다. AI와 빅데이터를 활용해 정밀 의학을 구현하고, 환자 맞춤형 치료와 연구 혁신을 이끈다.

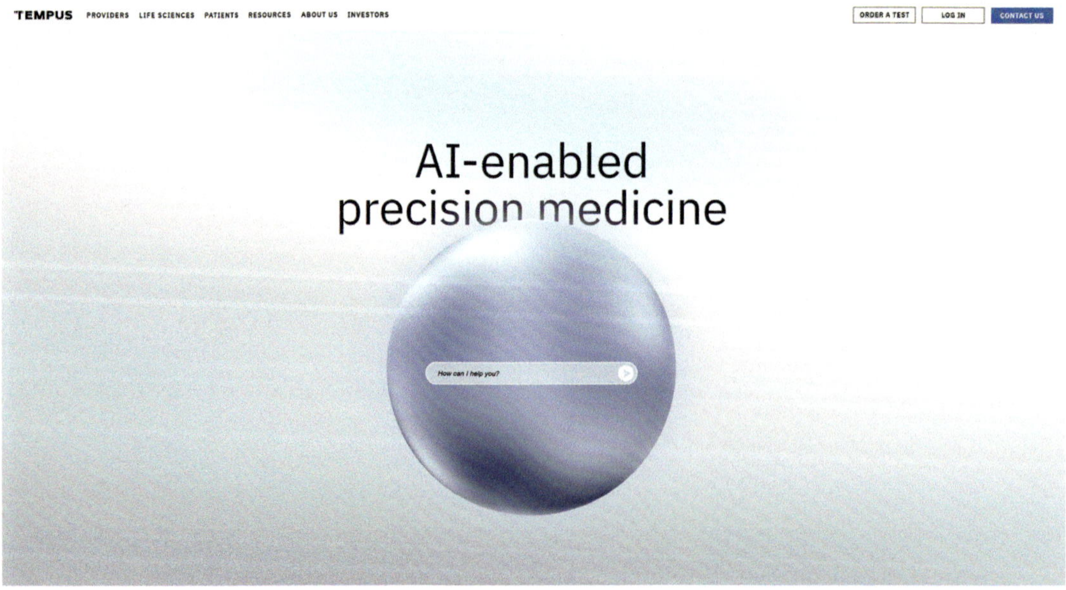

출처: Tempus 홈페이지 https://www.tempus.com/

그림 3-13 Tempus

(2) 적용사례

AI와 빅데이터를 활용한 시스템은 특정 암 유형에서 작용하는 표적 치료제를 추천하여 암 환자 맞춤형 치료를 지원한다. 또한, 유전자 변이를 기반으로 희귀질환의 진단율을 향상시키고, 특정 암 환자에게 유전자 맞춤형 치료 옵션을 제공하여 생존율을 크게 개선한다. 이 시스템은 연구자와 의료진이 동일한 플랫폼에서 데이터에 접근하고 협력할 수 있게 하여, 치료 계획과 연구 개발을 더욱 효과적으로 진행할 수 있도록 돕는다.

9) AI 진단의 한계 및 윤리적 문제

AI 진단의 한계와 윤리적 문제는 의료 분야에서 중요한 논의 주제이다.

첫째, AI 진단의 한계는 주로 데이터 품질과 다양성에 따른 정확도 문제로 나타난다. AI는 학습된 데이터를 기반으로 진단을 내리기 때문에 데이터가 불완전하거나 특정 집단에 편향된 경우, 진단의 정확성이 떨어질 수 있다. 예를 들어, 특정 인종이나 성별에 대한 데이터가 부족하면, AI의 진단이 그 집단에 대해 정확하지 않을 수 있다. 또한, AI는 임상적 맥락을 완전히 이해하지 못하기 때문에, AI의 해석 결과를 어떻게 활용할 것인지에 대한 명확한 지침이 필요하다. AI가 제시하는 진단이나 치료 방법이 모든 환자에게 동일하게 적용될 수 없고, 의사의 임상 경험과 직관을 보완하는 도구로서의 역할이 중요하다.

둘째, 윤리적 문제가 있다. 가장 큰 문제는 환자 데이터의 프라이버시와 보안이다. AI 진단 시스템은 대량의 환자 데이터를 활용하는데, 이 데이터가 유출되거나 악용될 경우 개인의 프라이버시 침해가 발생할 수 있다. 따라서 환자 데이터의 안전한 저장과 관리가 반드시 보장되어야 한다. 또 다른 윤리적 문제는 AI 오진으로 인한 법적 책임 소재이다. AI가 잘못된 진단을 내리거나 치료에 대한 실수를 할 경우, 책임이 누구에게 있는지에 대한 법적 논의가 필요하다. 현재로서는 AI 개발자와 의료 제공자 간의 책임 분담이 명확하지 않아 법적 갈등이 발생할 가능성이 있다.

AI는 의사의 경험과 직관을 완전히 대체할 수 없으며, 이를 보완하는 보조 도구로 활용되어야 한다. AI는 임상 의사결정을 보다 정확하고 효율적으로 만들 수 있지만, 최종적인 진단과 치료 계획은 여전히 의료 전문가의 판단을 필요로 한다. AI의 발전이 의료 서비스의 질을 향상시키는 데 기여할 수 있지만, 그 사용에 있어서의 한계와 윤리적 고려 사항을 신중히 다뤄야 한다.

3 간호 분야 활용

스마트헬스케어 기술은 의료 환경의 효율성과 정확성을 크게 향상시키는 중요한 도구로 자리 잡고 있다. 특히 인공지능(AI), 사물인터넷(IoT), 빅데이터 기술은 간호 업무에도 다양한 방식으로 접목되며 새로운 가능성을 열어가고 있다. 이들 기술이 간호 현장에서 어떻게 활용되고 있는지 구체적으로 살펴보자.

1) 환자 흐름 최적화

자동화된 프로세스를 통해 의료진의 반복적인 업무를 줄이고, 환자의 대기 시간을 최소화할 수 있다. 이러한 변화는 효율적인 진료 체계를 만들고, 의료 서비스의 품질을 높이는 데 기여한다.

(1) 안면인식 AI

안면인식 AI는 컴퓨터 비전과 머신러닝 기술을 이용해 사람의 얼굴을 알아보고, 이를 바탕으로 여러 작업을 수행하는 시스템이다. 병원에서는 환자 관리, 보안 강화, 의료 서비스 최적화를 위해 주로 활용된다.

① 환자 인증 및 등록

안면인식 기술을 활용할 경우 환자가 병원에 도착하면 자동으로 신원이 확인되고 접수 절차가 간단해질 수 있다. 예를 들어, 미리 등록된 환자의 얼굴을 스캔해 신원을 확인하고 대기열에 자동으로 등록할 수 있다.

② 출입 통제 및 보안 강화

안면인식 기술을 사용해 수술실이나 약품 보관실 같은 민감한 구역에 승인된 사람만 출입할 수 있게 관리한다. 방문객이나 직원의 신원을 자동으로 확인해 외부인의 무단 출입을 방지한다.

③ 환자 모니터링

병실이나 대기실에서 환자의 얼굴을 인식해 위치와 상태를 추적할 수 있다. 특히 치매 환자나 움직임이 불편한 환자의 추적을 위해 실시간으로 감시하는 기능을 제공한다.

④ 의료진 인증

의료진의 출퇴근 시간 관리와 병원 내 출입 권한 통제를 자동화함으로써 관리 과정을 간소화하고 업무 효율성을 높인다. 이를 통해 불필요한 수작업을 줄이고, 의료진이 더 중요한 업무에 집중할 수 있도록 돕는다.

⑤ 도입 시 고려사항

환자의 얼굴 데이터는 민감한 개인정보로 간주되므로, 데이터를 철저히 암호화하고 외부 유출을 방지하기 위해 안전하게 관리해야 한다. 또한, 개인정보보호법과 관련 규정을 준수하여 시스템을 설계하고 운영해야 하며, 법적 문제를 사전에 방지할 수 있는 체계를 마련해야 한다. 시스템의 오작동으로 발생할 수 있는 문제를 최소화하기 위해 안정성과 정확성을 지속적으로 개선하고, 정기적인 점검과 업데이트를 통해 기술적인 오류를 방지하는 것도 중요하다.

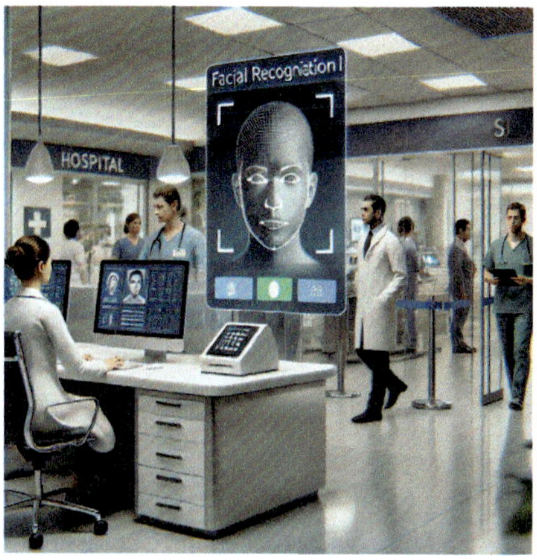

그림 3-14

(2) 모바일 자동 수납 시스템

모바일 자동 수납 시스템은 병원을 방문한 환자가 별도의 창구를 방문하지 않고, 스마트폰이나 태블릿 같은 모바일 기기를 통해 진료비와 관련된 모든 비용을 간편하게 결제할 수 있도록 설계된 시스템이다. 환자는 모바일 애플리케이션이나 웹페이지를 통해 자신의 진료 정보와 결제 내역을 확인하고, 카드 결제나 간편결제 서비스 등을 활용해 비용을 처리할 수 있다.

이 시스템은 환자가 긴 대기 시간을 줄이고, 병원 내부의 혼잡도를 낮추는 데 기여한다. 특히, 진료 후 바로 귀가가 가능해 환자 편의를 크게 증대시킨다. 또한, 병원 입장에서는 수납 과정의 효율성을 높이고 인력 부담을 줄이는 효과가 있다. 이처럼 모바일 자동 수납 시스템은 환자와 병원 모두에게 시간과 비용을 절감하는 이점을 제공하며, 디지털화된 의료 환경 구축에 중요한 역할을 한다.

① 주요 기능

모바일 자동 수납 시스템은 환자의 편의와 효율성을 극대화하기 위해 다양한 기능을 제공한다. 먼저, 비대면 결제 기능을 통해 환자는 병원 앱이나 웹 포털에서 진료비를 간편하게 확인하고 결제할 수 있다. 이로 인해 병원 창구를 방문할 필요 없이 스마트폰이나 태블릿 같은 모바일 기기만으로 모든 결제 절차를 완료할 수 있다.

실시간 알림 기능은 진료비 상세 내역, 보험 처리 결과, 결제 요청 등의 정보를 환자에게 즉시 전달한다. 이를 통해 환자는 최신 정보를 실시간으로 확인할 수 있어 추가적인 문의나 불편을 줄일 수 있다.

이 시스템은 다양한 결제 수단도 지원한다. 신용카드뿐만 아니라 간편결제 서비스와 계좌이체 등 다양한 방식을 제공하여 환자가 자신에게 가장 편리한 방법을 선택할 수 있게 한다. 이는 결제 과정을 단순화하고, 환자의 선택 폭을 넓히는 장점이 있다.

영수증 및 기록 관리 기능은 모든 결제 내역을 전자 영수증 형태로 자동 저장하며, 환자가 필요할 때 언제든지 과거의 결제 기록을 조회할 수 있게 한다. 이를 통해 환자는 별도로 종이 영수증을 보관할 필요 없이 결제 내역을 관리할 수 있어 편리하다.

또한, 보험 청구 연계 기능을 통해 실손보험 청구 과정을 자동화하거나 간소화한다. 환자는 복잡한 보험 서류를 직접 제출할 필요 없이 시스템을 통해 간편하게 보험 처리를 진행할 수 있으며, 이로 인해 시간과 노력이 절약된다.

이 모든 기능은 병원 방문 환자의 결제 절차를 효율적이고 간편하게 만들며, 병원 운영의 디지털화를 지원하여 환자와 의료진 모두에게 이점을 제공한다.

② 도입 효과

모바일 자동 수납 시스템은 여러 가지 측면에서 병원과 환자 모두에게 긍정적인 영향을 미친다.

ㄱ. 환자 편의성 증가

이 시스템을 통해 환자는 진료비 결제를 위해 긴 대기 시간을 보낼 필요가 없다. 모바일 기기를 통해 간단히 결제를 완료할 수 있어 병원 방문이 더욱 간편해지며, 불필요한 대기 시간이 줄어든다. 이러한 편의성은 환자의 전반적인 만족도를 크게 높이며, 특히 바쁜 일정이 있는 환자들에게 더욱 유용하다.

ㄴ. 업무 효율성 향상

병원 직원들은 수납 및 회계 관련 업무에서 많은 시간을 소비하는 경우가 많다. 그러나 모바일 자동 수납 시스템은 이러한 업무를 자동화하여 직원들의 부담을 덜어준다. 직원들은 단순 반복 업무에서 벗어나 보다 중요한 의료 서비스 지원이나 환자 상담 등에 집중할 수 있어 병원 운영의 효율성이 높아진다.

ㄷ. 비용 절감

이 시스템은 종이 영수증 발행을 대체하여 환경 보호에 기여할 뿐만 아니라 병원의 비용 절감 효과도 가져온다. 종이, 프린터 잉크 등 물리적 자원의 사용을 줄여 병원의 운영 비용을 낮출 수 있으며, 전자 영수증은 관리와 보관도 훨씬 간편하다. 또한, 환자도 영수증을 잃어버릴 걱정이 없어 더욱 편리하다.

ㄹ. 정확성 향상

모바일 자동 수납 시스템은 결제 과정을 자동화함으로써 사람이 수작업으로 처리할 때 발생할 수 있는 오류를 크게 줄인다. 진료비 계산, 보험 처리, 결제 내역 관리 등 모든 과정이 정확하게 이루어지며, 실시간으로 업데이트되기 때문에 환자와 병원 모두 신뢰할 수 있는 결제 환경이 조성된다. 이러한 정확성은 불필요한 분쟁을 방지하고, 환자와 병원 간의 신뢰를 높이는 데 기여한다.

이처럼 모바일 자동 수납 시스템은 환자와 병원 모두에게 실질적인 이익을 제공하며, 의료 서비스의 질과 효율성을 전반적으로 향상시키는 중요한 도구이다.

③ 도입 시 고려 사항

시스템 보안을 강화해 환자의 개인정보와 결제 정보를 안전하게 보호할 수 있는 철저한 보안 체계를 구축해야 한다. 데이터 암호화, 접근 통제, 정기적인 보안 점검 등으로 외부 침입과 유출을 방지하는 것이 중요하다. 또한, 연령대가 높은 환자들도 쉽게 이용할 수 있도록 사용자 친화적인 인터페이스를 설계해야 한다. 직관적이고 간단한 디자인, 명확한 안내문과 버튼 배치 등을 통해 디지털 기기에 익숙하지 않은 사용자도 편리하게 시스템을 사용할 수 있도록 배려해야 한다.

모바일 자동 수납 시스템은 스마트헬스케어의 핵심 요소로 자리 잡고 있으며, 앞으로 AI와 빅데이터 기술과 결합하여 더욱 정교하고 편리한 서비스를 제공할 것으로 예상된다. 예를 들어, 환자의 병력, 방문 기록, 선호 결제 수단 등을 분석하여 맞춤형 결제 옵션을 추천하거나, 필요에 따라 의료비를 자동으로 할부 처리하는 기능을 제공할 가능성도 있다. 이러한 발전은 환자 개개인의 편의를 극대화하고, 의료비 관리의 부담을 줄이는 데 기여할 것이다. 동시에 병원은 효율적인 데이터 활용을 통해 보다 체계적이고 개인화된 서비스를 제공할 수 있을 것으로 기대된다.

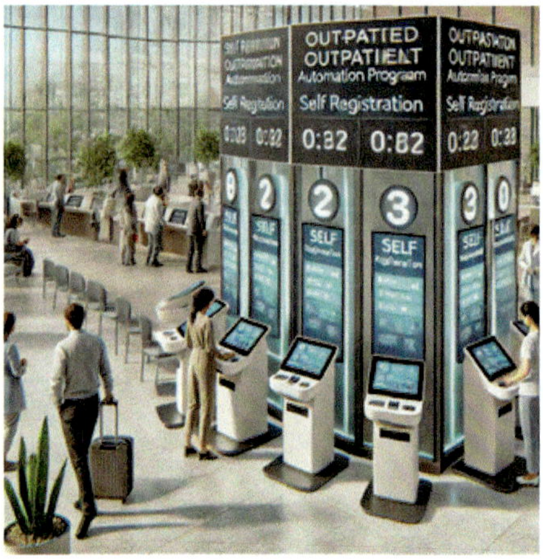

그림 3-15

(3) 채혈실 지능형 호출 시스템

채혈실에서 환자의 대기와 호출 과정을 지능적으로 관리하는 시스템은 병원의 운영 효율성을 높이고 환자의 편의를 증대시키는 데 목적이 있다. 이 시스템은 환자 도착 시 자동으로 대기 순서를 확인하고, 호출 순서를 최적화하여 대기 시간을 줄인다. 또한, 디지털 화면이나 모바일 알림을 통해 실시간으로 대기 현황과 호출 정보를 제공함으로써 환자들이 혼란 없이 대기 상황을 파악할 수 있게 한다. 이를 통해 채혈실의 업무 흐름이 원활해지고, 환자 경험이 향상되는 효과를 기대할 수 있다.

① 주요 기능

환자의 대기 및 호출 관리를 최적화하기 위해 다양한 기능이 제공된다. 순번 호출 디지털화를 통해 접수된 환자의 순서를 자동으로 관리하며, 대기 순서를 디지털 화면에 실시간으로 표시하여 환자들이 자신의 순서를 쉽게 확인할 수 있다.

지능형 호출 기능은 환자의 상태나 긴급도를 고려해 우선순위에 따라 호출을 조정할 수 있어 더 효율적인 관리가 가능하다. 이를 통해 특별한 도움이 필요한 환자에게 신속한 서비스를 제공할 수 있다. 또한, 대기 시간 알림 기능을 통해 환자에게 SMS나 알림 앱을 활용해 순번 정보와 예상 대기 시간을 알린다. 환자들은 대기 중에도 상황을 실시간으로 확인할 수 있어 불필요한 불안을 줄일 수 있다.

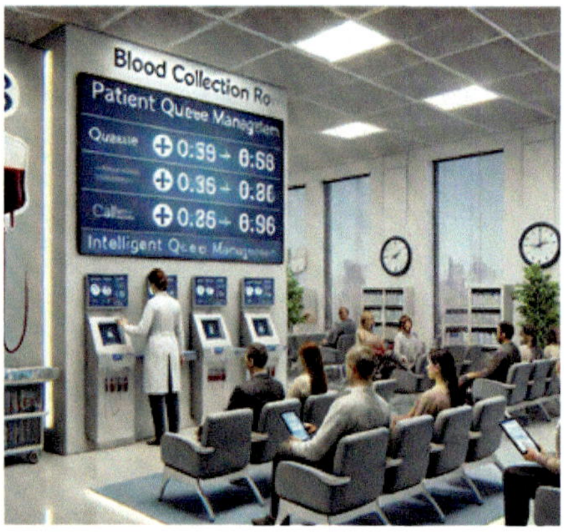

그림 3-16

이 시스템의 도입으로 채혈실의 혼잡이 완화되고, 환자의 대기 시간이 감소하며, 환자와 직원 모두의 스트레스가 줄어드는 긍정적인 효과를 기대할 수 있다.

(4) 스마트 응급실

스마트 응급실은 최첨단 기술과 자동화 시스템을 활용해 응급 의료 절차를 보다 효율적이고 체계적으로 관리하기 위한 환경을 조성하는 것을 목표로 한다.

① 무선 웨어러블 센서를 활용한 생체 신호 측정 및 EMR 자동 기록

무선 웨어러블 센서는 환자에게 부착되어 실시간으로 심박수, 혈압, 산소포화도 등 주요 생체 신호를 측정한다. 이러한 데이터를 전자의무기록(EMR)과 자동으로 연동하여 의료진이 실시간으로 정보를 확인할 수 있다.

- **실시간 모니터링:** 의료진은 환자의 상태를 지속적으로 추적할 수 있어 긴급 상황에서 신속하게 대응할 수 있다.
- **오류 감소:** 자동화된 데이터 기록으로 수작업 과정에서 발생할 수 있는 입력 오류를 줄인다.
- **효율성 향상:** 데이터 입력에 소요되는 시간을 절약하여 의료진이 환자 치료에 더 집중할 수 있다.
- **조기 경고 시스템:** 환자의 상태가 악화될 가능성을 조기에 감지하고 적절한 조치를 취할 수 있도록 지원한다.

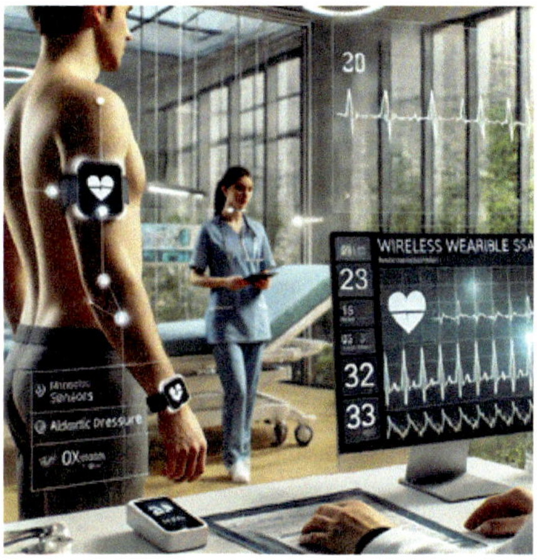

그림 3-17

이 시스템은 환자 안전성을 높이고 의료 서비스의 질을 향상시키는 데 크게 기여한다.

(5) 상급병원-병원 간 환자 의뢰-회송 강화 연계 시스템

대학병원(상급병원)은 환자의 의뢰 및 회송 절차를 체계적으로 관리하고, 지역 의료기관과의 협력을 강화하기 위해 연계 시스템을 운영한다. 이 시스템은 환자의 치료 연속성을 보장하고 의료 자원의 효율적 활용을 도모하며, 환자 중심의 의료 서비스를 제공하는 데 중점을 둔다. 또한, 상급병원과 지역 의료기관 간의 역할을 명확히 분담하여 중증 환자는 상급병원에서, 경증 환자는 지역 병·의원에서 적절히 치료받을 수 있도록 최적화된 의료 환경을 구축한다. 이를 통해 환자 치료의 질을 높이고, 의료 서비스 전달 체계를 개선하는 데 기여하고 있다.

① 환자 의뢰 시스템(Referral System)

대학병원(상급병원)은 환자의 의뢰 및 회송 절차를 디지털화하고 간소화하여 지역 의료기관과의 협력을 더욱 강화하고 있다.

ㄱ. 지역 병원의 의뢰 간소화

지역 병원에서 진단이나 치료가 어려운 환자를 대학병원으로 의뢰하는 과정을 디지털화하여, 의뢰 절차를 신속하고 효율적으로 처리할 수 있도록 한다.

ㄴ. 데이터 공유 및 협력 강화

의뢰 병원은 환자의 진단 기록, 검사 결과, 영상 자료 등을 연계 시스템에 업로드하여, 대학병원 의료진이 이를 실시간으로 검토하고 신속한 판단을 내릴 수 있도록 지원한다. 이러한 정보 공유는 양 병원 간의 협력을 강화하고 환자 맞춤형 진료 계획을 수립하는 데 도움을 준다.

ㄷ. 적합한 진료 배정

대학병원은 환자의 의뢰 목적에 따라(예: 추가 진단, 전문 의료진의 상담, 고도화된 치료 등) 적합한 의료진을 배정하고, 환자 상황에 맞는 진료 스케줄을 신속히 조정한다. 이를 통해 환자가 필요한 의료 서비스를 적시에 받을 수 있도록 최적의 의료 환경을 제공한다.

이러한 시스템은 환자 치료의 연속성을 보장하며, 상급병원과 지역 병원 간의 역할 분담을 효율적으로 조율하여 의료 서비스의 질을 높이는 데 기여한다.

② 환자 회송 시스템(Discharge and Follow-Up System)

치료가 완료되었거나 중증 관리를 마친 후 지역 병원에서 지속적인 관리가 가능한 환자는 회송될 수 있다. 이때 치료 경과, 처방 내용, 재활 계획 등 상세한 정보가 지역 병원과 공유되며, 환자는 지역 병원에서도 상급병원 의료진과 협력해 지속적인 치료를 받을 수 있다. 또한, 의뢰 및 회송 환자의 정보는 실시간으로 업데이트될 수 있어 환자의 상태 변화, 치료 진행 상황, 검사 결과 등을 상급병원과 지역 병원이 동시에 확인할 수 있다. 영상 자료와 진료 기록은 디지털 클라우드를 통해 공유되며, 이를 통해 효율성을 높일 수 있다.

③ 운영 목표

환자 중심의 의료 서비스는 환자의 이동과 대기 시간을 최소화함으로써 진료 과정에서의 불편을 줄이고, 환자에게 적합한 의료 자원을 효율적으로 활용할 수 있도록 설계된다. 이를 통해 환자들은 보다 신속하고 편리하게 의료 서비스를 제공받을 수 있다.

병원 간 역할 분담은 의료 체계의 효율성을 높이는 핵심 요소로, 대형 병원은 고난도 중증 환자 치료에 집중하고, 지역 병원은 만성 질환 관리와 재활 치료를 전담함으로써 각 병원이 전문성을 최대한 발휘할 수 있다. 이를 통해 환자는 상황에 맞는 적절한 치료를 받을 수 있으며, 의료 자원의 낭비를 방지할 수 있다.

의료 서비스의 질 향상을 위해 지역 병원의 의료 역량을 강화하는 것도 중요하다. 이를 통해 지역 병원은 환자의 지속적인 관리를 보다 효과적으로 수행할 수 있으며, 대형 병원과의 협력을 통해 환자 치료의 연속성을 확보할 수 있다. 이러한 협력은 환자가 의료 서비스를 끊김 없이 받을 수 있는 환경을 조성한다.

마지막으로, 의료 서비스의 디지털화는 업무 절차를 간소화하고 자원 낭비를 최소화하는 데 기여한다. 전산화된 시스템을 통해 진료 기록, 검사 결과, 영상 자료 등을 효율적으로 관리하고 병원 간 정보 공유를 원활하게 함으로써 의료 서비스의 품질과 효율성을 동시에 향상시킬 수 있다.

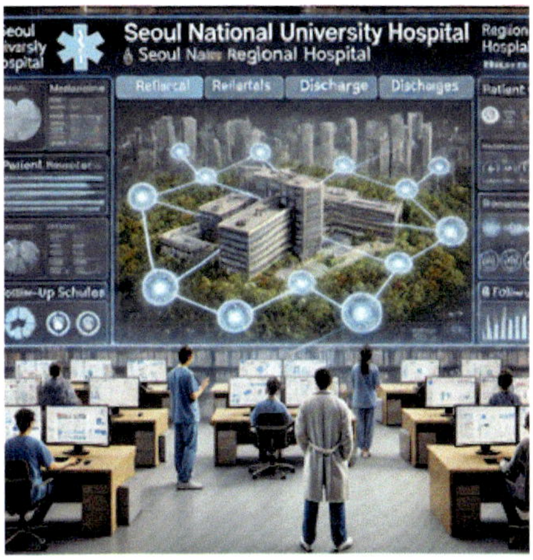

그림 3-18

2) 환자 안전 강화

(1) 낙상 및 욕창 AI 고위험군 분류 및 조기 발견 시스템

병동 내 환자의 낙상과 욕창 발생을 방지하고 환자 안전을 강화하기 위해 AI 기술과 지능형 어안렌즈 카메라를 활용한 혁신적인 시스템을 제공한다. 이 솔루션은 환자의 행동과 자세를 실시간으로 모니터링하고 분석하여 고위험 환자를 신속하게 파악할 수 있도록 지원하며, 의료진에게는 효율적인 업무 환경을, 환자에게는 안전하고 안심할 수 있는 치료 환경을 제공한다.

① 지능형 어안렌즈 카메라 설치

병동 내에 설치된 어안렌즈 카메라는 환자의 침상과 주변 환경을 한눈에 모니터링할 수 있는 광범위한 감시 기능을 제공한다. 단일 카메라로 넓은 범위를 볼 수 있어 설치 장비의 효율성을 극대화한다. 또한, 실시간으로 영상 데이터를 수집하여 환자의 행동, 자세 변화, 이동 등을 지속적으로 기록함으로써 환자 상태를 체계적으로 모니터링할 수 있다.

② AI 기반 행동 및 자세 분석

기계학습 기술을 활용해 수집된 영상을 AI가 분석하여 환자의 행동 패턴과 자세를 학습한다. 이를 통해 정상적인 움직임과 낙상이나 불안정한 자세와 같은 비정상적인 움직임을 효과적으로 구분할 수 있다. 그리고 AI는 환자의 상태를 실시간으로 평가해 낙상이나 욕창 발생 가능성이 높은 환자를 고위험군으로 분류한다. 또한, 침대 가장자리에 앉거나 균형을 잃는 행동과 같은 낙상 위험 행동을 사전에 감지하고, 이를 의료진에게 즉시 알림으로써 사고를 예방할 수 있다.

③ 욕창 발생 위험 예측

자세 변화를 모니터링하여 장시간 동일한 자세로 누워 있는 환자를 감지하고 욕창 발생 위험을 평가한다. AI는 정해진 간격으로 자세 변경이 필요한 환자를 식별해 의료진에게 알림으로써 적절한 조치를 취할 수 있도록 지원한다. 또한, 피부 압박 분포와 지속 시간을 분석하여 욕창 발생 가능성을 조기에 파악하고 예방 조치를 강화할 수 있다.

④ 환자 대응 간호 업무 지원

고위험군 환자나 이상 행동이 감지되면 간호 스테이션으로 즉각적인 알림이 전송되어 의료진이 신속하게 대응할 수 있도록 지원한다. 이를 통해 낙상이나 욕창 발생을 효과적으로 예방할 수 있다. 또한, AI 시스템이 위험 상태를 자동으로 감지하고 알림을 제공함으로써 의료진이 일일이 환자를 확인할 필요가 없어진다. 이는 환자 모니터링에 소요되는 시간과 노력을 크게 줄여 의료진의 업무 부담을 경감시킨다.

⑤ 기대 효과

환자 안전을 강화하여 낙상과 욕창 발생률을 줄이고, 환자 상해를 예방한다. 실시간 모니터링과 조기 대응을 통해 사고를 사전에 차단함으로써 안전한 치료 환경을 제공한다.

AI 시스템은 환자 상태를 지속적으로 분석해 간호사의 반복적인 업무를 줄이고, 핵심 간호에 집중할 수 있도록 돕는다. 또한, 환자 상태 변화를 신속히 파악해 대응 시간을 단축하며 의료진의 업무 효율성을 높인다.

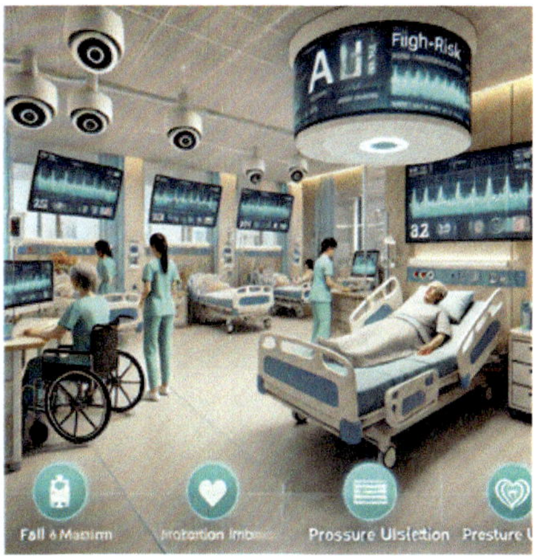

그림 3-19

낙상과 욕창 발생률 감소는 추가 치료 비용과 입원 기간 단축으로 이어져 의료 비용 절감에 기여한다. 동시에 효율적인 병상 관리로 병원의 운영 효율성도 향상된다.

예방 중심의 시스템은 환자와 보호자에게 신뢰감을 심어주며, 안전하고 쾌적한 병동 환경을 통해 환자의 전반적인 경험을 개선한다.

(2) 스마트 낙상 예방 통합관리 시스템(RTLS 기반)

스마트 낙상 예방 통합관리 시스템은 실시간 위치추적 시스템(Real Time Location Systems, RTLS) 기술과 낙상 위험 평가 도구를 결합해 환자의 낙상 사고를 예방하고 위험 환자를 효율적으로 관리하기 위해 설계된 혁신적인 솔루션이다. 이 시스템은 병동 내 실시간 데이터를 활용해 낙상 위험군을 사전에 식별하고, 홀로 배회하는 환자를 효과적으로 관리함으로써 의료진의 업무 부담을 경감하는 데 중점을 둔다.

① 낙상 위험 평가 및 실시간 감지

낙상 위험 평가 도구를 활용하여 환자의 나이, 병력, 신체 상태, 현재 복용 중인 약물 등을 종합적으로 분석해 낙상 위험도를 평가한다. 위험도가 높은 환자는 고위험군으로 분류되며, 이 정보는 RTLS 시스템과 연동된다.

RTLS 기술을 이용해 환자의 실시간 위치와 움직임 데이터를 분석하며, 비정상적인 행동(예: 침대에서 일어나는 움직임, 불안정한 자세 등)을 감지한다. 이러한 이상 행동이 발견되면 의료진에게 즉각적으로 알림이 전송된다.

② 낙상 위험 환자의 홀로 배회 방지

RTLS 태그를 기반으로 환자의 위치를 실시간으로 추적하여 병동 내 안전 관리를 강화한다. 고위험군 환자가 지정된 안전 구역을 벗어나거나 홀로 배회할 경우, 시스템이 의료진에게 즉각 경고 알림을 보낸다.

환자별 맞춤형 안전 구역을 설정할 수 있으며, 환자가 안전 구역을 이탈하면 시스템이 경고를 표시하고 간호사를 호출한다. 또한, 환자가 침대에서 일어나거나 비정상적인 행동을 보일 경우, RTLS를 통해 의료진에게 알림을 전송한다. 환자 침대 주변에 위험 감지 센서를 추가 설치하여 침대에서 낙상할 가능성을 조기에 감지하고 예방할 수 있다.

③ 시스템의 효과

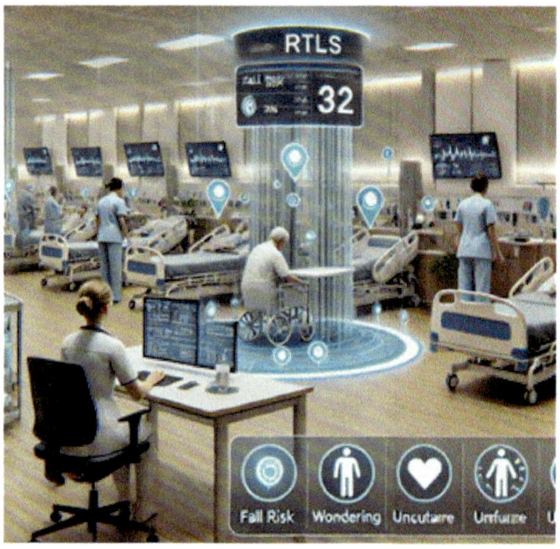

그림 3-20

실시간으로 환자의 위치와 행동을 모니터링하여 낙상 사고를 사전에 예방하고 선제적으로 조치할 수 있다. 낙상 위험 평가와 RTLS 데이터를 연동해 환자의 상태를 지속적으로 업데이트하며, 환자 안전을 강화한다.

의료진은 고위험군 환자를 중심으로 모니터링하며 신속히 대응해 관리 효율성을 높일 수 있다. 또한, 위험 행동에 대한 즉각적인 알림을 통해 간호사의 물리적 이동과 시간을 절약할 수 있다.

치매 환자나 의사소통이 어려운 환자의 배회 행동을 사전에 방지하고, 위험 구역으로 이동하거나 병동을 벗어나려는 경우 즉각적인 대응이 가능하다.

RTLS 시스템이 환자의 상태를 실시간으로 모니터링하므로 간호사가 일일이 환자 행동을 확인해야 하는 부담이 줄어든다. 이를 통해 의료진이 중요한 돌봄에 집중할 수 있는 환경을 조성한다.

(3) 스마트 욕창 예방 통합 중재 시스템

스마트 욕창 예방 통합 중재 시스템은 욕창 발생 위험을 사전에 평가하고, 예방과 관리를 위한 중재 활동을 체계적으로 수행하도록 설계된 시스템이다. 초기 평가에서 재평가, 예방 교육, 직접 중재 활동에 이르는 모든 과정을 디지털화하고 자동화하여 환자 안전을 강화하고 간호 효율성을 극대화한다.

① 욕창 위험도 초기 평가 및 재평가

초기 평가 도구를 활용해 입원 시 환자의 피부 상태, 이동 능력, 나이, 병력, 영양 상태 등을 종합적으로 평가하여 욕창 위험도를 산출한다. 브래든 척도(Braden Scale)와 같은 표준화된 평가 도구를 사용하여 신뢰성을 높인다.

환자의 상태 변화(예: 움직임 능력, 체중 감소 등)를 반영하여 정기적으로 욕창 위험도를 재평가한다. 시스템은 자동으로 재평가 알림을 설정해 간호사가 평가 시점을 놓치지 않도록 지원한다.

② 욕창 예방을 위한 교육활동 수행

교육자료를 활용해 환자와 보호자에게 욕창 예방에 필요한 정보(예: 체위 변경, 피부 관리, 영양 섭취 등)를 디지털 콘텐츠로 제공한다. 모바일 앱이나 태블릿을 통해 교육자료를 쉽게 전달할 수 있어 접근성을 높인다.

의료진을 대상으로 최신 욕창 예방 지침과 관리 방법에 대한 정기적인 교육을 실시하며, 사례 기반 학습과 실시간 피드백을 통해 의료진의 역량을 강화한다.

욕창 예방을 위한 직접적인 중재 활동도 포함된다. 환자의 자세 유지 시간을 추적하고 일정 간격으로 체위 변경이 필요함을 알림으로써 간호사가 이를 수행하고 기록을 시스템에 업데이트할 수 있도록 돕는다.

환자의 피부 상태를 지속적으로 모니터링하기 위해 피부 압력 분포를 실시간으로 측정하는 센서를 활용하며, 위험 부위에는 예방적 패드나 드레싱 적용 가이드를 제공한다. 또한, 영양 상태가 욕창 예방에 중요한 요소임을 고려해 환자의 영양 섭취 상태를 기록하고, 보완이 필요한 경우 영양사와 연계해 적절한 조치를 취할 수 있도록 지원한다.

습기와 마찰 관리를 위해 침대와 피부 상태를 분석해 적절한 매트리스와 시트를 제공하며, 필요 시 피부 보호제 활용을 알림으로써 환자 안전과 편안함을 보장한다.

③ 기대 효과

욕창 발생률을 줄이기 위해 초기 평가, 정기적인 재평가, 실시간 모니터링을 통해 예방 가능성을 극대화한다. 환자의 상태에 맞춘 맞춤형 예방 활동을 통해 효율적인 관리를 실현한다.

환자와 보호자가 욕창 예방 활동에 적극적으로 참여할 수 있도록 지원하며, 예방 활동에 대한 이해도를 높여 환자 경험을 개선한다.

디지털화된 알림 시스템과 자동화된 평가 도구를 활용해 간호사의 반복적인 업무를 줄이고, 중요한 중재 활동에 집중할 수 있는 환경을 제공한다.

욕창 발생률 감소를 통해 추가 치료 비용과 입원 기간을 줄이며, 예방 중심의 관리로 의료 자원을 최적화하여 의료비 절감에 기여한다.

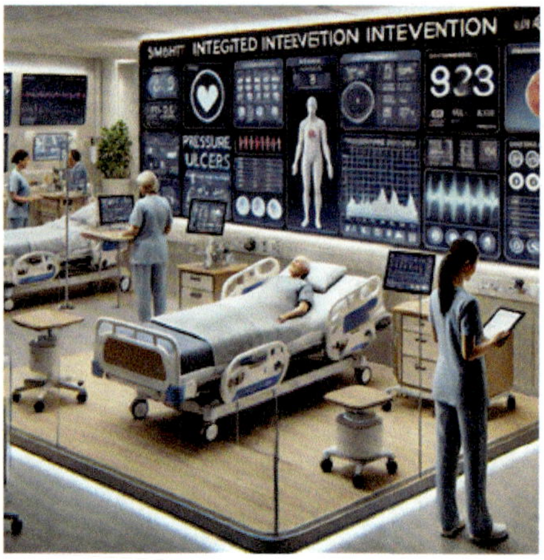

그림 3-21

(4) AI 스피커 응급 호출 시스템

AI 스피커 응급 호출 시스템은 병실 내 환자가 응급 상황에서 특정 단어를 말하면 AI 스피커가 이를 즉시 인식하여 간호 스테이션에 알림을 전송하는 혁신적인 의료 지원 시스템이다. 이 시스템은 환자가 스스로 도움을 요청하기 어려운 상황에서도 빠르고 효율적인 응급 대응을 가능하게 하며, 환자 안전을 강화하고 의료진의 신속한 대처를 지원한다.

① AI 스피커의 음성 인식 기술

병실에 설치된 AI 스피커는 자연어 처리(NLP) 기술을 활용해 환자가 말하는 특정 단어(예: “도와줘”, “살려줘”)를 실시간으로 감지한다. 음성 인식 모델은 다양한 억양, 톤, 음량 등을 고려해 높은 정확도로 응급 단어를 식별할 수 있다. 또한, 잘못된 호출을 줄이기 위해 컨텍스트 분석과 반복 확인 기능이 추가되어 정확성을 더욱 강화한다.

② 응급 알림 전송

AI 스피커가 특정 단어를 인식하면 즉시 병원 내 간호 스테이션으로 응급 상황을 알린다. 알림은 화면, 소리 또는 간호사 전용 디지털 장치(스마트폰이나 태블릿 등)를 통해 전달된다. 환자의 위치와 응급 호출 시간 등 상세 정보가 함께 제공되어 신속하고 효율적인 대응이 가능하다.

③ 환자 상태 모니터링 연동

AI 스피커는 병실 내 모니터링 시스템과 연동되어 환자의 심박수, 혈압 등 건강 데이터와 응급 호출 정보를 통합적으로 분석한다. 응급 상황이 확인되면 자동으로 의료진에게 최우선 경고를 전송하여 신속한 대응을 지원한다.

④ 다양한 상황 대응 기능

환자가 의식이 있는 경우 직접 음성으로 호출할 수 있다. 반면, 환자가 의식이 없거나 소리를 낼 수 없는 경우에는 스피커와 연결된 센서가 움직임이나 비정상적인 상태를 감지하여 알림을 전송한다.

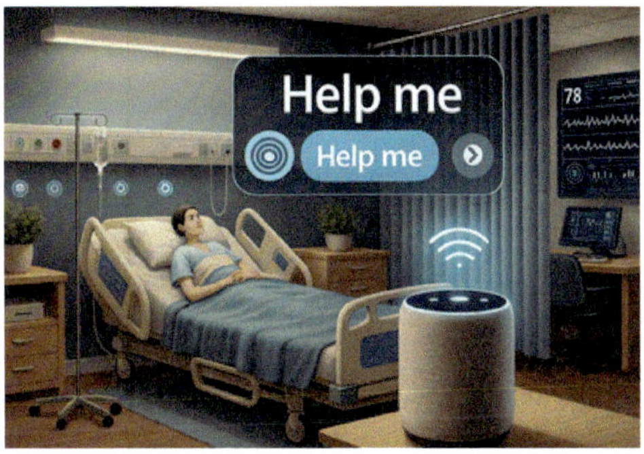

그림 3-22

(5) 심부전 탐지 AI 모듈

심부전 탐지 AI 모듈은 환자의 심전도(EKG/ECG)를 AI 기술로 분석하여 심부전의 징후를 조기에 발견하고, 투약으로 인한 합병증을 예방하는 혁신적인 시스템이다. 이 모듈은 환자의 심혈관 건강을 지속적으로 모니터링하며, 의사에게 신뢰성 높은 진단 보조 도구를 제공해 보다 효과적인 치료와 관리를 가능하게 한다.

① 심전도(EKG/ECG) 분석

AI 기반 심전도 데이터 처리 기술을 활용해 환자의 심전도 데이터를 실시간으로 분석하여 심부전 발생 가능성을 평가한다. 비정상적인 리듬(부정맥), 심박수 패턴, 전기적 이상 등 심부전의 주요 지표를 AI가 자동으로 탐지한다. 초기 단계의 심부전을 감지하여 환자와 의료진에게 조기에 경고를 전달함으로써 신속한 대응을 가능하게 한다. 이를 통해 심부전으로 인한 폐부종, 신부전 등 합병증을 효과적으로 예방할 수 있다.

② 투약 위험 요인 검출

AI를 활용하여 특정 약물이나 치료로 인해 심부전이 악화될 가능성을 평가하고, 환자의 기존 약물 내역과 건강 상태를 연계하여 위험 요인을 사전에 탐지한다. 의료진이 약물을 처방할 때 심부전 위험도를 경고함으로써 적합한 약물을 선택할 수 있도록 지원하여 환자의 안전을 강화한다.

③ 질환 조기 진단

정밀 분석 모델은 심부전 초기 단계에서 나타나는 미세한 신호까지 탐지할 수 있는 고도화된 AI 알고리즘을 적용한다. 이 기술은 환자의 심전도 데이터를 세밀하게 분석하여 일반적으로 놓치기 쉬운 초기 경고 신호를 식별하며, 이를 통해 심부전을 조기에 발견하고 예방 조치를 취할 수 있도록 지원한다. AI 알고리즘은 데이터의 정확도와 신뢰성을 높여 의료진이 보다 효과적인 치료 결정을 내릴 수 있도록 돕는다.

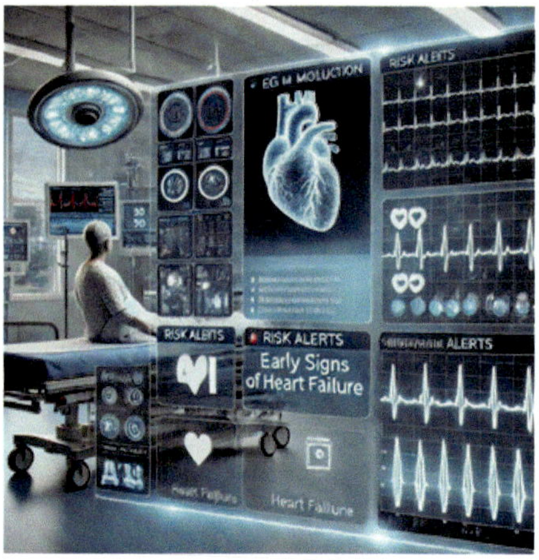

그림 3-23

(6) 처방 오류 탐지 AI 모듈

처방 오류 탐지 AI 모듈은 과거 처방 데이터와 환자의 약물 부작용 정보를 AI 기술로 분석하여 처방 오류와 약물로 인한 의료 사고를 예방하는 시스템이다. 이 모듈은 환자와 의료진에게 약물 안전성을 보장하며, 효율적이고 안전한 의료 관리를 지원한다.

① 처방 오류 감지 및 알림

AI는 환자의 과거 처방 내역과 현재 처방을 비교하여 약물 종류, 용량, 복용 주기 등의 차이점을 분석한다. 비정상적인 처방이 발견되면 병원의 모바일 전자의무기록(mEMR) 또는 모바일 전자간호기록(mENR) 시스템에 즉시 알림을 전송한다. 이를 통해 의료진은 알림을 확인하고 처방을 재검토하여 오류를 수정할 수 있다. 또한, AI는 최신 치료 지침과 표준 프로토콜에 따라 처방의 적합성을 자동으로 점검하며, 부적합한 처방을 사전에 차단하여 환자의 안전성을 확보한다.

② 환자 약물 부작용 데이터 통합

환자가 약물 복용 후 경험한 부작용을 환자용 앱에 입력하면, 시스템이 이를 데이터베이스에 저장하고 분석한다. 병원의 기존 기록과 다른 의료기관에서 수집된 약물 부작용 정보를 통합 관리한다. 이를 통해 환자의 약물 과민반응(예: 알레르기, 부작용 등) 이력을 확인하고 처방된 약물과 교차 점검하여 안전성을 강화한다.

③ 약물 위험 요인 모니터링

처방된 약물이 환자에게 부작용을 일으킬 가능성을 AI가 자동으로 분석하며, 특정 약물이 위험 요인을 포함할 경우 의료진에게 경고 알림을 제공한다. 또한, 환자가 복용 중인 약물 간의 상호작용 위험성을 평가하여 복합 처방 시 발생할 수 있는 문제를 사전에 방지한다.

(7) 약포지 바코드 시스템

약포지 바코드 시스템은 병동으로 전달되는 약 봉투에 바코드를 부착하고, 이를 환자의 팔목 밴드 바코드와 의료진의 앱과 연동하여 정확한 투약을 지원하는 시스템이다. 이 시스템은 약물 투여 오류를 예방하고 의료진의 업무 효율성을 높이며, 환자 안전성을 강화하는 데 중점을 둔다.

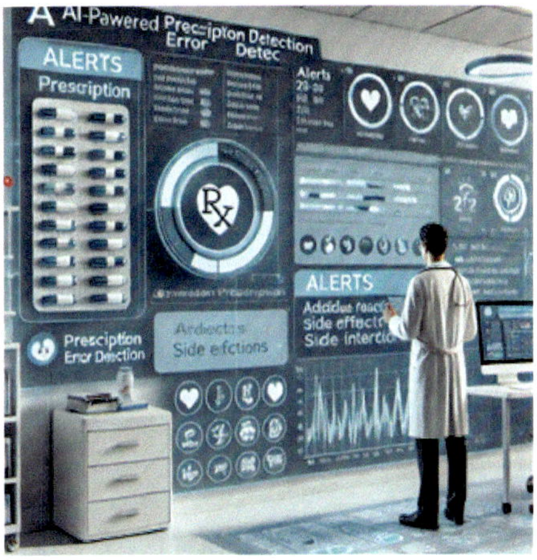

그림 3-24

① 약 봉투 바코드 출력 및 부착

약국에서 환자별 약물을 포장할 때, 약 봉투에 고유 바코드를 출력하여 부착한다. 바코드에는 환자 정보, 약물 이름, 용량, 투여 시간 등이 암호화되어 포함된다. 약 봉투 바코드는 병원의 전자의무기록(EMR) 시스템과 연동되어 약물 투여 기록을 디지털화함으로써 관리 효율성을 높인다.

② 환자 팔목 밴드 바코드와 매칭

투약 전에 의료진은 환자의 팔목 밴드 바코드를 스캔하여 환자 정보를 확인한다. 이후 약 봉투의 바코드를 스캔하여 환자 팔목 밴드 바코드와 매칭한다. 두 바코드가 일치할 경우에만 투약이 가능하도록 설계되어 투약 과정의 정확성과 안전성을 보장한다.

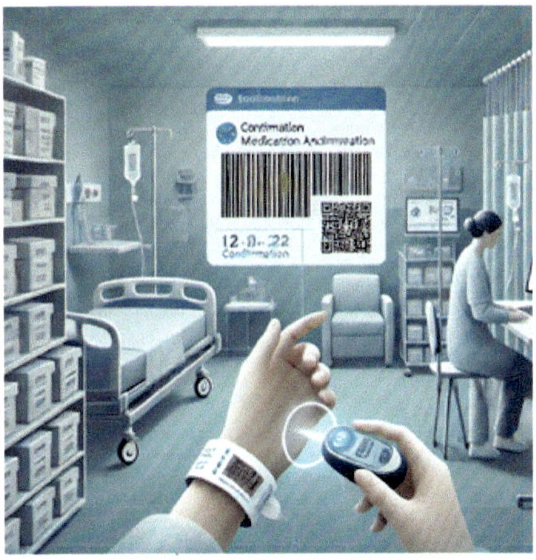

그림 3-25

③ 의료진 앱과 연동

의료진은 전용 앱을 통해 환자와 약물 정보를 확인하고 투약 여부를 최종 승인한다. 매칭 과정에서 약물이 맞지 않거나 투약 시간이 잘못된 경우, 앱에서 경고 알림을 제공하여 오류를 방지한다. 투약이 완료되면 의료진 앱에서 해당 기록이 실시간으로 업데이트되며, 이를 통해 환자의 투약 기록을 정확하게 관리할 수 있다.

(8) 인퓨전 펌프 정보 연동 시스템

인퓨전 펌프 정보 연동 시스템은 지속 투약이 필요한 주사제의 투약 과정을 자동화하고 정확성을 높이기 위해 설계된 첨단 솔루션이다. 이 시스템은 환자의 특성(예: 몸무게, 나이 등)을 기반으로 최적의 투약 속도와 펌프 설정을 자동으로 제안하여, 의료진의 업무를 지원하고 안전하고 효율적인 약물 투여를 보장한다.

① 대상 약물 및 믹스 방법 입력

의료진은 전용 앱을 통해 대상 약물과 투약 방법(혼합 방식 등)을 입력하며, 입력된 데이터는 병원의 전자의무기록(EMR) 시스템과 연동되어 저장된다. 약물의 농도, 투여 속도 범위, 최대 용량 등의 정보를 자동으로 확인하여 투약 과정에서 발생할 수 있는 오류 가능성을 최소화한다.

② 환자 특성 기반 투약 속도 연동

환자의 몸무게, 연령, 신체 상태(예: 신장 및 간 기능) 등 데이터를 분석하여 AI 기반 알고리즘이 최적의 약물 주입 속도를 자동으로 계산한다. 계산된 투약 속도는 의료진용 앱과 인퓨전 펌프에 자동으로 제안되며, 의료진은 제안된 속도를 확인하고 필요에 따라 수정할 수 있다.

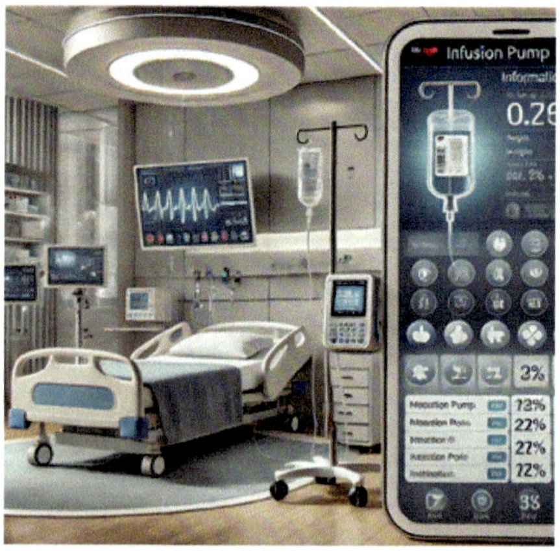

그림 3-26

③ 인퓨전 펌프 설정 자동화

제안된 주입 속도와 약물 정보가 인퓨전 펌프에 자동으로 전송되어 의료진의 수동 입력 필요성을 줄이고 설정 오류를 방지한다. 투약 중에는 펌프의 상태와 주입 속도를 실시간으로 모니터링하며, 과다 주입이나 속도 변경 등 이상 상황이 발생하면 즉시 경고 알림을 제공하여 신속한 대응을 가능하게 한다.

⑼ 신속대응시스템(Rapid Response System, RRS)

일반 병실 입원 환자 중 급성 악화 위험이 있는 환자를 조기에 발견하여 신속한 치료와 관리를 지원한다.

① 위험 징후 감지

환자의 임상 관찰 기록 중 호흡 횟수, 산소포화도, 체온, 수축기 및 이완기 혈압, 맥박, 의식 여부 등 핵심 7가지 수치를 지속적으로 모니터링한다. 병원마다 위험 수치에 대한 판단 기준이 다를 수 있으므로 병원별로 맞춤화된 임계값을 설정할 수 있다. AI 알고리즘을 활용하여 환자 데이터를 분석하며, 비정상적인 변화가 감지되면 의료진에게 즉시 경고를 전송해 신속한 대응을 지원한다.

② 조기 대응

위험 수치가 감지되면 즉시 신속대응팀(Rapid Response Team)에 알림이 전송된다. 신속대응팀은 환자 상태를 즉각 평가하며, 필요에 따라 환자를 병동에서 중환자실로 전환하여 적절한 처치를 신속히 진행한다.

③ 실시간 모니터링 및 알림

환자의 데이터는 병동 대시보드와 의료진 앱에 실시간으로 표시된다. 비정상적인 패턴이나 악화 징후가 발견되면 알림이 발송되어 의료진이 신속하게 대응할 수 있다.

④ 효과

환자의 상태 악화를 사전에 방지하여 생존율을 높이고, 의료진의 의사결정을 지원해 치료 효율성을 향상시킨다. 또한, 긴급 상황 발생 시 대응 시간을 단축함으로써 의료 사고를 효과적으로 예방한다.

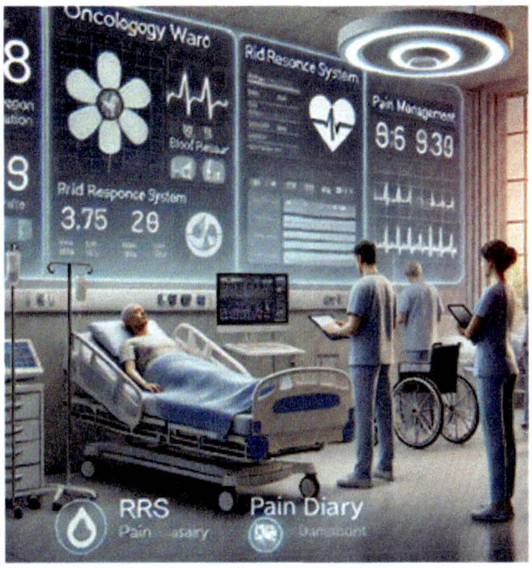

그림 3-27

⑽ 복약 알림 및 모니터링 시스템

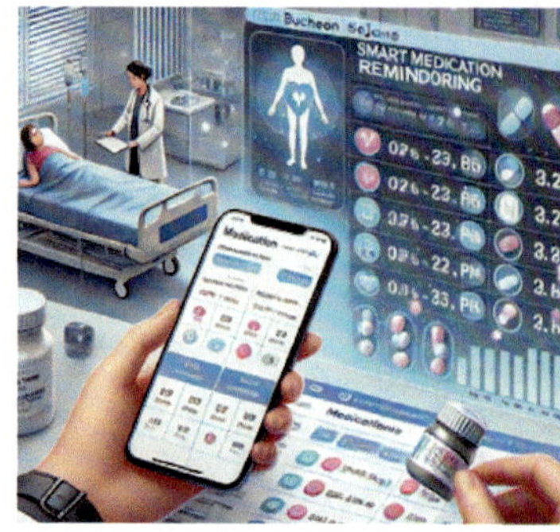

그림 3-28

복약 알림 및 모니터링 시스템은 환자의 처방 내용과 연동되어 정확한 약물 복용을 지원하고, 복약 상태를 체계적으로 관리 및 모니터링할 수 있는 환자 중심의 디지털 솔루션이다. 이 시스템은 약물 복용 실수를 방지하고, 환자와 의료진 간의 소통을 강화함으로써 치료 효과를 극대화한다.

① 환자용 앱 연동

병원에서 처방한 약물 정보가 환자용 모바일 앱과 자동으로 연동되어 약물 이름, 복용량, 투약 주기, 금기 사항 등 상세 정보가 제공된다. 환자는 앱에서 약물 정보와 복약 일정을 직관적으로 확인할 수 있도록 구성된 사용자 친화적인 인터페이스를 통해 복약 관리의 편의성을 높일 수 있다.

② 복약 알림

환자에게 약물 복용 시간이 되면 팝업 알림을 통해 약물 이름, 복용 방법(예: 식전/식후), 복용량 등의 정보를 안내한다. 만약 환자가 복약 알림을 놓치거나 무시한 경우, 일정 시간 간격으로 알림이 반복되어 중요한 약물이 누락되지 않도록 지원한다.

③ 복약 관리 및 기록

환자가 약물을 복용한 후 복약 완료 버튼을 눌러 복약 기록을 저장하면, 해당 기록은 병원의 전산 시스템과 연동되어 의료진이 실시간으로 확인할 수 있다. 만약 정해진 시간 내에 복약 기록이 없을 경우, 앱에서 환자에게 추가 알림을 전송하며, 복약 누락이 지속되면 의료진에게 경고 메시지를 발송하여 빠른 대응이 가능하도록 지원한다.

④ 복약 모니터링 및 데이터 분석

의료진은 환자의 복약 기록을 실시간으로 확인하며, 복약 상태를 바탕으로 약물 처방을 조정할 수 있다. 또한, 앱은 환자의 복약 데이터를 분석해 복약 순응도와 약물 효과를 평가하며, 이를 통해 치료의 효율성을 높인다. 환자가 약물 복용 후 부작용이나 불편감을 앱에 입력하면, 의료진이 이를 즉시 확인하고 적절히 대처할 수 있도록 지원한다.

3) 간호 업무 자동화

(1) 언택트 간호케어 시스템

언택트 간호케어 시스템은 코로나19 또는 감염 의심 증상이 있는 환자들을 위한 응급실 음압격리 병상에서 비대면 간호를 제공하도록 설계된 시스템이다. 이 시스템은 환자의 생체신호(Vital Sign)를 실시간으로 모니터링하며, 의료진과 환자의 접촉을 최소화하여 감염 위험을 효과적으로 줄이는 데 중점을 둔다.

① 비대면 생체신호 수집

환자 감시 장치(Patient Monitor)와 비접촉 체온계를 활용해 환자의 주요 생체신호(혈압, 심박수, 산소포화도, 체온 등)를 비대면 방식으로 실시간으로 수집한다. 비접촉 체온계를 통해 감염 위험을 줄이는 동시에, 환자 감시 장치를 사용해 환자의 상태를 지속적으로 추적할 수 있다.

② 중앙 모니터링(Central Monitor) 시스템

수집된 생체신호는 중앙 모니터(Central Monitor)로 전송되어 의료진이 실시간으로 환자 상태를 한눈에 확인할 수 있다. 음압격리 병상에 있는 모든 환자의 생체신호를 통합하여 모니터링할 수 있어, 의료진이 효율적으로 다중 환자를 관리할 수 있다.

③ 전자의무기록(EMR) 연동

환자의 생체신호 데이터는 병원의 의료정보 서버에 저장되며, 전자의무기록(EMR)과 연동된다. 의료진은 PC와 모바일 기기를 통해 언제 어디서나 환자 데이터를 확인할 수 있으며, 이를 기반으로 환자의 상태 변화를 실시간으로 분석해 적절한 처치를 신속히 제공할 수 있다.

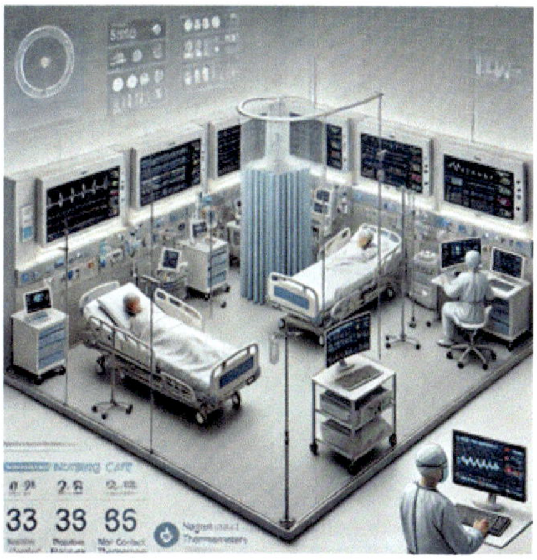

그림 3-29

④ 비대면 상태 관리 및 감염 위험 감소

비대면으로 생체신호를 수집하고 모니터링함으로써 의료진과 환자 간의 접촉 횟수를 줄이고, 감염 의심 환자와의 접촉을 최소화하여 의료진의 감염 위험을 효과적으로 감소시킨다. 이를 통해 의료진과 환자 모두에게 안전한 환경을 유지할 수 있다.

(2) 입원간호 업무 자동화 시스템

입원간호 업무 자동화 시스템은 생체정보 측정 자동 기록, 스마트 수액 모니터링, 스마트 저울을 활용한 배출량 기록 등을 통해 간호 업무의 효율성을 높이고 환자 안전을 강화하는 디지털 솔루션이다. 이 시스템은 의료진의 업무 부담을 줄이는 동시에 데이터의 정확성을 향상시키고 실시간 관리가 가능하도록 지원한다.

① 생체정보 측정값 자동 전산 연동 시스템

환자의 혈압과 체온을 측정한 후 PDA로 환자 정보를 확인하면 측정값이 병원의 전자의무기록(EMR)에 자동으로 저장된다. 이를 통해 수기 입력으로 인한 오류를 제거하고, 실시간으로 기록되어 의료진 간에 데이터를 공유할 수 있다. 이 시스템은 의료진이 데이터 입력에 소요되는 시간을 줄여 환자 상태를 빠르게 모니터링할 수 있도록 지원하며, 업무 효율성을 크게 향상시킨다.

② 스마트 수액 모니터링 시스템

수액 세트를 모니터링 기기와 연결한 뒤 PDA와 연동하여 수액 처방과 일치하는지 확인한다. 수액의 주입 속도를 실시간으로 측정해 PC 모니터로 전송하며, 설정된 속도 제한을 벗어날 경우 경고 알림을 전송해 즉각적인 조치를 가능하게 한다. 또한, 수액 주입 속도를 지속적으로 감시하여 환자의 안전을 보장한다.

③ 스마트 저울을 활용한 배출량 기록 자동화

환자의 체액, 대변, 소변 등의 배출물을 스마트 저울로 측정한 뒤 바코드 스캔을 통해 데이터를 전산화한다. 측정된 배출량은 EMR 시스템에 자동으로 기록되어 환자의 상태를 정밀하게 모니터링할 수 있다. 이 과정은 수기 기록의 번거로움을 줄이고 데이터 누락 및 오류를 방지함으로써 효율성과 정확성을 크게 향상시킨다.

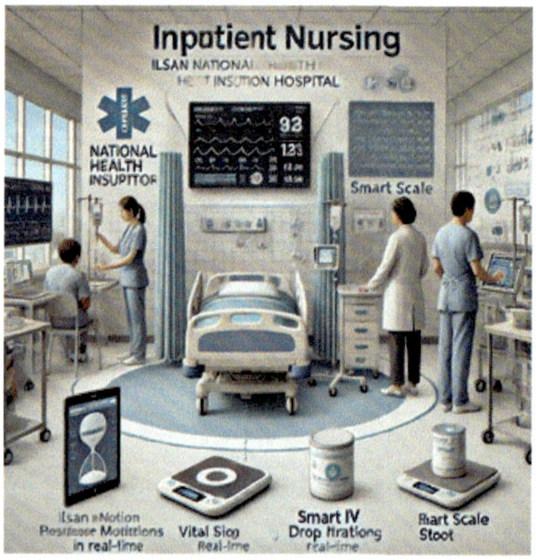

그림 3-30

(3) 냉장고 온도 자동 모니터링 시스템

냉장고 온도 자동 모니터링 시스템은 센서를 통해 냉장고 내부의 온도를 실시간으로 측정하고, 이상 온도가 감지되면 즉시 알람을 발송하여 신속한 대응이 가능하도록 설계된 시스템이다. 이 시스템은 검체, 약품, 시약 등의 적정 보관 환경을 유지함으로써 의료 품질과 안전성을 강화하는 데 중점을 둔다.

① 냉장고 온도 실시간 모니터링

냉장고 내부에 고정밀 온도 센서를 설치해 내부 온도를 실시간으로 측정하고, 측정된 온도 데이터를 병원 서버 또는 클라우드 시스템으로 지속적으로 전송한다. 보관 품목인 검체, 약품, 시약 등에 따라 적정 온도 범위를 설정해 관리함으로써 보관 환경의 안정성을 유지한다.

② 이상 온도 감지 및 알림

온도가 설정된 범위를 벗어나면 즉시 이상 감지 신호가 발생하며, 예를 들어 냉장고 온도가 2~8℃ 범위를 벗어나는 경우 이를 감지한다. 이상 온도가 감지되면 병원의 PC 모니터링 시스템에 알람이 표시되고 경고음을 통해 의료진에게 신속히 상황을 전달한다. 필요 시 SMS나 모바일 앱을 통해서도 알림을 전송하여 즉각적인 대응이 가능하도록 지원한다.

③ 데이터 기록 및 분석

측정된 온도 데이터는 병원 데이터베이스에 저장되어 장기적인 분석과 품질 관리가 가능하며, 일정 기간 동안의 온도 기록을 분석해 온도 변동 이력을 보고서 형태로 제공한다. 이 보고서는 품질 관리와 감사 목적으로 활용될 수 있다.

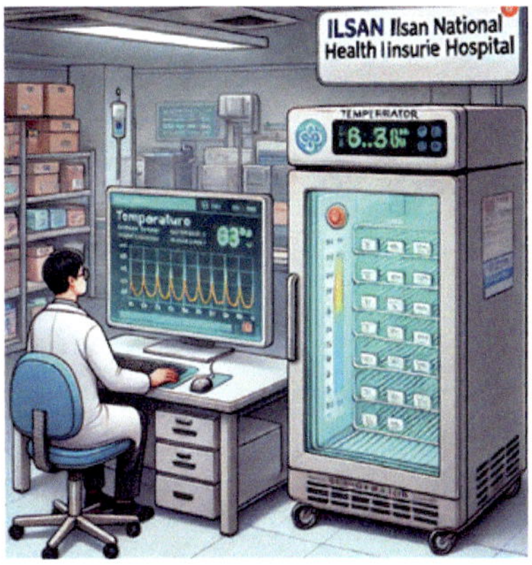

그림 3-31

(4) 스마트 자산관리 시스템(병동)

스마트 자산관리 시스템은 병동 내 자산을 실시간으로 추적하고 분석하여 의료 자산의 효율적인 운영과 의료진의 업무 부담 경감을 목표로 설계된 시스템이다. 이 시스템은 자산 활용도를 극대화하며 병원 내 운영 효율성을 향상시키는 데 기여한다.

① 실시간 자산 추적 시스템

병동 내 의료 자산(기기, 장비 등)에 RFID, 블루투스, Wi-Fi 기반 위치 추적 센서를 부착하여 자산의 위치와 사용 상태(대기, 사용 중, 정비 필요)를 실시간으로 모니터링할 수 있다. 또한, 자산의 사용 빈도를 분석해 비효율적으로 사용되는 자산을 재배치하거나 최적의 운영 방안을 제안하여 불필요한 자산 구매를 줄이고 기존 자산의 활용도를 극대화한다.

② 환자 및 직원 위치 신호 연동

병원 내 엘리베이터 운영을 최적화하기 위해 환자와 의료진의 위치 데이터를 활용하여 엘리베이터 대기 시간을 줄이고 병동 간 이동을 효율적으로 관리한다. 예를 들어, 응급 환자의 이동 경로를 우선 배정하거나 병동 간 기기 이동을 자동으로 조정한다. 또한, 환자의 위치를 추적해 필요한 자산(휠체어, 스트레처 등)을 적시에 제공하며, 환자가 병원 내에서 길을 헤매지 않도록 위치 기반 안내를 지원한다.

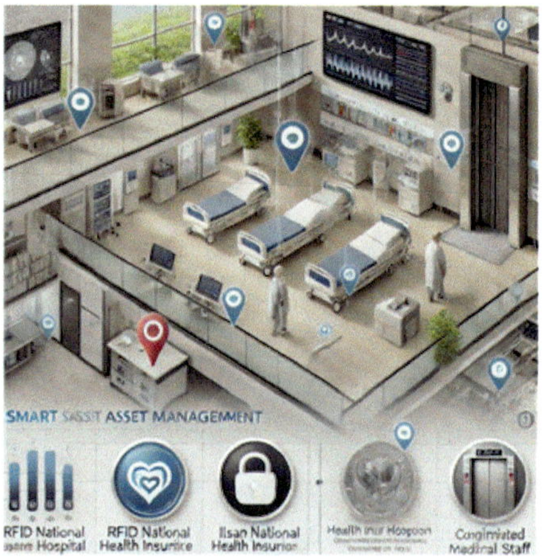

그림 3-32

③ 자산 상태 자동 알림

정비가 필요한 기기를 자동으로 감지해 정비 알림을 담당 부서에 전송하며, 의료진에게 자산 상태 정보를 제공해 사용 가능한 기기를 빠르게 찾을 수 있도록 지원한다. 이를 통해 의료진이 환자 돌봄에 더욱 집중할 수 있도록 돕는다.

(5) 구두 처방 인증 모듈

구두로 전달되는 처방 과정에서 발생할 수 있는 오류를 방지하기 위해 구두처방 인증 모듈을 도입했다. 이 모듈은 의료진 간 처방 내용을 상호 확인하며, 모바일 전자의무기록(mEMR)과 연동되어 오류를 최소화하는 데 중점을 둔다.

① 구두처방 상호 확인 기능

의사가 구두로 처방 내용을 전달하면 해당 처방이 모바일 전자의무기록(mEMR)에 자동으로 기록되며, 간호사 또는 약사가 시스템에서 처방 내용을 확인한 뒤 의료진 간 상호 확인 과정을 거쳐 처방이 최종 확정된다.

처방 입력 시, AI 알고리즘이 약물 용량, 투여 경로, 금기 사항 등을 자동으로 검증하며, 의심스러운 처방에 대해 즉시 알림을 제공해 의료진이 재확인할 수 있도록 지원한다.

② 전자 서명 및 인증

처방을 수행하는 의료진과 이를 확인하는 의료진이 각각 전자 서명을 통해 인증하여 처방 오류를 방지하고 책임 소재를 명확히 한다.

③ 환자 안전을 위한 이중 보호 장치

구두처방 내용이 EMR에 기록된 후, 환자의 약물 이력과 대조하여 약물 상호작용이나 알레르기 가능성을 점검하며, 모든 처방 데이터는 시스템에 저장되어 투명성과 추적 가능성을 확보한다.

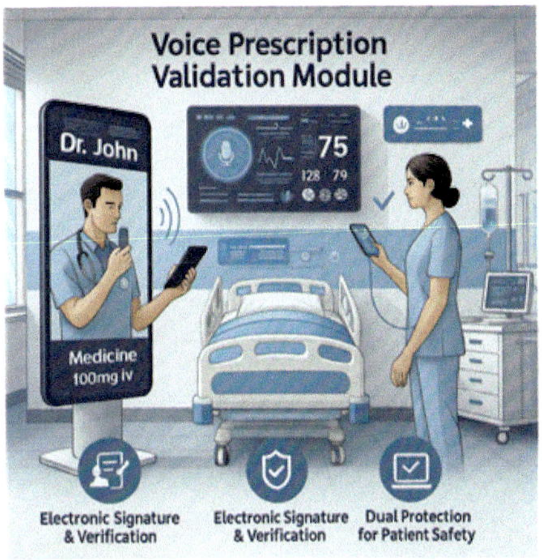

그림 3-33

④ 모바일 접근성

의사와 간호사는 모바일 기기를 사용해 언제 어디서나 처방 내용을 확인하고 인증할 수 있다.

(6) 환자 교육 실감형 VR/AR

환자 교육의 효율성과 이해도를 높이기 위해 가상현실(VR)과 증강현실(AR) 기술을 활용한 실감형 교육을 도입했다. 이는 문서나 구두로 이해하기 어려운 교육 내용을 보다 생생하고 직관적으로 전달하기 위한 새로운 방식이다.

① 문서로 이해하기 어려운 교육

수술 후 폐활량계 사용법에 대해 환자는 VR 환경에서 폐활량계 사용 과정을 직접 체험할 수 있다. 이를 통해 올바른 사용법을 반복 학습하며 실수를 줄이고 회복 속도를 높일 수 있다. 또한, 특수 의료기기 사용법은 AR 기술을 활용하여 복잡한 의료기기 사용 과정을 환자 눈앞에 시각적으로 안내한다.

② 기존 반복 교육의 실감형 전환

입원생활 안내에서는 입원 전후의 병원 생활을 VR로 사전에 체험할 수 있다. 병실 이용 방법, 병원 규정 등을 가상 투어 형식으로 학습할 수 있다. 또한, 수술 과정 안내에서는 수술 전 과정(마취, 수술실 환경, 회복 단계 등)을 VR로 체험하며 불안감을 완화할 수 있다. 이 과정은 보호자를 대상으로 한 교육에서도 활용 가능하다.

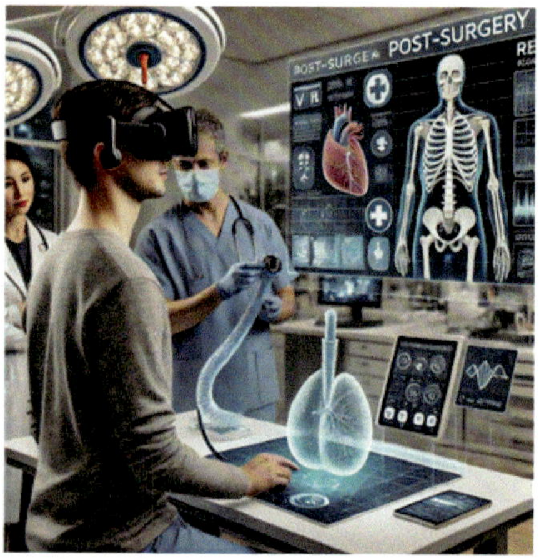

그림 3-34

③ 질환 관리 및 재활 교육

환자의 질환 특성에 맞춘 맞춤형 AR 시뮬레이션을 제공한다. 예를 들어, 재활 운동 방법이나 당뇨 관리 등 일상에서 실천해야 할 행동을 시각적으로 제공한다.

(7) 자율주행 방역로봇

5G 인프라 기반 자율주행 방역 로봇을 도입하여 병원 내 선제적인 방역 작업을 수행하고 있다. 이 방역 로봇은 실시간 위치추적 시스템(Real Time Location Systems, RTLS) 데이터, AI 안면인식 기술, UV 방역 기술 등을 활용하여 감염 예방과 위생 관리를 혁신적으로 개선한다.

① RTLS 데이터 기반 밀집 구역 방역

밀집 구역 이동은 RTLS 데이터를 분석하여 병원 내 밀집도가 높은 구역을 실시간으로 파악하고, 이를 바탕으로 방역 로봇이 해당 구역으로 자동으로 이동한다. 이 과정에서 로봇은 주변 환경을 고려하여 사람들과의 충돌을 피하고 효율적으로 이동할 수 있다. 이동 중에는 방문자에게 음성 안내와 디지털 디스플레이를 통해 사회적 거리두기 메시지를 제공하여, 사람들이 거리두기를 지킬 수 있도록 돕는다. 이를 통해 병원 내 감염 예방과 안전한 환경 유지를 지원한다.

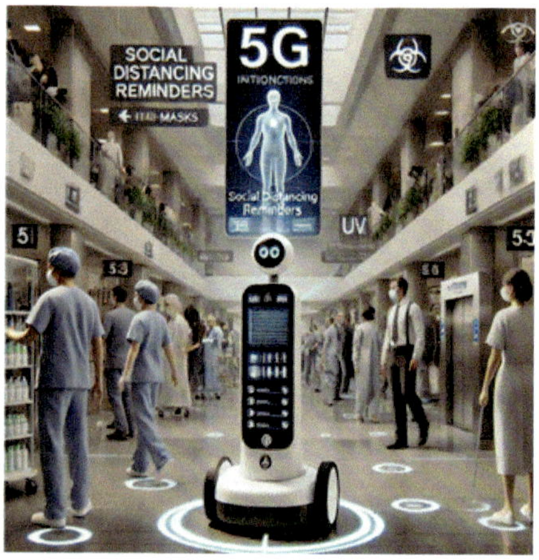

그림 3-35

② AI 안면인식 기술

AI 안면인식 기술을 활용하여 마스크 착용 여부를 실시간으로 감지한다. 만약 마스크를 착용하지 않은 경우, 시스템은 자동으로 음성 안내와 경고 메시지를 표시하여 착용을 유도한다. 이 과정은 병원 내 감염 예방을 강화하고, 모든 방문자가 마스크를 올바르게 착용하도록 돕는다.

③ 방역 및 위생 관리

로봇은 이동 중 손소독제를 자동으로 분사하여 방문자의 위생을 지원한다. 또한, 로봇은 방문자의 체온을 비접촉식으로 측정하고, 체온이 이상 범위에 있을 경우 자동으로 알림을 전송한다. 이를 통해 병원 내 위생과 감염 예방을 강화하고, 방문자의 건강 상태를 실시간으로 모니터링할 수 있다.

④ 야간 UV 방역

야간 시간대에 로봇은 고효율 UV 방역 시스템을 활용하여 엘리베이터 버튼, 무인수납기, 키오스크, 원무 창구 등 물리적 접촉이 많은 공간을 자동으로 소독한다. UV 방역은 세균과 바이러스를 효과적으로 제거하여 해당 공간을 위생적으로 관리하고, 병원 내 감염 예방을 강화하는 데 중요한 역할을 한다.

(8) RTLS 의료기기 위치 추적 시스템

RTLS 기술을 활용하여 투약 안전 관리를 위한 스마트 기기의 위치를 실시간으로 추적하는 시스템을 운영하고 있다. 이 시스템은 스마트 기기의 정확한 위치를 신속하게 확인하고 관리할 수 있어, 의료진이 필요한 기기를 빠르게 찾을 수 있도록 돕는다. 이를 통해 의료진의 업무 부담을 줄이고, 기기 관리의 효율성을 높여 병원 운영의 전반적인 효율성을 강화한다. 시스템은 실시간 위치 추적을 통해 기기 배치 및 사용 현황을 정확히 파악할 수 있게 하여, 병원 내 자원 관리의 최적화를 이끈다.

① 실시간 의료기기 위치 추적

RTLS 기반 추적 시스템을 통해 투약 및 진단에 사용되는 스마트 기기의 위치를 실시간으로 모니터링할 수 있다. 이 시스템은 병원 내 모든 구역에서 기기의 현재 위치를 정확하게 파악할 수 있어, 의료진이 기기의 위치를 신속하게 확인하고 필요한 시간에 사용할 수 있도록 돕는다.

또한, 병동, 진료실, 수술실 등 병원 내 각 구역에서 기기의 정확한 위치 정보를 제공하여, 기기 관리의 효율성을 높이고 병원 운영에 있어 자원 낭비를 줄인다.

② 업무 효율성 향상

의료진은 필요한 기기를 신속하게 찾아 사용할 수 있어, 검색에 드는 시간을 크게 줄일 수 있다. 이를 통해 업무 효율성이 증대되고, 환자에게 더 빠르고 정확한 서비스를 제공할 수 있다. 또한, 스마트 기기의 이동 기록을 자동으로 저장하는 시스템을 통해 기기의 사용 이력을 효율적으로 관리하고, 필요 시 이러한 데이터를 분석하여 기기 관리 및 운영 최적화에 활용할 수 있다.

③ 투약 안전 관리 강화

투약과 관련된 기기(스마트 주사기, 약품 스캐너 등)를 체계적으로 관리하여, 각 기기가 올바르게 사용되고 투약 절차가 준수될 수 있도록 지원한다. 이를 통해 의료진은 기기의 사용 현황을 정확히 파악하고, 관리 효율성을 높일 수 있다. 또한, 기기가 지정된 구역을 벗어나면 실시간 알림을 통해 의료진에게 즉시 안내되며, 이를 통해 기기 관리의 강화를 도모하고, 병원 내 자원의 효율적 운영을 지원한다.

④ 의료기기 활용도 분석

RTLS 데이터를 활용하여 의료기기의 사용 빈도와 이동 경로를 분석함으로써 기기의 효율적인 배치를 가능하게 한다. 이를 통해 의료기기의 사용 패턴을 파악하고, 필요에 따라 배치를 최적화하여 병원 내 자원 관리를 개선할 수 있다. 또한, 스마트 기기의 위치 추적 기능은 기기의 분실 또는 도난을 방지하는 데 효과적이며, 기기가 지정된 구역을 벗어날 경우 즉시 알림을 제공하여 자산 관리의 안전성을 높인다.

⑤ 업무 부담 감소

의료진이 직접 기기를 찾거나 확인하는 반복 작업을 최소화함으로써 관리가 자동화된다. 이로 인해 의료진은 기기의 위치를 실시간으로 파악하고, 필요한 기기를 신속하게 확보할 수 있어 업무의 효율성이 크게 향상된다. 또한, 투약 및 진단 과정에서 필요한 기기를 빠르게 확보함으로써 진료 시간을 단축시키고, 환자에게 더 빠르고 정확한 서비스를 제공할 수 있게 된다.

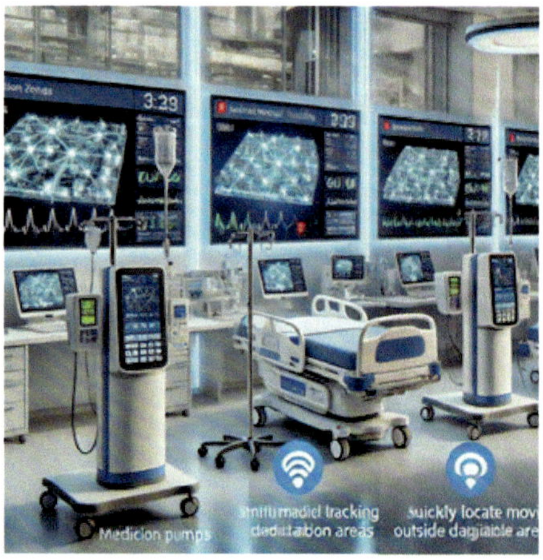

그림 3-36

(9) 특수구역 전자출입명부 시스템

RTLS 기반 전자출입명부 시스템을 도입하여 수술실, 분만실, 중환자실 등 출입 관리가 필요한 특수 구역의 출입자를 체계적으로 관리하고 있다. 이 시스템은 각 구역에 출입하는 사람들의 위치를 실시간으로 추적하고, 출입 기록을 디지털화하여 「의료법」 제36조를 준수한다. 이를 통해 의료기관 내 출입 관리의 보안과 효율성을 동시에 확보하며, 환자와 의료진의 안전을 강화하는 데 중요한 역할을 한다.

① RTLS 기반 전자출입명부

RTLS를 활용하여 출입자의 위치와 출입 시간을 실시간으로 자동 기록한다. 특수 구역에 접근한 의료진, 환자, 보호자의 출입 기록은 전자 명부에 저장되어 체계적으로 관리된다. 또한, 출입구에 설치된 디지털 장치는 비콘(Beacon; Bluetooth 통신 기술을 이용하여 신호를 송신하는 장치) 또는 RFID 태그를 이용하여 비접촉 인증 방식을 적용한다. 이 비접촉 인증은 위생과 편의성을 동시에 강화하며, 출입 관리의 효율성을 높인다.

② 의료법 준수와 보안 강화

특수 구역의 출입 관리는 「의료법」 제36조를 철저히 준수하여 이루어진다. 출입 기록은 안전하게 보존되며, 환자 정보와 구역 내 보안 요구 사항을 충족한다. 또한, 출입 권한 관리는 의료진, 환자, 보호자의 출입 권한을 사전에 설정하여 허가된 인원만 특정 구역에 접근할 수 있도록 한다. 이를 통해 보안과 개인정보 보호를 강화하고, 병원 내 출입 관리의 효율성을 높인다.

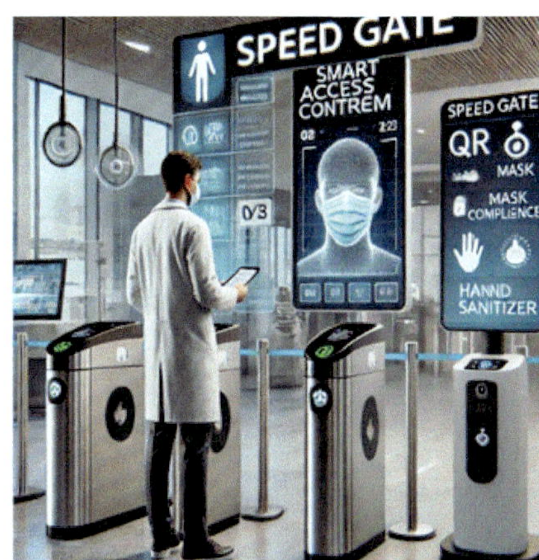

그림 3-37

(10) 스마트 무균 병동 모니터링 시스템

스마트 무균 병동 모니터링 시스템을 구축하여 환자의 안전과 의료진의 업무 효율성을 크게 향상시키고 있다. 이 시스템은 비대면 회진 시스템을 통해 의료진이 환자와 접촉 없이 효율적으로 회진을 진행할 수 있도록 지원하며, 자동 출입기록 관리 시스템을 통해 병동 내 출입자를 체계적으로 관리한다. 이를 통해 무균 병동의 위생과 감염 관리를 강화하고, 병동 내 모든 활동을 디지털화하여 실시간으로 모니터링하고 개선할 수 있다.

① 비대면 회진 시스템

환자는 스마트 기기를 통해 자신의 통증 데이터를 입력하고, 수집된 데이터는 대시보드에 실시간으로 표시된다. 의료진은 대시보드를 통해 환자의 통증 데이터를 모니터링하면서 즉각적인 대응이 가능하다. 이를 바탕으로 환자의 상태에 맞춤형 치료 계획을 수립할 수 있다. 또한, 의료진은 비대면 회진 시스템을 활용하여 환자와 물리적 접촉 없이 비대면으로 상태를 확인하고 상담을 진행한다. 이를 통해 환자와 의료진 모두의 안전을 지키면서 효율적인 치료를 제공할 수 있다.

② 자동 출입기록 관리 시스템

비콘 스캐너를 활용하여 출입 구역을 설정하고 출입자를 자동으로 기록 관리한다. 또한, 근거리 무선통신(Near Field Communication, NFC) 기술을 통해 의료진과 방문자의 출입 권한을 실시간으로 확인하여, 허가된 인원만 해당 구역에 접근할 수 있도록 한다. AI 기반 카메라는 출입자를 감지하고, 해당 출입 기록과 함께 사진을 저장한다. 이 출입 기록은 무균병동의 감염 관리와 보안을 위해 중앙 시스템에 안전하게 저장되어, 실시간 모니터링과 관리가 가능하다.

③ 데이터 통합 및 관리

중앙 대시보드는 환자 상태, 통증 데이터, 출입 기록 등의 데이터를 통합 관리하며, 이를 통해 의료진은 실시간으로 모든 정보를 모니터링할 수 있다. 실시간 알림 기능을 통해 이상 상황이 발생하면 신속히 대처할 수 있으며, 환자의 상태 변화에 즉각적인 대응이 가능하다. 또한, 출입 기록과 환자 데이터를 기반으로 자동으로 주간 및 월간 보고서를 생성하여, 의료진과 관리자가 병동의 운영 상태를 쉽게 파악하고 필요한 조치를 취할 수 있다.

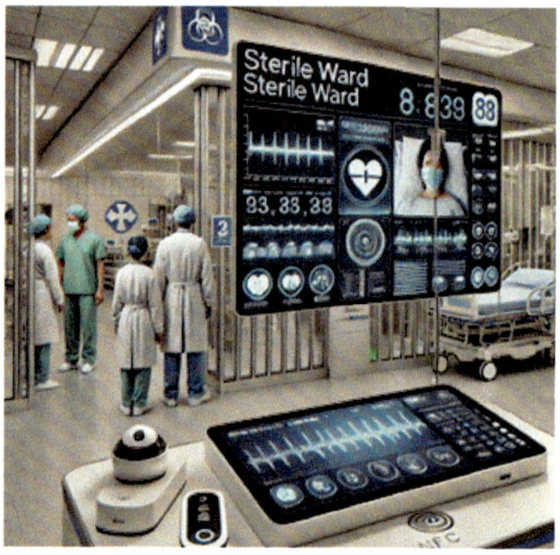

그림 3-38

⑾ 스마트 자산관리 시스템(외래)

위치 추적이 가능한 자율주행 로봇을 도입하여 약제부에서 외래 일반주사실 및 항암주사실로 의약품을 이송하는 스마트 자산관리 시스템을 운영하고 있다. 이 시스템은 병원 내 물류 프로세스를 자동화하여, 의약품의 이송을 보다 효율적으로 수행할 수 있다. 특히, 민감한 의약품의 안전한 운송을 보장하며, 이를 통해 의약품의 손상이나 분실을 방지한다. 또한, 로봇은 실시간 위치 추적 기능을 통해 물품의 이동 경로를 관리하고, 효율적인 자산 관리를 지원하여 병원 운영의 효율성을 극대화한다.

① 위치 추적 기반 로봇 시스템

로봇은 병원 내 지정된 경로를 따라 약제부에서 주사실로 의약품을 이송한다. GPS와 RTLS 기술을 활용하여 로봇의 위치를 실시간으로 확인할 수 있어, 이송 경로와 시간을 정확하게 모니터링할 수 있다. 또한, 로봇에 장착된 센서와 AI 기술은 병원 내 장애물을 인식하고, 이를 안전하게 회피할 수 있도록 설계되어 있어, 의약품의 이송 과정에서 발생할 수 있는 사고나 지연을 방지한다. 이를 통해 의약품 운송의 안전성과 효율성을 동시에 강화한다.

② 의약품 이송

고가 및 민감한 의약품인 항암제와 주사제를 안전하게 운송하기 위해 로봇은 온도 조절 기능이 있는 적재함을 사용하여 의약품의 품질을 유지한다. 이를 통해 의약품의 온도 변화나 손상을 방지하며, 안전하게 목적지에 이송할 수 있다. 또한, 로봇은 의료진과 환자 간의 직접 접촉 없이 의약품을 전달할 수 있어, 감염 위험을 최소화하고 병원 내 위생 관리에 기여한다.

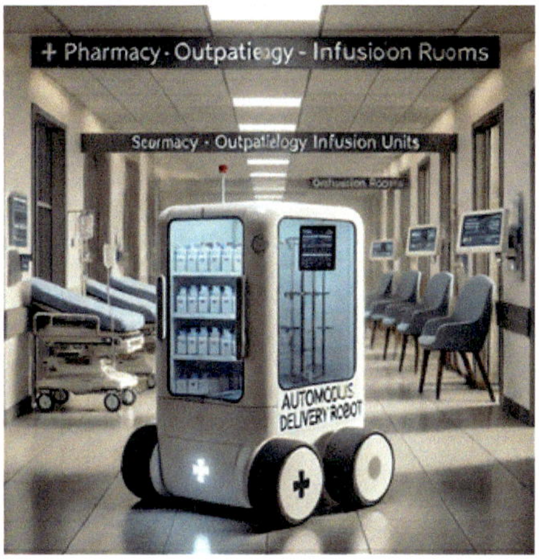

그림 3-39

③ 보안 및 인증

인증된 의료진만 접근할 수 있는 보안 적재함을 사용하여 의약품의 안전한 이송을 보장한다. 적재함은 비밀번호나 지정맥 인증(손가락의 정맥패턴을 추출하여 개인을 식별하는 기술)을 통해 열리며, 이를 통해 허가되지 않은 접근을 차단하고 보안을 강화한다. 또한, 이송 내역과 시간을 자동으로 병원정보시스템에 저장하여 모든 이송 기록을 디지털화하고, 이를 통해 의약품의 이동 경로와 상태를 실시간으로 추적할 수 있다. 이를 통해 의약품 관리의 정확성과 효율성을 높인다.

④ 효율적인 경로 설계

AI 기반 경로 설계를 통해 로봇은 최단 경로를 선택하여 이동함으로써 시간과 에너지를 절약한다. 또한, 다중 구역 배달 기능을 활용해 여러 주사실에 순차적으로 약품을 이송할 수 있어, 여러 구역 간의 약품 운송을 효율적으로 관리할 수 있다. 이를 통해 의료진의 업무 부담을 경감시키고, 반복적인 약품 이송 작업을 로봇이 대신 수행함으로써 업무 효율성을 높인다. 만약 약품 운송에 실패할 경우, 알림 기능을 통해 의료진은 즉시 대체 방안을 실행할 수 있어, 이송 과정에서 발생할 수 있는 문제에 신속하게 대응할 수 있다.

⑿ 스마트 의료폐기물 관리

RFID(Radio Frequency Identification) 기반 스마트 의료폐기물 관리 시스템을 도입하여 병원 내 의료폐기물의 배출과 관리를 체계적으로 모니터링하고 있다. 이 시스템은 의료폐기물의 발생부터 처분까지의 전 과정을 실시간으로 추적하여, 정확하고 투명한 관리가 가능하다. 이를 통해 병원 운영의 효율성을 높이고, 환경 지속 가능성을 고려한 운영이 강화된다. 또한, ESG[환경(Environment), 사회(Social), 지배구조(Governance)] 경영의 일환으로 의료폐기물 감축을 목표로 하며, 폐기물 관리의 투명성을 확보하여 병원의 사회적 책임을 다할 수 있게 한다.

① RFID 기반 의료폐기물 관리

의료폐기물 봉투에 RFID 태그를 부착하여 각 병동에서 발생한 폐기물의 배출량을 실시간으로 추적한다. 이 시스템은 각 병동의 배출 현황을 정확하게 파악할 수 있도록 도와주며, 폐기물 처리 과정의 효율성을 높인다. 또한, 의료폐기물의 보관 장소와 기간을 디지털로 기록하여 폐기물 처리 규정을 철저히 준수할 수 있도록 지원한다. 이를 통해 병원 내 폐기물 관리가 더욱 투명하고 체계적으로 이루어지며, 환경 보호와 규제 준수에 기여한다.

② 데이터 기반 폐기물 감축 활동

병동별 폐기물 배출 데이터를 분석하여 각 병동의 폐기물 배출 현황을 정확하게 파악하고, 이를 기반으로 폐기물 감축 목표를 설정한다. 이 과정에서 발생한 정량적 데이터를 통해 폐기물의 배출

패턴을 분석하고, 효율적인 감축 전략을 수립할 수 있다. 또한, 각 부서의 폐기물 배출량을 시각화하여, 부서별 감축 활동을 촉진하고 성과를 평가할 수 있게 한다. 이를 통해 각 부서의 감축 성과를 공유하고, 병원 전반적으로 환경 보호 활동을 강화할 수 있다.

③ 실시간 모니터링 및 알림

폐기물 보관 상태를 실시간으로 모니터링하여 보관 용량 초과나 보관 기간 초과와 같은 이상 상황이 발생하면 즉시 알림을 제공한다. 이를 통해 의료폐기물이 적절히 보관되고, 규정에 맞춰 처리될 수 있도록 관리할 수 있다. 또한, RFID 데이터를 기반으로 폐기물의 수거 및 처리를 자동으로 계획하여, 병원 내 폐기물 관리 프로세스를 효율적으로 자동화한다. 이 시스템은 폐기물 처리 시간을 단축시키고, 관리의 정확성을 높여 병원 운영의 효율성을 개선한다.

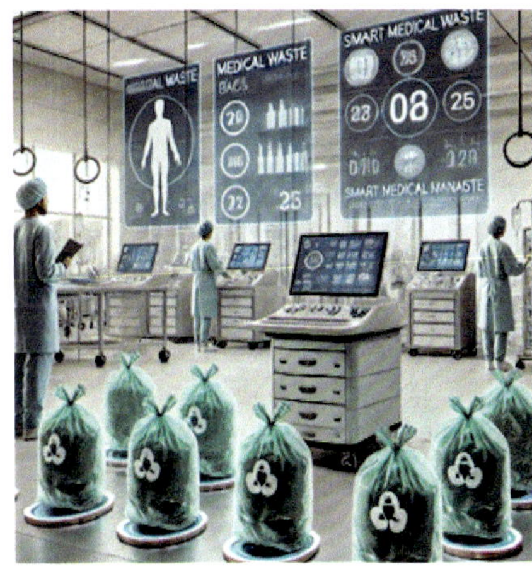

그림 3-40

④ 병원 운영의 ESG 기반 강화

의료폐기물의 안전한 관리와 감축을 통해 환경 보호에 기여하며, 병원은 사회적 책임을 실현하고 있다. 이러한 노력은 병원 운영에서 발생하는 환경적 영향을 최소화하고, 지속 가능한 미래를 위한 중요한 역할을 한다. 또한, ESG 기반 경영을 실현함으로써 데이터 투명성을 확보하고, 친환경 경영의 초석을 마련한다. 이를 통해 병원은 사회적 책임을 다하면서도, 경영 효율성을 높이고 지속 가능한 발전을 추구할 수 있다.

4) 간호 교육 현장에서의 스마트 병실 구축 사례

(1) 스마트 병실 구축의 교육적 필요성

스마트헬스케어 환경에 적합한 간호 인재를 양성하기 위해, 간호 교육 현장에서는 정보통신기술(ICT), 인공지능(AI), 사물인터넷(IoT) 등 첨단 기술을 통합한 스마트 병실 환경의 도입이 점차 확대되고 있다. 이는 미래 의료환경에 대한 이해를 증진시키고, 실무 적응 능력을 강화하는 교육 플랫폼으로 기능한다.

① 기술 융합형 간호역량 강화

스마트헬스케어 시대에 부합하는 실습 환경은 간호학생에게 기술 친화적 사고와 문제 해결 능력을 길러준다.

② 임상 적응력 향상

실제 병원과 유사한 시뮬레이션 환경은 임상 상황에 대한 대응 능력을 강화하고, 문제 해결 중심의 실습 경험을 제공한다.

③ 통합적 간호역량 배양

스마트 병실은 간호행위뿐만 아니라 환자 안전, 업무 효율성, 정보보호 등 다양한 요소를 고려한 통합적 교육을 가능하게 하며, 윤리적 판단과 환자 중심 사고를 동시에 훈련할 수 있는 기반을 마련한다.

(2) 스마트 병실의 주요 구성 요소 및 기능의 예

구성요소	기능
스마트 병상 시스템	e-paper 디스플레이와 자동화된 환자 상태 관리 시스템을 통해 생체 정보 및 간호 기록을 실시간으로 확인하고 조치할 수 있다.
가상 환자 시나리오	시뮬레이션 기반 모듈을 활용하여 다양한 임상 상황을 반복적으로 학습할 수 있는 환경을 제공한다.
자동화 실습 시스템	음성 인식 및 자동 피드백 기능이 통합된 실습 시스템으로, 실제 업무 수행과 유사한 경험을 제공한다.
낙상 감지 시스템	침상에 설치된 센서를 통해 환자의 움직임을 실시간으로 감지하고, 위험 상황 발생 시 즉각적으로 경고함으로써 환자 안전을 강화한다.
스마트 커튼 및 유리 시스템	음성 제어 및 조명 조절 기능을 통해 환자의 프라이버시를 보호하고, 스마트 환경을 구현한다.
IoT 기반 스마트 청진기	청진 데이터를 수집·분석하여 질병 판단 훈련 및 실습 결과에 대한 정량적 피드백을 제공한다.

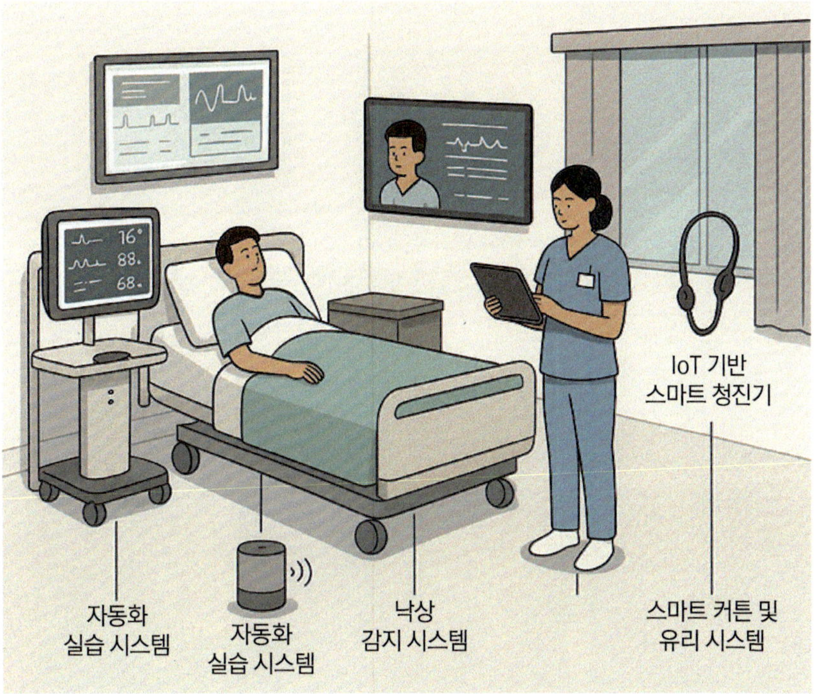

그림 3-41 Examples of Smart Ward Implementation

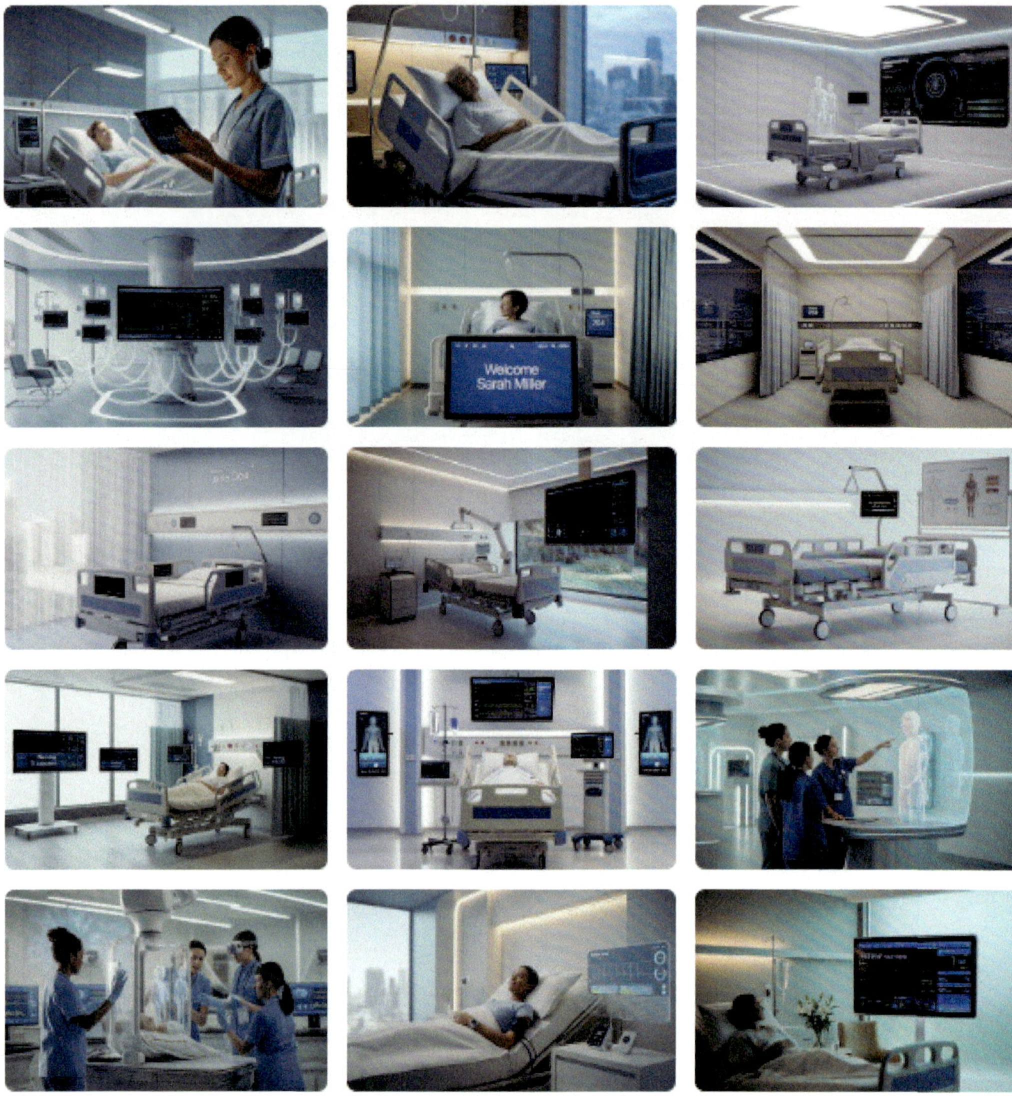

그림 3-42 스마트 병실

요약

1. 스마트헬스케어 기술과 간호 분야 활용

- 스마트헬스케어 기술은 의료 환경의 효율성을 높이고 정확성을 향상시키는 중요한 도구로 자리잡고 있다. 인공지능(AI), 사물인터넷(IoT), 빅데이터 기술이 간호 업무에 접목되며 의료 서비스의 질을 향상시키고 있다.

2. 주요 스마트헬스케어 기술 사례

- 안면인식 AI: 환자 인증 및 등록, 출입 통제, 의료진 인증, 환자 모니터링 등에 활용된다.
- 모바일 자동 수납 시스템: 비대면 결제, 실시간 알림, 전자 영수증 관리 기능을 제공해 환자와 병원의 편의성을 높인다.
- 지능형 채혈실 호출 시스템: 환자의 대기 순서를 최적화하고 실시간 알림 기능을 통해 대기 시간을 줄인다.
- 스마트 응급실: 무선 웨어러블 센서를 이용한 실시간 모니터링, 전자의무기록(EMR) 연동, 조기경고 시스템을 적용한다.

3. 환자 안전 강화 시스템

- 낙상 및 욕창 AI 모니터링: AI 기반 행동 분석 및 어안렌즈 카메라를 통해 환자의 낙상 및 욕창 위험을 실시간으로 감지하고 예방한다.
- RTLS 기반 스마트 낙상 예방 시스템: 실시간 위치 추적 시스템을 활용해 환자의 이동을 모니터링하고 낙상을 예방한다.
- 심부전 탐지 AI 모듈: 심전도를 분석하여 조기 진단하고, 투약 부작용을 예방한다.
- 처방 오류 탐지 AI 모듈: 과거 처방 기록과 AI 분석을 통해 의료사고를 예방한다.
- 약포지 바코드 시스템: 환자의 팔목 밴드 바코드와 약포지 바코드를 연동해 투약 오류를 방지한다.

4. 간호 업무 자동화

- 언택트 간호케어 시스템: 감염 예방을 위해 비대면 방식으로 환자의 생체신호를 모니터링하고 전자의무기록(EMR)과 연동한다.
- 스마트 자산관리 시스템: 의료기기의 실시간 위치 추적 및 관리 자동화를 통해 자원 운영의 효율성을 높인다.
- 냉장고 온도 자동 모니터링 시스템: 의료 시약, 혈액 등의 온도를 실시간 감지하여 품질을 유지한다.
- 스마트 의료폐기물 관리: RFID 기반 폐기물 추적 시스템을 도입하여 투명하고 효율적인 폐기물 관리를 수행한다.

5. 진료 및 간호의 디지털화 및 AI 적용 전망

스마트헬스케어 기술의 발전은 간호 업무의 효율성을 높이고 환자 안전을 강화하는 데 크게 기여하고 있다. 앞으로 AI와 IoT의 융합이 더욱 발전하면서 맞춤형 간호 서비스와 환자 중심의 의료 환경 구축이 가속화될 것으로 기대된다.

Reference

임영이, 스마트병원, 지역의료불균형 해소와 지속 가능한 의료시스템 구현을 위한 대한, KDI 연중기획(2023, 9월호)

보건복지 보건산업정책국 의료정보정책과. 디지털전환을 선도해 나가는 스마트병원, 2021 환자안전 혁신성과를 공유합니다. KDI (2022, 7월호).

한국간호과학회. (2022). 디지털헬스전환시대와 간호의 미래 전략. 한국간호과학회지, 58(2), 120-130.

[참고 사이트]

국민건강보험공단. https://www.nhis.or.kr/nhis/index.do

건강보험심사평가원. https://www.hira.or.kr/main.do

한국보건산업진흥원. https://www.khidi.or.kr/

https://www.irsglobal.com/

https://www.irsglobal.com/bbs/rwdboard/14521

https://blog.naver.com/ykku09/223946756496

https://en.wikipedia.org/wiki/Aidoc

https://www.Viz.ai

https://blog.naver.com/yozmakorea/223594604668

https://blog.naver.com/foreconomy/223075620815

https://www.sisaon.co.kr/news/articleView.html?idxno=161083

https://www.thefirstmedia.net/news/articleView.html?idxno=158659

https://www.4th.kr/news/articleView.html?idxno=2091798

https://www.pathai.com

https://www.theguru.co.kr/news/article.html?no=25677

https://www.ominext.com/kr/blog/top-5-best-ai-tools-for-medical-diagnosis

https://blog.naver.com/numerouno/222429798427

https://kidd.co.kr/news/197959

https://www.qure.ai/

https://blog.naver.com/goodmorning1967/223759356159

https://blog.naver.com/jjjangyan/223773841396

https://blog.naver.com/reolog/223914945883

https://www.tempus.com/

https://jhealthmedia.joins.com/news/articleView.html?idxno=20099

https://www.hallym.or.kr/hallymuniv_sub.asp?News_No=A001735&left_menu

https://sev.severance.healthcare/yi/news/press/report.do?articleNo=108927&mode

https://www.etoday.co.kr/news/view/2403964?utm_source=chatgpt.com

https://www.k-health.com/news/articleView.html?idxno=57208&utm_source=chatgpt.com

https://www.khan.co.kr/article/202503211108001?utm_source=chatgpt.com

https://www.korea.kr/briefing/pressReleaseView.do?newsId=156627748

https://www.ddaily.co.kr/page/view/2021091116084596554

https://www.docdocdoc.co.kr/news/articleView.html?idxno=2010788

https://www.khanews.com/news/articleView.html?idxno=224309

https://aiheroes.ai/community/136
https://www.breaknews.com/1097299
https://www.k-health.com/news/articleView.html?idxno=78509
https://www.incheonnews.com/news/articleView.html?idxno=423783
https://zdnet.co.kr/view/?no=20210305150557
https://www.kpanews.co.kr/article/show.asp?idx=249140
https://www.pharmnews.com/news/articleView.html?idxno=258978
https://dcollection.korea.ac.kr/srch/srchDetail/000000292085
https://www.dailymedi.com/news/news_view.php?wr_id=842723
https://hallym.hallym.or.kr/hallymuniv_sub.asp?screen=ptm998_01
http://www.bosa.co.kr/news/articleView.html?idxno=2126025
https://www.monews.co.kr/news/articleView.html?idxno=210271
https://www.ncc.re.kr/prPhotoView.ncc?bbsnum=5385
https://www.newsis.com/view/?id=NISX20210524_0001450829&cID
https://blog.naver.com/yisunghh/223629295330

[참고 유튜브 링크]

강북삼성병원. 강북삼성병원 하이패스 안내, https://youtu.be/5BxUp8DVIvk?si=-cMDTi4oInxIT66J
사이언스프렌즈. [사이언스톡 EP.6_얼굴인식]_얼굴 하나면 모든 게 해결된다?, https://youtu.be/AqxugyJdyHo?si=P1m5Rteu2llCUyq_
토마토의료기·헬스케어. AI낙상예방센서, https://youtu.be/RdXLvNyVzpY?si=MN_NIhRZlKTCLvBP
Aidoc | Always-on AI. Aidoc - Always on AI for Radiology, https://youtu.be/zQEI-Z0tdr4?si=HQ0mu1Ppwxa7XjVp
IBM Research. IBM researchers bring AI to radiology, https://youtu.be/XLb0xUe80uo?si=DCa5AJCr-5niCsQ0
PathAI. AISight Image Management System, https://youtu.be/osE51CO7cg0?si=6C9YVrJ7zuZai4zp

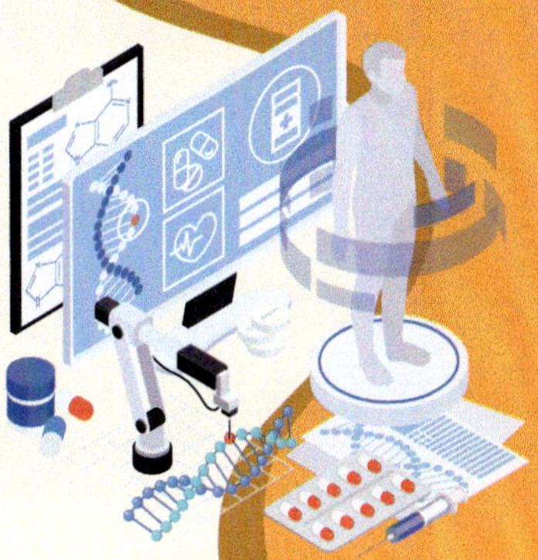

4 장

돌봄과 주거영역에서의 스마트헬스케어 적용

학습목표

1. 돌봄분야에서 사용되는 스마트헬스케어의 다양한 형태를 설명할 수 있다.
2. 돌봄분야에서 사용되는 웨어러블 디바이스의 종류와 특성을 설명할 수 있다.
3. 돌봄분야에서 사용되는 스마트헬스케어 로봇의 종류와 특성을 설명할 수 있다.
4. 돌봄분야에서 사용되는 AI스피커 종류와 특성을 설명할 수 있다.
5. 돌봄분야에서 사용되는 스마트약상자의 기능과 특성을 설명할 수 있다.
6. 돌봄분야에서 사용되는 IoT 센서의 기능과 특성을 설명할 수 있다.
7. 주거 공간 운영 및 관리에 필요한 지식과 실무 역량을 함양한다.
8. 주거 서비스 종류와 제공 방법을 설명할 수 있다.

돌봄 분야에서 스마트헬스케어 기술의 적용은 증가하는 고령화 사회에서 혁신적인 해결책을 제시하며, 의료 서비스의 질을 향상시키고 돌봄 인력의 부족과 돌봄 제공자의 부담을 줄이는 데 기여하고 있다. 이러한 기술은 환자 모니터링부터 개인 맞춤형 치료, 그리고 사회적 연결을 촉진하는 데 이르기까지 다양한 방식으로 활용되고 있다.

스마트헬스케어 기술의 다양한 형태

스마트헬스케어 기술은 다양한 형태로 구현되어 돌봄의 여러 측면을 지원한다. 웨어러블 기기는 환자의 활력징후를 지속적으로 모니터링하고, 스마트 홈 센서는 거주 환경 내에서의 활동을 추적하여 대상자의 안전을 강화시킨다. 또한, 인공지능(AI) 기반의 시스템은 수집된 데이터를 분석하여 개인 맞춤형 건강 관리 계획을 수립하고, 만성 질환 관리를 도와준다.

인공지능과 대형 언어 모델의 활용

최근 GPT 프레임워크와 같은 대형 언어 모델(Large Language Model, LLM)이 스마트헬스케어 분야에서 새로운 가능성을 열고 있다. 이러한 기술을 활용한 'Memory Companion'과 같은 디지털 건강 솔루션은 알츠하이머병 환자와 간병인을 위해 개인화된 돌봄을 제공하며, 음성 복제 및 대화형 얼굴 메커니즘을 통해 환자가 친숙함을 느낄 수 있도록 도와준다. 또한, 고급 프롬프트 엔지니어링을 통해 각 환자의 프로필에 맞춰 콘텐츠와 소통 방식을 조정함으로써 사회적 고립과 외로움 문제를 해결한다.

웨어러블 디바이스 및 IoT 기반 모니터링 플랫폼

스마트 의류는 전자 및 전기 부품을 내장하여 착용자의 생체 기능을 추적하고 모니터링하며, 이는 의료 및 돌봄 분야에서 큰 가치를 제공한다. 예를 들어, 심박수를 측정하고 스마트폰 앱을 통해 데이터를 전송하는 프로토타입이 개발되어, 기술 발전에 따라 더욱 정교한 모니터링이 가능해질 것으로 기대된다. 또한, IoT 기술을 통합한 스마트 홈 모니터링 플랫폼은 대상자의 활동 상태를 추적하고, 물 사용량 및 전압과 전류를 측정하는 센서를 사용하여 안전을 강화시킨다.

로봇 기술의 역할

로봇 기술은 고령자 돌봄에 있어서 이동성을 향상시키고, 독립성을 증진시키며, 돌봄 제공자의 물리적 부담을 줄이는 데 중요한 역할을 한다. 강화복(Exoskeleton) 및 로봇 지팡이와 같은 보조 장치는 환자의 이동성을 개선하고, 낙상 예방을 도와준다. 또한, 인간-로봇 상호작용(Human Robot Interaction, HRI) 연구는 간호 및 돌봄 지원, 정서적 지원, 재활 및 인지 강화 등 다양한 분야에서 사회적 로봇의 활용방안을 모색하고 있다.

1 돌봄영역에서 적용되는 스마트헬스케어 기술

1) 웨어러블 디바이스

(1) 정의

웨어러블 디바이스 기술은 신체에 착용할 수 있는 전자 장치를 통해 건강, 피트니스, 업무 효율성 등 다양한 목적을 지원하며, 헬스케어 산업을 비롯한 여러 분야에서 빠르게 성장하고 있다. 이러한 기술은 사용자에게 실시간 데이터와 정보를 제공함으로써 건강관리, 작업환경 개선, 그리고 일상생활의 편리성을 증진시키는 데 기여한다.

대표적인 웨어러블 디바이스는 스마트워치, 피트니스 밴드, 스마트 안경 등이 있으며, 주로 건강관리, 피트니스 추적, 통신, 엔터테인먼트 등의 목적으로 사용된다.

① 웨어러블 디바이스의 종류 및 특징

웨어러블 디바이스는 다양한 형태와 기능을 가지며, 사용자들은 필요와 목적에 따라 적합한 기기를 선택할 수 있다.

- **스마트워치:** 스마트워치는 시계 형태의 웨어러블 디바이스로, 시간 확인뿐만 아니라 건강 모니터링, 알림 확인, 전화 및 메시지 전송 등의 기능을 제공한다. 대표적인 제품으로 애플 워치(Apple Watch), 갤럭시 워치(Galaxy Watch) 등이 있다[그림 4-1].
- **스마트 밴드:** 스마트 밴드는 주로 피트니스 및 건강 관리에 특화된 웨어러블 디바이스이다. 걸음 수, 심박수, 수면 상태 등을 모니터링할 수 있으며, 스마트워치보다 가볍고 배터리 지속 시간이 길다. 대표 제품으로 샤오미 미밴드(Xiaomi Mi Band)[그림 4-2], 핏빗(Fitbit) 등이 있다.
- **스마트 글래스:** 스마트 글래스는 안경 형태의 웨어러블 기기로, 증강현실(AR) 또는 정보 표시

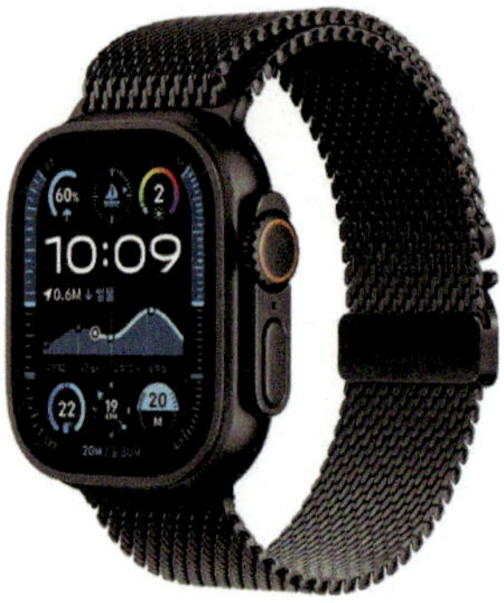

애플 워치

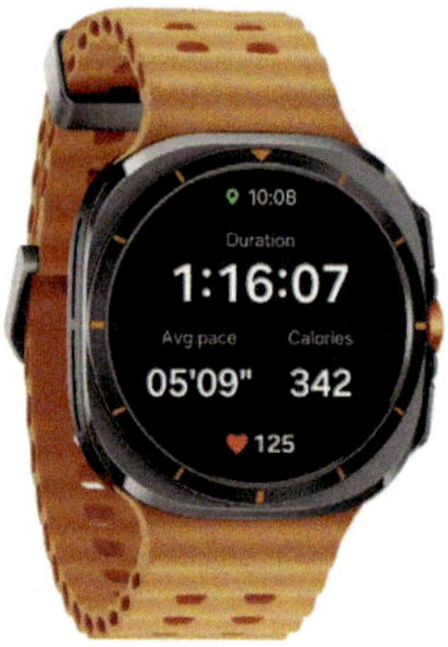

갤럭시 워치

출처: 애플 홈페이지 https://www.apple.com/kr/watch/
삼성전자 홈페이지 https://www.samsung.com/sec/watches/galaxy-watch/galaxy-watch-ultra/

그림 4-1 애플 워치와 갤럭시 워치

기능을 제공한다. 대표적인 제품으로는 구글 글래스(Google Glass)[그림 4-2], 매직리프(Magic Leap) 등이 있다.

- **스마트 링:** 손가락에 착용하는 작은 웨어러블 디바이스로, 심박수 및 수면 트래킹 등의 건강 데

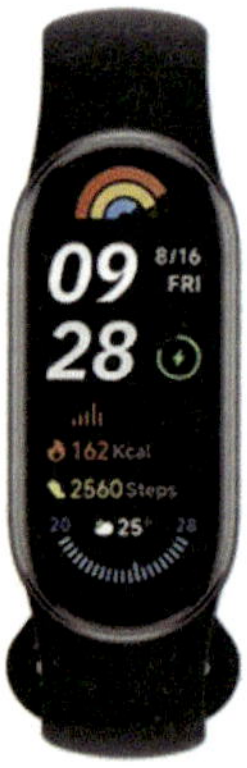

샤오미 미밴드

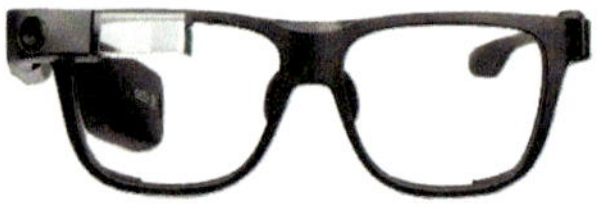

구글 글래스 엔터프라이즈

출처: 샤오미 홈페이지 https://www.mi.com/kr/product/xiaomi-smart-band-9/specs
구글 홈페이지 https://support.google.com/glass-enterprise/customer?hl=en&sjid=10785046922537807086-NC#topic=13418584

그림 4-2 샤오미 미밴드와 구글 글래스 엔터프라이즈

이터 추적 및 알림 기능을 제공한다. 대표적인 제품으로는 오우라 링(Oura Ring), 갤럭시 링(Galaxy Ring)[그림 4-3] 등이 있다.

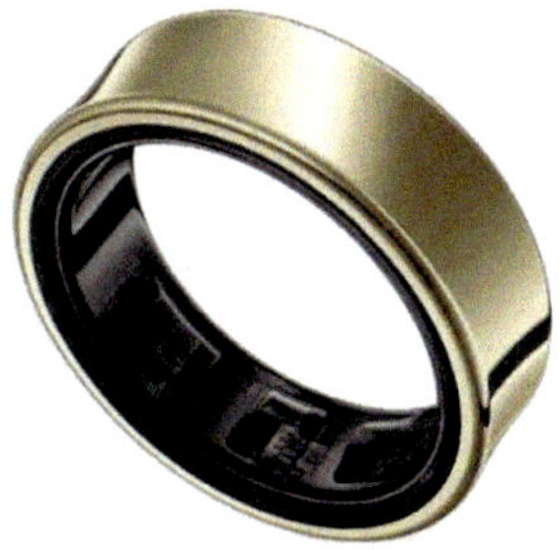

출처: 삼성전자 홈페이지 https://www.samsung.com/sec/rings/galaxy-ring/buy/?modelCode=SM-Q505NZDAKOO

그림 4-3 갤럭시 링

② 헬스케어 분야에서의 활용

웨어러블 디바이스는 질병 예방, 건강 유지, 체중 관리, 신체 활동 모니터링 등 다양한 헬스케어 분야에서 중요한 역할을 수행한다. 특히, 만성 질환 관리 및 원격 환자 모니터링에 유용하게 활용되어 환자의 상태를 실시간으로 추적하고 의료진에게 데이터를 제공함으로써 맞춤형 치료 계획 수립을 돕는다. 또한, 웨어러블 기기는 임상 시험에서 참가자의 수면 습관, 생체 측정, 신체 활동 데이터를 실시간으로 수집하는 데 사용되어 데이터의 정확성과 정밀도를 높이는 데 기여한다.

③ 작업 환경에서의 활용

웨어러블 기술은 작업 환경에서도 효율성 증진, 작업자 건강 개선, 산업 재해 감소 등 다양한 이점을 제공한다. 웨어러블 디바이스는 작업자의 움직임을 추적하고 작업 환경의 위험 요소를 감지하여 안전사고를 예방하며, 작업 효율성을 높이는 데 기여한다. 예를 들어, 작업자의 스트레스 수준을 모니터링하고 피로를 감지하여 휴식을 권장함으로써 작업 관련 부상을 줄일 수 있다.

④ 기술적 도전 과제 및 윤리적 고려 사항

웨어러블 디바이스 기술은 많은 잠재력을 가지고 있지만, 상용화를 위해서는 극복해야 할 기술적 도전 과제와 윤리적 고려 사항이 존재한다.

- **정확도 및 신뢰성:** 웨어러블 기기의 측정 정확도와 데이터의 신뢰성은 여전히 개선되어야 할 부분이며, 특히 의료 목적으로 사용될 경우 높은 수준의 정확도가 요구된다.
- **개인정보 보호:** 웨어러블 디바이스를 통해 수집되는 개인 건강 데이터의 보안 및 개인정보 보호는 중요한 문제이며, 데이터 유출 및 오용을 방지하기 위한 강력한 보안 조치가 필요하다.
- **사용 편의성 및 디자인:** 사용자가 장시간 편안하게 착용할 수 있도록 인체공학적 디자인과 사용하기 쉬운 인터페이스가 필요하며, 배터리 수명 또한 중요한 고려 사항이다.

- **규제 및 표준:** 웨어러블 디바이스의 의료 기기로서의 사용에 대한 명확한 규제 및 표준이 필요하며, 이는 제품의 안전성과 효과성을 보장하는 데 중요하다.

⑤ 미래 전망

웨어러블 디바이스 기술은 지속적인 연구 개발을 통해 더욱 발전할 것으로 예상되며 AI, IoT, 빅데이터 기술과의 융합을 통해 헬스케어, 산업, 개인 생활 등 다양한 분야에서 혁신적인 변화를 가져올 것이다. 특히, 개인 맞춤형 건강 관리, 스마트 작업 환경, 그리고 고령화 사회의 돌봄 서비스 제공에 있어서 웨어러블 디바이스의 역할은 더욱 중요해질 것이다.

(2) 웨어러블 디바이스가 스마트헬스케어에 미치는 영향

웨어러블 디바이스는 스마트헬스케어의 패러다임을 전환시키고 있으며, 개인 맞춤형 건강 관리, 실시간 모니터링, 데이터 기반 의사결정 지원 등 다양한 방식으로 헬스케어 서비스 제공에 혁신을 가져오고 있다.

① 개인 맞춤형 건강 관리 강화

웨어러블 디바이스는 개인의 건강 데이터를 실시간으로 수집하고 분석하여 개인 맞춤형 건강 관리 계획을 수립하고 실행하는 데 중요한 역할을 한다. 사용자는 자신의 활동량, 수면 패턴, 심박수, 혈압 등의 데이터를 통해 건강 상태를 파악하고, 맞춤형 운동 및 식단 계획을 세워 건강 목표를 달성시킬 수 있다. 또한, 웨어러블 기기는 사용자의 건강 상태 변화를 감지하고, 이상 징후 발생 시 알림을 보내어 조기 진단 및 치료를 받을 수 있도록 지원한다.

② 원격 환자 모니터링 및 의료 접근성 향상

웨어러블 디바이스는 원격 환자 모니터링을 가능하게 하여 의료 서비스 접근성이 낮은 지역에 거주하는 환자나 거동이 불편한 환자들에게 의료 서비스를 제공하는 데 기여한다. 의료진은 웨어러블 기기를 통해 환자의 건강 상태를 실시간으로 모니터링하고, 필요한 경우 원격으로 상담 및 진료를 제공할 수 있다. 이러한 원격 모니터링은 환자의 입원율을 감소시키고, 의료 비용을 절감하며, 환자의 삶의 질을 향상시키는 데 도움을 준다.

③ 데이터 기반 의사결정 지원

웨어러블 디바이스는 헬스케어 제공자가 데이터 기반 의사결정을 내릴 수 있도록 지원하며, 이는 치료 효과를 높이고 환자 만족도를 향상시키는 데 기여한다. 웨어러블 기기를 통해 수집된 방대한 양의 건강 데이터는 인공지능(AI) 및 머신러닝(ML) 기술과 결합되어 질병 예측, 치료 효과 분석, 그리고 개인 맞춤형 치료 계획 수립에 활용될 수 있다. 또한, 이러한 데이터는 공중 보건 연구 및 정책 개발에 활용되어 전체 인구의 건강증진에 기여할 수 있다.

④ 만성 질환 관리 효율성 증대

웨어러블 디바이스는 만성 질환 관리의 효율성을 높이고, 환자의 자가 관리 능력을 향상시키는 데 중요한 역할을 한다. 당뇨병 환자의 혈당 수치를 지속적으로 모니터링하고, 심부전 환자의 심박수 및 체중 변화를 추적하며, 천식 환자의 호흡기 상태를 감지하는 웨어러블 기기는 환자가 자신의 건강 상태를 능동적으로 관리하고, 의료진과의 협력을 통해 최적의 치료 계획을 유지할 수 있도록 지원한다.

(3) 웨어러블디바이스의 적용 및 효과

웨어러블 디바이스는 다양한 분야에서 그 적용 범위와 효과 또한 상당하다. 건강 모니터링에서부터 작업 효율성 향상, 그리고 특정 질환의 치료 및 재활에 이르기까지, 웨어러블 기술은 우리의 삶을 다양한 방식으로 개선하고 있다.

① 건강 및 피트니스 모니터링

웨어러블 디바이스는 건강 및 피트니스 분야에서 가장 널리 사용되며, 사용자의 활동량, 심박수, 수면 패턴 등을 추적하여 개인 맞춤형 건강 관리 및 목표 달성을 지원한다. 스마트워치와 피트니스 트래커는 사용자의 운동 습관을 분석하고, 활동 목표를 설정하며, 진행 상황을 모니터링하는 데 도움을 주어 사용자의 건강한 생활 습관 형성에 기여한다. 또한, 심전도(ECG) 모니터링 기능을 갖춘 웨어러블 기기는 심방세동과 같은 심장질환을 조기에 발견하는 데 활용될 수 있으며, 이는 심혈관 질환 예방 및 관리에 중요한 역할을 한다.

② 산업 안전 및 생산성 향상

웨어러블 디바이스는 산업 현장에서 작업자의 안전을 강화하고 생산성을 향상시키는 데에도 활용된다. 스마트 헬멧, 스마트 안경, 그리고 웨어러블 센서는 작업 환경의 위험 요소를 감지하고, 작업자의 움직임을 추적하며, 실시간 정보를 제공하여 안전사고를 예방하고 작업 효율성을 높인다. 예를 들어, 건설 현장에서 작업자의 위치를 추적하고 위험 구역에 접근 시 경고를 보내는 스마트 헬멧은 작업자의 안전을 보호하는 데 기여하며, 스마트 안경은 작업 지시사항을 시각적으로 제공하여 작업 속도를 향상시키는 데 도움을 준다.

③ 재활 및 치료 지원

웨어러블 디바이스는 재활 및 치료 분야에서도 중요한 역할을 수행한다. 뇌졸중 환자의 상지 재활을 돕는 웨어러블 기기는 가정 기반 훈련을 통해 환자의 운동 능력을 향상시키고, 치료 효과를 높이는 데 기여한다. 또한, 가상현실(VR)과 결합된 웨어러블 기기는 환자의 재활 과정을 더욱 효과적이고 몰입감 있게 만들어 주어 치료 동기를 높이고, 긍정적인 결과를 얻을 수 있도록 돕는다.

④ 고령자 및 환자 모니터링

웨어러블 디바이스는 고령자 및 만성 질환 환자의 건강 상태를 지속적으로 모니터링하고, 응급 상황 발생 시 신속하게 대응할 수 있도록 지원한다[그림 4-4]. 스마트 센서가 장착된 웨어러블 기기는 환자의 생체 신호를 실시간으로 감지하고, 이상 징후 발생 시 의료진에게 자동으로 알림을 보내

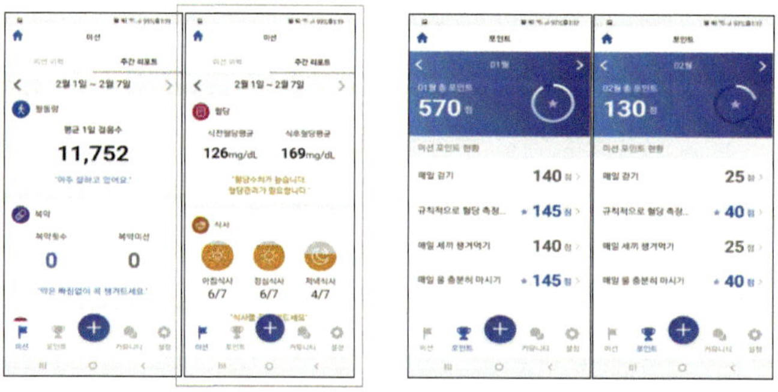

출처: AI IoT기반 어르신 건강관리사업 우수사례_ 경기도 시흥시 보건소 발표 자료

그림 4-4

어 즉각적인 조치를 취할 수 있다. 이러한 기능은 고령자의 독립적인 생활을 지원하고, 의료 서비스의 접근성을 높이며, 의료 비용을 절감하는 데 기여한다.

(4) 과제 및 윤리적 고려 사항

웨어러블 디바이스의 광범위한 적용에도 불구하고, 데이터 보안 및 개인정보 보호, 그리고 장치의 정확성과 신뢰성에 대한 우려는 여전히 존재한다. 웨어러블 기기를 통해 수집된 개인 건강 정보의 안전한 관리 및 활용에 대한 명확한 규제 및 지침이 필요하며, 사용자의 동의 없이 데이터가 공유되거나 오용되지 않도록 보호해야 한다. 또한, 웨어러블 디바이스의 측정 정확도를 높이고, 오류 발생 가능성을 최소화하기 위한 지속적인 기술 개발 및 검증이 필요할 것이다.

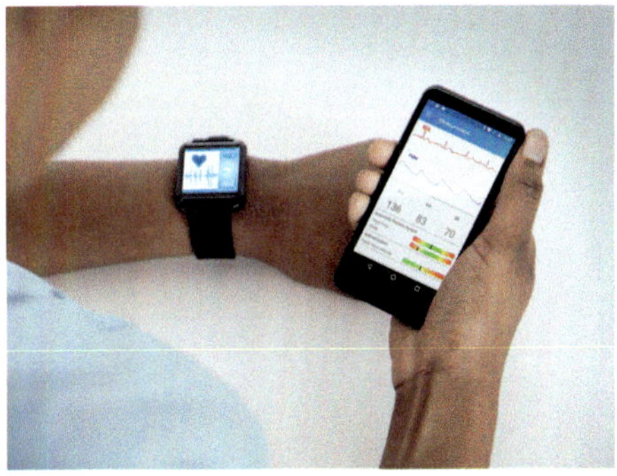

출처: https://ams-osram.com/ko/news/press-releases/sensors-converge-2022

그림 4-5 ams OSRAM

서울시 손목닥터9988+

서울시 손목닥터9988+는 시민들이 99세까지 88(팔팔)하게 살 수 있도록 돕는 스마트헬스케어 사업이다. 이 프로그램은 스마트워치와 전용 앱을 통해 건강 활동을 추적하고, 이를 기반으로 맞춤형 건강관리 서비스를 제공한다.

스마트워치는 심박수, 걸음 수, 운동량 등의 데이터를 실시간으로 모니터링하며, 사용자가 설정한 건강 목표를 달성했을 때 포인트를 적립할 수 있다. 이는 사용자가 꾸준히 건강한 생활 습관을 유지하도록 동기부여 해주는 역할을 한다. 적립된 포인트는 서울페이나 따릉이 쿠폰으로 전환할 수 있어 경제적 혜택도 제공한다.

프로그램의 주요 목표는 대사증후군 예방 및 관리에 있다. 대사증후군은 심혈관질환, 당뇨병 등의 위험을 높이는 건강 문제로, 손목닥터9988+ 프로그램은 이를 예방하기 위해 사용자의 생활 습관을 개선하는 데 중점을 둔다. 예를 들어, 사용자가 일정 시간 동안 앉아 있을 경우, 스마트워치는 일어나서 움직이라고 알림을 보내어 활동량을 증가시키는 데 도움을 준다.

서울시는 이 프로그램을 통해 시민들이 99세까지 88(팔팔)하게 살 수 있도록 돕는 것을 목표로 하고 있다. 또한, 프로그램의 성공적인 운영을 위해 의료 기관 및 헬스케어 전문가와 협력하여 더욱 정교하고 유용한 건강 관리 정보를 제공하고 있다.

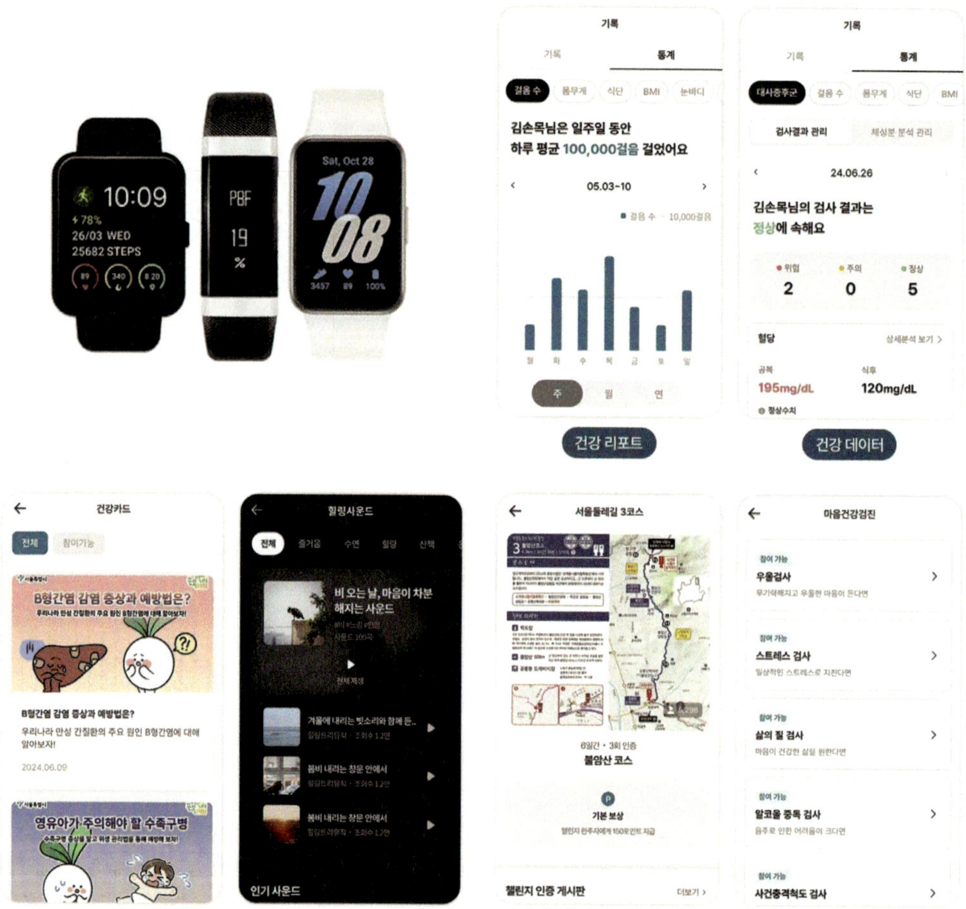

출처: 손목닥터9988+ 홈페이지 https://onhealth.seoul.go.kr/plus/web/announcement/business

2) 로봇

(1) 정의

로봇은 자동화된 기계 장치로, 다양한 작업을 수행할 수 있도록 설계된 기계 또는 전자 장치이다. 로봇은 인공지능(AI), 기계학습, 센서 기술 등을 통해 자율적으로 또는 외부의 명령에 따라 작업을 수행한다. 로봇은 제조업, 의료, 군사, 탐사, 가정 등 다양한 분야에서 사용되고 있으며, 그 형태와 기능은 매우 다양하다.

스마트헬스케어 로봇은 인공지능, 로봇 공학, 사물인터넷(IoT) 기술을 융합하여 의료 서비스의 질을 향상시키고, 의료진의 부담을 경감하며, 환자의 독립적인 생활을 지원하는 데 기여하는 차세대 로봇이다. 이러한 로봇은 다양한 형태로 개발되어 병원, 가정, 요양 시설 등 다양한 환경에서 활용되고 있으며, 의료 서비스 제공 방식에 혁신을 가져오고 있다.

① 스마트헬스케어 로봇의 종류 및 기능

스마트헬스케어 로봇은 다양한 기능과 형태를 가지며, 특정 목적에 맞게 설계된다.

- **돌봄 지원 로봇:** 돌봄 인력 부족 문제를 해결하고, 환자에게 필요한 기본적인 서비스를 제공한다. 약물 전달, 식사 보조, 환자 이동 지원 등의 기능을 수행하며, 의료진의 업무 부담을 줄이고 환자에게 더 많은 시간을 할애할 수 있도록 도와준다.
- **사회적 상호작용 로봇**(Socially Assistive Robots, SARs)**:** 노인, 어린이, 정신질환자를 위한 정서적 지원 및 사회적 상호작용을 제공한다. 대화, 게임, 음악 재생 등의 기능을 통해 외로움을 달래고 인지 능력을 향상시키며, 긍정적인 감정을 유발하여 심리적 안정감을 제공한다. 특히, 노인의 고독사 예방에도 긍정적인 영향을 미칠 수 있는 중요한 도구로 부상하고 있다. 즉, 고령화 사회에서 노인 인구의 증가와 함께 고독사 문제 또한 심각해지고 있는데, 이러한 사회적 문제 해결에 기여할 수 있다.
- **수술 로봇:** 고도의 정밀성과 안정성을 요구하는 수술을 지원한다. 최소 침습 수술을 통해 환자의 회복 시간을 단축하고, 흉터를 최소화하며, 수술 후 합병증 발생 위험을 줄여준다.
- **재활 로봇:** 뇌졸중, 외상성 뇌 손상, 기타 신경 근육계 질환 환자의 재활 훈련을 도와준다. 반복적인 운동을 지원하고, 환자의 움직임을 모니터링하며, 맞춤형 훈련 프로그램을 제공하여 운동 능력을 회복하고 일상생활 복귀를 도와준다.

• **원격 진료 로봇:** 의료 서비스 접근성이 낮은 지역에 거주하는 환자에게 원격으로 의료 서비스를 제공한다. 의사는 로봇을 통해 환자의 상태를 확인하여 진단하고, 치료계획을 수립할 수 있으며, 환자는 집에서 편리하게 의료 서비스를 받을 수 있다.

② 스마트헬스케어 로봇의 개발 동향 및 미래 전망

스마트헬스케어 로봇 기술은 인공지능, 머신러닝, 센서 기술의 발전과 함께 빠르게 진화하고 있으며, 보다 지능적이고 자율적인 기능을 갖춘 로봇이 개발되고 있다. 미래에는 환자의 감정을 이해하고 공감하며, 개인 맞춤형 서비스를 제공할 수 있는 로봇이 등장할 것으로 예상된다. 또한, 로봇은 의료 데이터 분석, 질병 예측, 치료 계획 수립 등 다양한 분야에서 활용되어 의료 서비스의 질을 향상시킬 것으로 기대된다.

건강관리 및 정서지지를 위한 반려로봇 효돌

반려로봇 효돌은 인공지능 기술을 활용하여 정서적 교감을 나누고, 건강 관리를 지원하며, 사회적 연결을 증진하는 데 목적을 둔 로봇이다. 특히 고령층을 대상으로 개발되어 노인들의 외로움 해소, 인지 기능 유지, 건강증진에 기여하는 것을 목표로 한다.

• 효돌의 주요 기능 및 특징
  ▸ 정서적 교감: 음성 인식 및 자연어 처리 기술을 통해 사용자와 대화하고, 감정을 표현하며, 사용자의 감정 상태에 맞춰 반응한다. 사용자의 이야기를 경청하고, 칭찬과 격려를 통해 긍정적 감정을 유도하며, 외로움과 고립감을 해소하는 데 도움을 준다. 특히 혼자 사는 독거노인이나, 가족과의 교류가 적은 노인에게 긍정적인 영향을 미친다.
  ▸ 건강 관리 지원: 사용자의 복약 시간을 알려주고, 운동을 격려하며, 건강 관련 정보를 제공함으로써 만성 질환 관리 및 예방에도 도움을 준다. 규칙적인 생활 습관을 형성하고, 건강 관련 정보를 습득하며, 사용자의 활동량과 수면 패턴을 모니터링하고, 이상 징후 발견 시 가족이나 의료기관에 알림을 보내어 응급 상황에 대비할 수 있도록 돕기도 한다.
  ▸ 인지 기능 강화: 퀴즈, 게임, 음악 감상 등의 활동을 통해 사용자의 인지 능력을 자극하고 유지하는 데 도움을 준다. 옛날이야기나 추억을 회상하는 대화를 통해 기억력을 향상시키고, 치매 예방에 기여한다.
  ▸ 사회적 연결 증진: 가족, 친구, 지역사회와의 연결을 지원한다. 영상 통화 기능을 통해 가족과 쉽게 소통할 수 있도록 돕고, 지역 행사나 모임 정보를 제공하여 사회 참여를 장려한다.

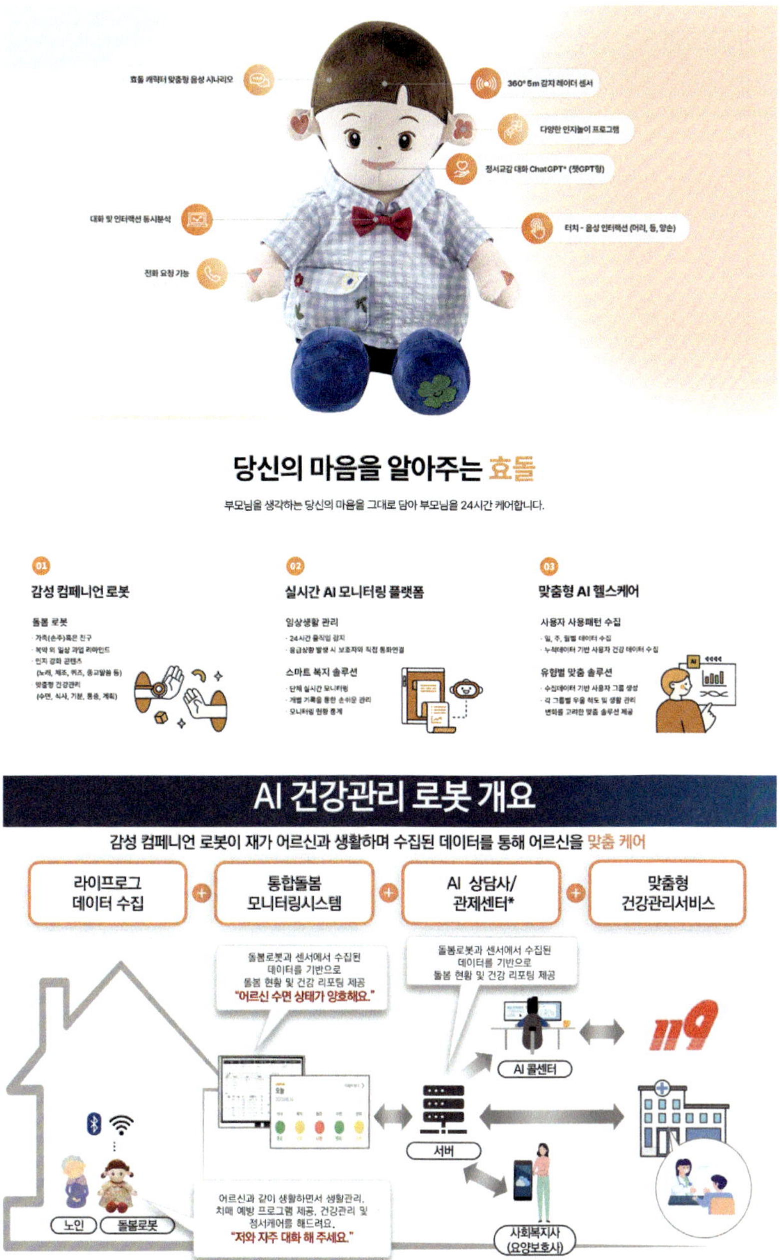
효돌 캐릭터 맞춤형 음성 시나리오
360° 5m 감지 레이더 센서
다양한 인지놀이 프로그램
정서교감 대화 ChatGPT* (챗GPT형)
대화 및 인터랙션 동시분석
터치 - 음성 인터랙션 (머리, 등, 양손)
전화 요청 기능
당신의 마음을 알아주는 효돌
부모님을 생각하는 당신의 마음을 그대로 담아 부모님을 24시간 케어합니다.
01
감성 컴패니언 로봇
돌봄 로봇
02
실시간 AI 모니터링 플랫폼
일상생활 관리
스마트 복지 솔루션
03
맞춤형 AI 헬스케어
사용자 사용패턴 수집
유형별 맞춤 솔루션
AI 건강관리 로봇 개요
감성 컴패니언 로봇이 재가 어르신과 생활하며 수집된 데이터를 통해 어르신을 맞춤 케어
라이프로그 데이터 수집
통합돌봄 모니터링시스템
AI 상담사/ 관제센터*
맞춤형 건강관리서비스
돌봄로봇과 센서에서 수집된 데이터를 기반으로 돌봄 현황 및 건강 리포팅 제공
"어르신 수면 상태가 양호해요."
돌봄로봇과 센서에서 수집된 데이터를 기반으로 돌봄 현황 및 건강 리포팅 제공
AI 콜센터
119
서버
노인
돌봄로봇
어르신과 같이 생활하면서 생활관리, 치매 예방 프로그램 제공, 건강관리 및 정서케어를 해드려요.
"저와 자주 대화 해 주세요."
사회복지사 (요양보호사)

출처: (주)효돌 홈페이지 https://www.hyodolshop.com/hyodol

그림 4-6 반려로봇 효돌

즉, 반려로봇 효돌은 고령층의 삶의 질을 향상시키는 데 기여할 수 있는 잠재력을 가진 기술이다. 그러나 기술적 한계, 의존성 문제, 개인정보 보호 문제, 윤리적 문제 등에 대한 충분한 고려와 대비가 필요하다. 효돌과 같은 반려로봇은 인간관계를 대체하는 것이 아니라, 보완하는 수단으로 활용될 때 긍정적인 효과를 극대화할 수 있을 것이다.

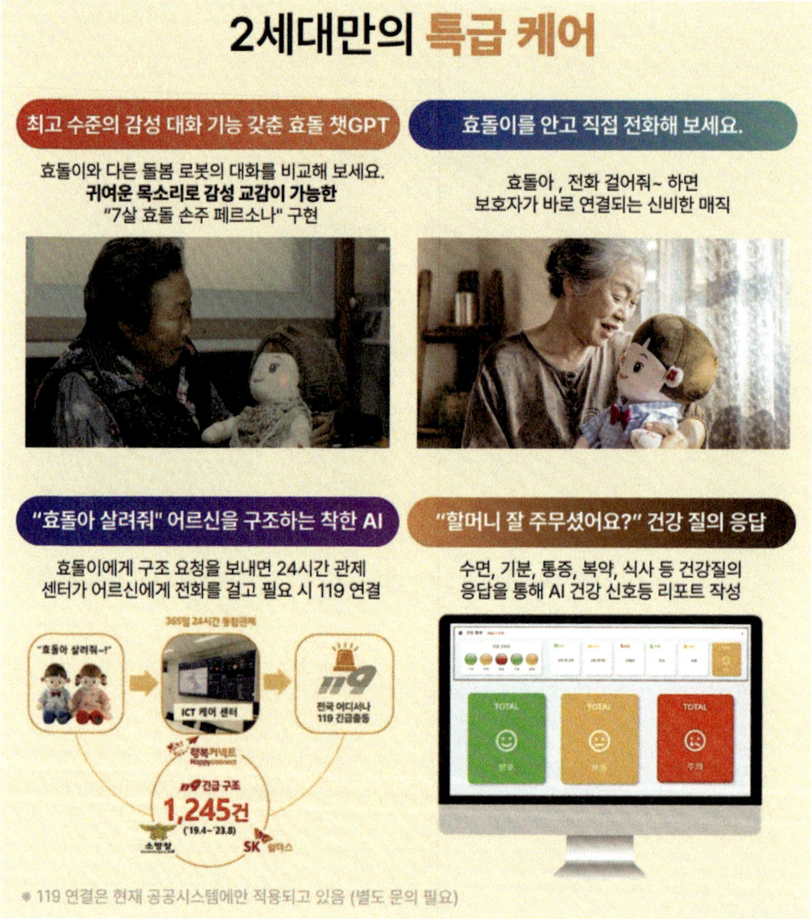

출처: (주)효돌 홈페이지 https://www.hyodolshop.com/store/?idx=80

그림 4-7 효돌이

로봇 Paro

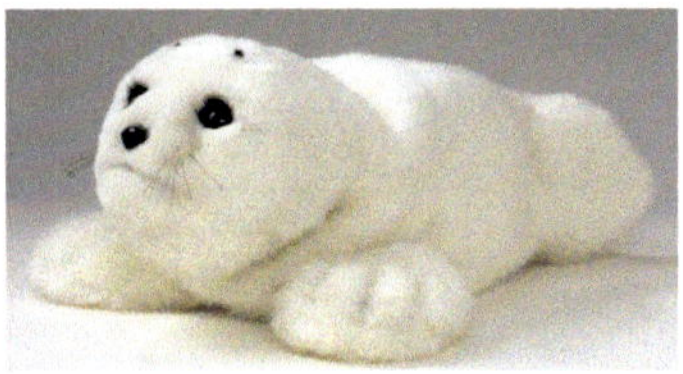

Paro는 치매 노인들을 위한 여가 프로그램에서 긍정적인 효과를 나타내는 언어 능력을 갖춘 인간형 로봇이며, 로봇을 활용한 돌봄 방식이 노인 복지에 기여할 수 있음을 보여주는 좋은 사례이다.

- Paro 로봇의 특징 및 활용

  Paro는 특히, 노인 간호 분야에서 긍정적인 효과를 보이는 것으로 나타났다.

  - **치매 노인 대상 활용:** Paro 로봇을 활용한 여가 프로그램에 참여한 치매 노인들의 84.4%가 긍정적인 반응을 보였으며, 이는 DCM(Dementia Care Mapping)에서 정의하는 '긍정적인 상태'를 나타낸다.
  - **다양한 활동 유도:** Paro 로봇은 노인들의 물체와의 상호작용, 표현 활동, 여가 활동, 지적 활동, 발성, 신체 운동 등 다양한 활동을 유도하는 데 효과적인 것으로 나타났다.
  - **인지 기능 수준과 무관한 긍정적 반응:** Paro 로봇은 인지 기능 수준이나 독립성에 관계 없이 치매 노인들에게 긍정적인 반응을 이끌어낼 수 있는 가능성을 보여주었다.

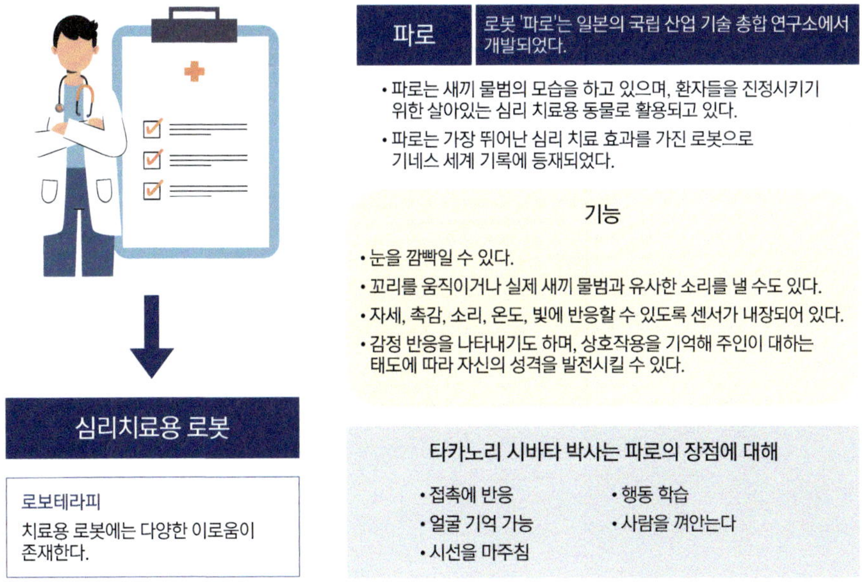

출처: https://blog.naver.com/talgodang/222252053130

그림 4-8 Paro 로봇

(2) 로봇의 적용 및 효과

스마트 돌봄 로봇은 고령화 사회의 문제 해결을 위한 잠재적 해결책으로 부상하고 있으며, 다양한 분야에서 긍정적인 효과를 나타내고 있다. 이러한 로봇들은 돌봄 제공자의 부담을 덜어주고 환자에게 더 나은 서비스를 제공하는 데 기여할 수 있다.

① 노인 간호

지능형 돌봄 로봇은 고령화 문제에 대한 해결책으로, 노인의 일상생활에서 로봇의 이해와 돌봄 능력을 향상시킬 수 있다.

② 재활 지원

로봇 기술은 환자의 이동, 자세 변경, 배변, 식사 등의 일상생활 활동을 지원하여 삶의 질을 향상시키고 돌봄 제공자의 부담을 경감시켜 준다.

③ 인지 기능 및 수면 개선

스마트 케어 서비스 프로그램은 유방암 생존자의 인지 기능과 수면 시간을 개선하는 데 효과적이며, 이는 스마트폰 앱과 스마트 밴드를 활용한 자가 모니터링을 통해 가능하다.

④ 기술 수용도 변화

스마트 침대를 사용한 결과, 돌봄 제공자들은 사용 편의성, 촉진 조건, 노인병 불안에 대한 인식이 긍정적으로 변화했으며, 이는 돌봄 로봇이 한국 돌봄 환경에서 긍정적인 인식을 받게 될 가능성이 높음을 시사한다.

⑤ 의료 환경

헬스케어 로봇은 돌봄 제공자의 부족 문제를 해결하고 환자 치료를 향상시키는 데 도움을 줄 수 있으며, 비접촉 생체 감시(Vital Monitoring)은 감염병 확산을 줄이는 데 중요한 역할을 한다. 특히, 휠체어형 이동 로봇은 자율적인 움직임이 가능하여 다양한 헬스케어 환경에서 활용될 수 있다.

⑥ 가정 간호 서비스

클라우드 기반의 IoHRT(Internet of Human and Robotic Things) 프레임 워크는 가정 간호 서비스의 효율성과 효과를 향상시키고, 돌봄 제공자의 부담을 줄이는 데 기여할 수 있다.

⑦ 업무 환경

모바일 로봇과 RFID 기술 기반의 스마트 케어 환경은 팬데믹 상황에서 직원 이직률과 관련된 위험을 최소화할 수 있는 방법을 제시하여 준다.

3) AI 스피커

(1) 정의

AI 스피커는 인공지능(AI)을 탑재한 음성 인식 기반의 스마트 기기로, 사용자가 음성으로 명령을 내리면 이를 인식하고 적절한 응답이나 서비스를 제공한다. AI 스피커는 다양한 기능을 수행할 수 있으며, 주로 음성 상호작용, 음악재생, 스마트 홈 제어, 정보 제공, 헬스케어 등 기능을 한다.

스마트헬스케어 분야에서 AI 스피커는 다양한 방식으로 활용되어 환자 관리, 건강 모니터링, 정보 제공 등 여러 측면에서 긍정적인 영향을 미칠 수 있다.

① AI 스피커의 기술적 요소

AI 스피커는 다음과 같은 기술적 요소들을 기반으로 스마트헬스케어 서비스를 제공한다.

- **자연어 처리**(NLP): AI 스피커는 NLP(Natural Language Processing) 기술을 활용하여 사용자의 음성을 이해하고, 적절한 답변이나 서비스를 제공한다.
- **자동 음성 인식**(ASR): AI 스피커는 ASR(Automatic Speech Recognition) 기술을 통해 사용자의 음성을 텍스트로 변환하고, NLP 엔진에 전달한다.
- **텍스트 음성 변환**(TTS): AI 스피커는 TTS(Text to Speech) 기술을 사용하여 텍스트 정보를 음성으로 변환하고, 사용자에게 전달한다.
- **AI 챗봇**: AI 스피커는 AI 챗봇과 연동되어 사용자와 대화하고, 필요한 정보를 제공하거나, 특정 작업을 수행한다.

- **개인 맞춤형 서비스:** AI 스피커는 사용자의 건강 상태, 생활 습관, 선호도 등을 분석하여 개인 맞춤형 건강 관리 서비스를 제공할 수 있다.

② AI 스피커 사용 시 고려 사항

AI 스피커를 스마트헬스케어에 적용할 때 다음과 같은 사항들을 고려해야 한다.

- **개인정보 보호:** AI 스피커는 사용자의 민감한 건강 정보를 수집하고 처리하므로, 개인정보 보호 및 보안에 대한 철저한 대책이 필요하다.
- **데이터 정확성:** AI 스피커가 제공하는 건강 정보의 정확성을 보장하기 위해 신뢰할 수 있는 데이터 소스를 활용하고, 의료 전문가의 검증을 거쳐야 한다.
- **사용자 편의성:** AI 스피커의 인터페이스는 사용자가 쉽게 이해하고 사용할 수 있도록 직관적이고 편리하게 설계되어야 한다.
- **윤리적 문제:** AI 스피커가 의료적 판단을 내릴 경우 발생할 수 있는 윤리적 문제에 대한 고려가 필요하다.

③ AI 스피커의 활용 분야

AI 스피커는 음성 인터페이스를 통해 사용자에게 편리하고 접근성 높은 서비스를 제공하며, 다음과 같은 분야에서 활용될 수 있다.

- **원격 환자 모니터링:** AI 스피커는 환자의 음성을 분석하여 건강 상태를 모니터링하고, 이상 징후를 감지하여 의료진에게 알릴 수 있다. 특히, 코로나19와 같은 감염병 상황에서 원격 모니터링의 중요성이 강조되고 있으며, AI 스피커는 비대면 방식으로 환자의 상태를 파악하는 데 유용하게 사용될 수 있다.
- **만성 질환 관리:** AI 스피커는 만성 질환 환자의 약물 복용, 식습관, 운동 습관 등을 관리하고, 필요한 정보를 제공하여 환자의 자가 관리를 지원할 수 있다.
- **정신 건강 관리:** AI 챗봇과 연동된 AI 스피커는 사용자의 감정 상태를 파악하고, 정신 건강 관련 조언이나 상담을 제공할 수 있다.
- **건강 정보 제공:** AI 스피커는 사용자의 질문에 답변하거나, 건강 관련 정보를 제공하여 사용자의 건강 지식을 향상시키는 데 도움을 줄 수 있다.

- **응급 상황 대응:** AI 스피커는 응급 상황 발생 시 사용자의 음성 명령에 따라 구조 요청을 보내거나, 필요한 정보를 제공하여 신속한 대처를 지원할 수 있다.
- **음성 기반 인터페이스:** AI 스피커는 음성 인터페이스를 통해 시각 장애인이나 노인과 같이 디지털 기기 사용이 어려운 사람들에게 편리한 건강 관리 서비스를 제공할 수 있다.

(2) AI 스피커의 적용 및 효과

AI 스피커는 다양한 분야에서 적용되어 우리의 일상생활을 편리하게 하고, 새로운 가치를 창출하는 데 기여하고 있다. 가정, 교육, 광고, 헬스케어 등 다양한 환경에서 활용될 수 있다.

① 스마트홈

AI 스피커는 IoT 기기와의 연동을 통해 가정 내 기기를 제어하고, 조명, 난방, 보안 시스템 등을 음성으로 제어하여 편리한 스마트홈 환경을 구축할 수 있다.

② 교육

AI 스피커는 외국어 학습, 음성 코칭, 교육용 게임 등 다양한 교육 콘텐츠를 제공하여 학습 효과를 높일 수 있으며, 특히 비원어민의 언어 학습을 지원하는 새로운 방안을 제시한다.

③ 광고

AI 스피커는 음성 기반 광고를 통해 소비자에게 새로운 방식으로 브랜드 정보를 전달하고, 소비자와 상호작용하는 광고 경험을 제공할 수 있다.

④ 헬스케어

AI 스피커는 환자 모니터링, 건강 정보 제공, 응급 상황 대응 등 다양한 헬스케어 서비스를 제공하여 환자의 건강 관리 및 의료 접근성을 향상시킬 수 있으며, 특히 Amazon Alexa는 헬스케어 분야에서 다양한 활용 사례를 보여준다.

⑤ 업무 지원

AI 스피커는 회의 일정 관리, 정보 검색, 이메일 확인 등 업무 관련 기능을 제공하여 업무 효율성을 높일 수 있다.

⑥ 일상생활 지원

AI 스피커는 알람 설정, 날씨 정보 제공, 뉴스 청취, 음악 재생 등 다양한 기능을 제공하여 일상생활을 편리하게 만들어준다.

⑦ 음성 분류

음성 분류는 언어 식별, 화자 인식, 음성 인식 등 다양한 응용 분야에서 활용될 수 있다.

⑧ 스마트 시티

AI 스피커와 같은 IoT 장치는 스마트 시티의 중요한 구성 요소로, 도시의 다양한 데이터를 수집하고 분석하여 도시 운영을 효율화하고 시민들에게 편리한 서비스를 제공할 수 있다.

(3) AI 스피커의 긍정적인 효과

AI 스피커는 사용자에게 편리함, 정보 접근성 향상, 생산성 증대 등 다양한 긍정적인 효과를 제공한다.

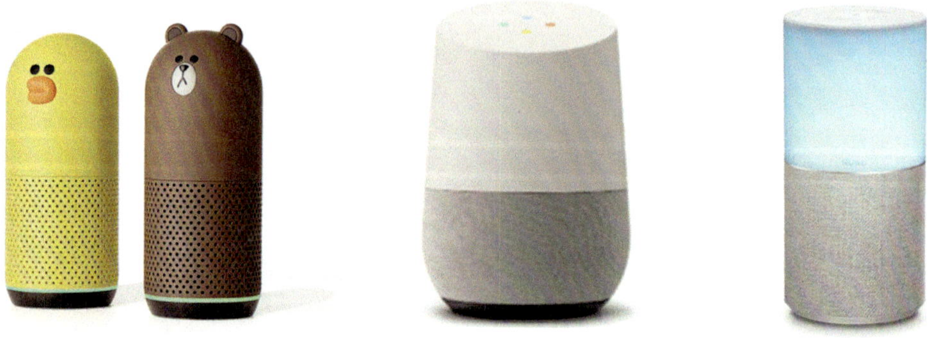

네이버 클로바　　구글 홈　　SK텔레콤 누구

출처: 네이버클로바 https://clova.ai/ko/products/ko-product-friends
구글 https://support.google.com/googlenest/answer/7029281?hl=ko
SK텔레콤 누구 https://www.nugu.co.kr/device/nugu_candle/

그림 4-9 AI 스피커

① 편리성

음성 명령을 통해 다양한 기능을 제어할 수 있어 사용이 편리하며, 특히 손을 사용하기 어려운 상황이나 디지털 기기 사용에 익숙하지 않은 사용자에게 유용하다.

② 정보 접근성 향상

음성 검색을 통해 필요한 정보를 빠르게 얻을 수 있으며, 다양한 콘텐츠를 음성으로 즐길 수 있다.

③ 생산성 증대

업무 관련 기능을 통해 업무 효율성을 높일 수 있으며, 스마트홈 기능을 통해 시간을 절약하고 여가시간을 늘릴 수 있다.

④ 새로운 경험

음성 기반 인터페이스를 통해 기존의 텍스트 기반 인터페이스와는 다른 새로운 사용자 경험을 제공한다.

⑤ 마케팅 효과

AI 스피커를 통한 광고는 브랜드 인지도를 높이고, 소비자와의 관계를 강화하는 데 기여할 수 있다.

⑥ 간병 부담 감소

고령화 사회에서 AI 스피커는 노인 돌봄에 활용되어 돌봄 제공자의 부담을 줄이고, 노인들의 독립적인 생활을 지원할 수 있다.

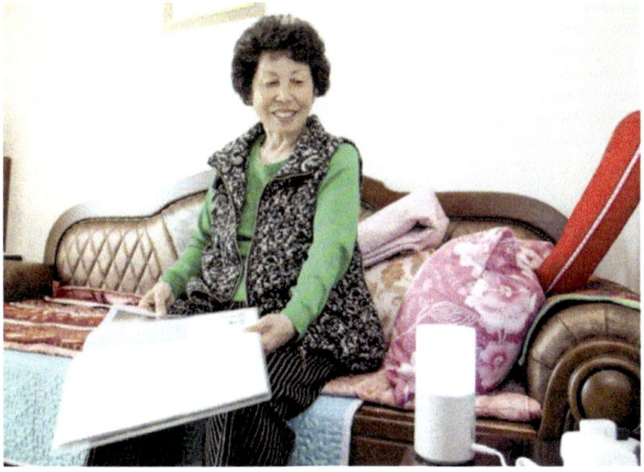

출처: SK텔레콤

그림 4-10 AI 스피커를 이용하고 있는 어르신

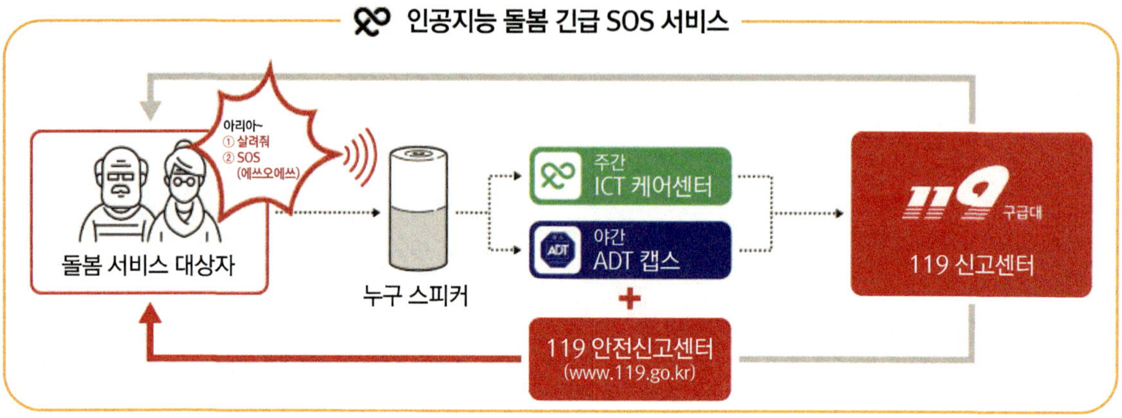

출처: https://www.koreaittimes.com/news/articleView.html?idxno=106564

그림 4-11 24시간 위기 대응 시스템

'인공지능 돌봄' 주요 기능

인공지능돌봄 특화서비스	두뇌톡톡: 인지훈련 강화 퀴즈를 통한 치매 예방 프로그램 기억검사: 기억력 테스트 프로그램 소식톡톡: PUSH형 복약지도 및 유용한 소식 안내 건강톡톡: 건강정보 및 '좋은생각' 콘텐츠 제공
정서 케어	음악감상, 감성대화 등
DATA기반 안심케어	DATA/부정발화 분석 및 심리상담, 미사용 시 경고 알람
24시간 긴급SOS	ADT캡스와의 협력으로 위급 상황 시 24시간 119 연계
IoT 기반 스마트 케어	문열림 확인, 스마트 스위치 등

출처: SK텔레콤

그림 4-12 '인공지능 돌봄' 주요 기능

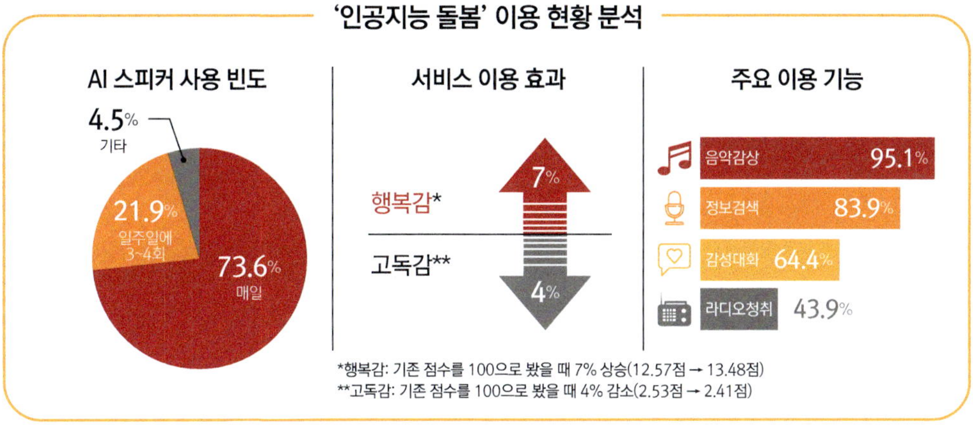

출처: SK텔레콤

그림 4-13 '인공지능 돌봄' 이용 현황 분석

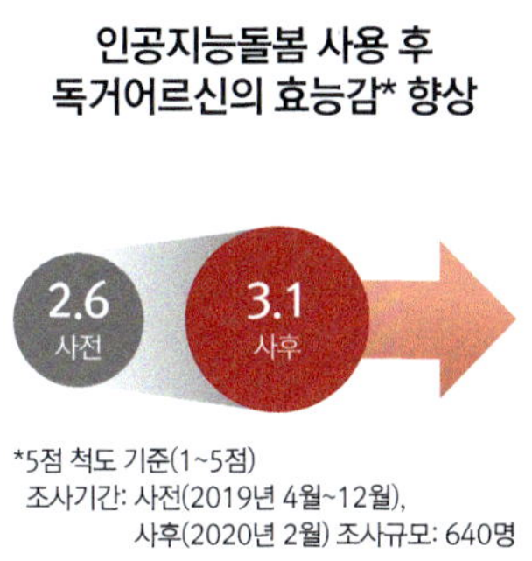

효능감 증가에 따른
통화 데이터량 변화(중간값 기준)

효능감	1.6점 이하	2.9점 이하	3.1점 이상
통화 건수	187	232	340
데이터 사용량	478	845	924

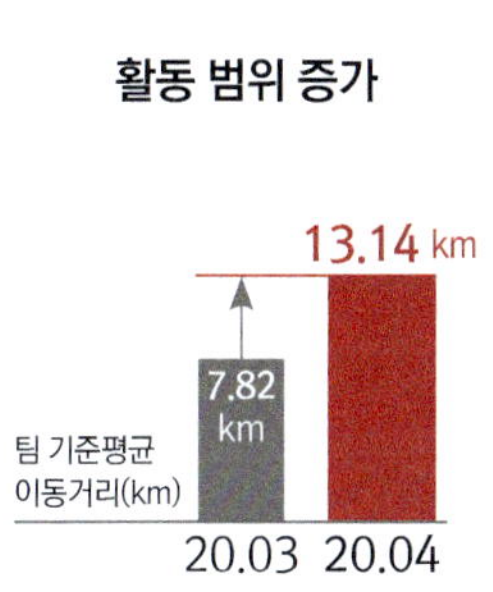

출처: SK텔레콤

그림 4-14 자기 효능감 향상에 따른 어르신 생활 변화

AI 스피커는 우리의 삶을 더욱 편리하고 풍요롭게 만들어줄 수 있는 잠재력을 가지고 있지만, 개인정보 보호, 데이터 정확성, 사용자 편의성 등 해결해야 할 과제들도 존재한다.

4) 스마트 약상자

(1) 정의

스마트 약상자는 약물 복용을 지원하고 관리하기 위해 설계된 지능형 장치이다. 사용자의 약 복용을 체계적으로 관리할 수 있도록 설계된 사물인터넷(IoT) 기반의 약 보관 및 관리 등 기능을 가지고 있다. 기존의 일반 약상자와 달리, 스마트 약상자는 센서, 인공지능(AI), 모바일 애플리케이션, 음성 안내 등의 기술을 활용하여 약 복용 시간을 알리고, 복용 여부를 모니터링하며, 필요한 경우 보호자나 의료진에게 정보를 전달할 수 있다. 스마트 약상자는 주로 노인, 만성 질환자, 약물 복용 일정이 복잡한 사람들을 위해 사용된다.

스마트 약상자를 활용한 스마트헬스케어 기술은 돌봄 환경에서 중요한 역할을 하고 있다. 현대 사회의 고령화와 만성 질환 증가로 인해 약물 복용 관리와 건강 모니터링의 중요성이 높아지고 있다. 스마트 약상자는 이러한 요구를 충족시키기 위해 설계된 지능형 장치로, 사용자의 건강과 안전을 관리하는 데 큰 도움을 준다. 특히 노인, 만성 질환자, 약물 복용 일정이 복잡한 사람들에게 매우 유용하다.

① 스마트 약상자의 주요 기능

스마트 약상자는 다음과 같은 주요 기능을 통해 복약 관리를 지원한다.

- **자동 약물 분배:** 미리 설정된 시간에 맞춰 정확한 용량의 약물을 자동으로 분배하여 복약 시간을 놓치지 않도록 도와준다.
- **복약 알림:** 시각 및 청각 알림을 통해 복약 시간을 알려주고, 복약을 잊지 않도록 상기시켜 준다.
- **실시간 모니터링:** 약물 복용 여부를 실시간으로 모니터링하고, 복약 데이터를 기록하여 환자와 의료진에게 제공한다.
- **데이터 연결:** 스마트폰 앱이나 클라우드 시스템과 연결되어 복약 데이터를 공유하고, 의료진이 환자의 복약 상태를 원격으로 모니터링할 수 있도록 지원한다.
- **약물 식별:** 약물 바코드 스캔 또는 이미지 인식 기술을 통해 약물을 식별하고, 올바른 약물을 복용하도록 안내한다.

- **안전 기능:** 어린이 보호 잠금 장치, 과오용 방지 기능 등을 통해 안전한 약물 관리를 지원한다.
- **맞춤형 알림:** 환자의 복약 일정 및 약물에 따라 맞춤형 알림을 설정할 수 있다.

(2) 적용 및 효과

스마트 약상자는 복약 관리를 개선하고 약물 과오용을 방지하기 위해 다양한 방식으로 적용될 수 있으며, 여러 긍정적인 효과를 가져올 수 있다.

① 스마트 약상자의 적용 분야

스마트 약상자는 다양한 환경과 사용자에게 맞춤형으로 적용될 수 있다.

- **만성 질환 관리:** 만성 질환 환자의 복잡한 약물 요법을 간소화하고, 복약 순응도를 향상시켜 치료 효과를 높일 수 있다.
- **노인 환자:** 노인 환자의 복약 오류를 줄이고, 독립적인 생활을 지원하며, 돌봄 제공자의 부담을 덜어줄 수 있다.
- **정신 질환 환자:** 정신 질환 환자의 약물 복용을 모니터링하고, 치료 효과를 개선하며, 자살 시도와 같은 위험한 상황을 예방할 수 있다.
- **임상 시험:** 임상 시험 참여자의 약물 복용을 정확하게 추적하고, 데이터의 신뢰성을 높일 수 있다.
- **원격 의료:** 원격 의료 환경에서 환자의 약물 복용을 모니터링하고, 의료진과의 소통을 강화하여 환자 관리의 효율성을 높일 수 있다.
- **가정:** 가정에서 개인의 약물 복용을 관리하고, 가족 구성원의 건강을 증진시킬 수 있다.

② 스마트 약상자의 효과

스마트 약상자는 환자와 의료진 모두에게 다양한 이점을 제공한다.

- **복약 순응도 향상:** 복약 알림 및 자동 약물 분배 기능을 통해 환자의 복약 순응도를 높이고, 치료 효과를 향상시킬 수 있다.
- **약물 과오용 방지:** 약물 식별 기능 및 안전 기능을 통해 약물 과오용을 방지하고, 안전한 약물 복용을 지원한다.

- **원격 환자 관리:** 의료진은 스마트 약상자를 통해 환자의 복약 상태를 원격으로 모니터링하고, 필요한 경우 즉각적인 조치를 취할 수 있다.
- **데이터 기반 의사결정:** 스마트 약상자가 제공하는 복약 데이터를 분석하여 환자의 치료 계획을 개선하고, 맞춤형 의료 서비스를 제공할 수 있다.
- **시간 및 비용 절감:** 환자와 의료진 모두에게 시간과 비용을 절감할 수 있도록 도와준다.
- **삶의 질 향상:** 환자의 건강 상태를 개선하고, 독립적인 생활을 지원하여 삶의 질을 향상시킬 수 있다.

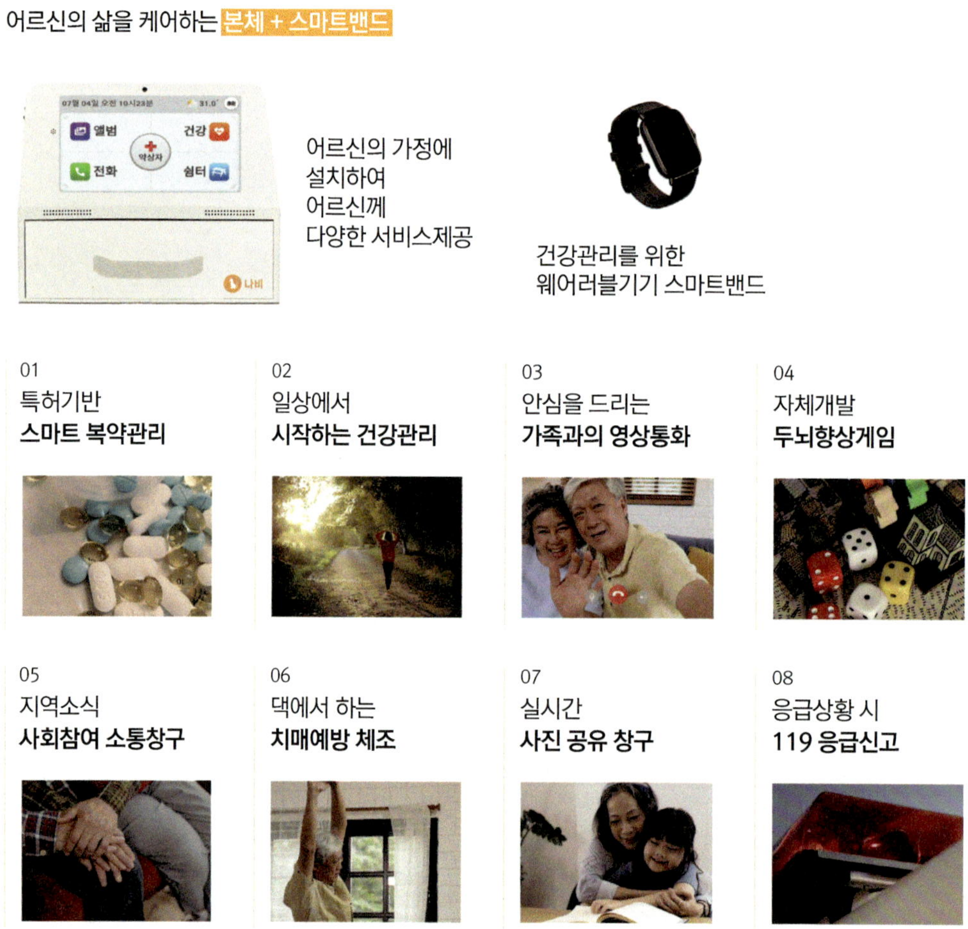

출처: 혁신장터 홈페이지 https://ppi.g2b.go.kr:8914/sm/dm/sch/searchGoodsDetail.do?invGdsIdntNo=00013905

그림 4-15 스마트약상자: 나만의 약 비서 '나비'

5) 가상현실(VR)

(1) 정의

가상현실(Virtual Reality, VR)은 디지털 기술로 창조된 현실을 모방한 환경으로, 사용자가 실제와 유사한 경험을 할 수 있도록 설계된 몰입형 기술이다. 가상현실은 시뮬레이션, 상호작용, 상상력이라는 세 가지 주요 속성을 가지며, 사용자는 이러한 요소들을 통해 가상세계와 상호작용하고 현실감을 느낄 수 있다.

① 가상현실의 주요 특징

- **몰입감(Immersion):** VR은 시각, 청각, 촉각 등 다양한 감각을 통해 사용자가 가상 환경에 몰입하도록 유도한다. 헤드셋(HMD), 장갑, 슈트 등 다양한 장비를 사용하여 시각적, 청각적, 촉각적 자극을 제공하여 현실감을 높인다.
- **상호작용(Interaction):** 사용자는 VR 환경 내에서 다양한 방식으로 상호작용할 수 있다. 컨트롤러, 음성 인식, 제스처 인식 등의 기술을 통해 가상 객체를 조작하거나 가상 공간을 이동하며, 다른 사용자와 소통할 수 있다.
- **상상력(Imagination):** VR은 현실에서는 불가능한 경험을 제공하며, 사용자의 상상력을 자극한다. 초능력을 사용하거나, 먼 미래의 도시를 탐험하거나, 역사 속 사건을 체험하는 등 다양한 가상 시나리오를 통해 새로운 가능성을 제시한다.

② 가상현실의 다양한 정의

가상현실은 다양한 관점에서 정의될 수 있으며, 그 정의는 기술의 발전과 함께 변화해 왔다.

- **디지털 기술을 통한 창조:** 가상현실은 디지털 기술을 통해 만들어지며, 주관적인 인식을 포함하는 현실 범주를 포괄적으로 고려한다.
- **몰입과 실재감:** 가상현실은 몰입감과 실재감을 통해 정의될 수 있으며, 사용자가 가상 환경에 실제로 존재하는 듯한 느낌을 받도록 한다.
- **인간-컴퓨터 상호작용 루프:** 가상현실에서의 상호작용은 인간-컴퓨터 상호작용 루프를 기반으로 하며, 사용자의 행동에 따라 가상 환경이 반응하는 방식으로 이루어진다.
- **사회적 상호작용:** 사회적 가상현실(Social VR)은 네트워크로 연결된 VR 시스템을 통해 아바타

를 함께 사용하며, 소규모 그룹에서의 사회적 상호작용에 영향을 미치는 다양한 요소를 포함하고 있다.

- **시뮬레이션 방법:** 간호학에서는 가상현실이 시뮬레이션 방법으로 널리 채택되어 활용되고 있으며, 몰입과 실재감이라는 개념을 사용하여 VR을 정의할 것을 권장한다.

(2) 적용 및 효과

① 가상현실의 적용

가상현실은 교육, 훈련, 엔터테인먼트, 의료 등 다양한 분야에서 활용되고 있다.

- **교육:** 가상현실은 해부학 교육, 온라인 학습, 특수 교육 등 다양한 교육 분야에서 활용되어 학습 효과를 높이고 있다.
- **훈련:** 가상현실은 군사 훈련, 수술 훈련, 재활 훈련 등 다양한 훈련 분야에서 활용되어 실제와 유사한 환경에서 안전하게 훈련을 수행할 수 있도록 도와준다.
- **엔터테인먼트:** 가상현실은 게임, 영화, 테마파크 등 다양한 엔터테인먼트 분야에서 활용되어 사용자에게 몰입감 있는 경험을 제공한다.
- **의료:** 가상현실은 통증 완화, 정신 치료, 재활 치료 등 다양한 의료 분야에서 활용되어 환자의 치료 효과를 높이고 있다.

② 스마트헬스케어분야에서의 VR 적용 및 효과

- **통증 관리:** VR은 만성 통증, 화상 통증, 분만 통증 등 다양한 통증을 완화하는 데 효과적이다. 가상 환경에서의 활동은 환자의 주의를 분산시켜 통증 인식을 경감시켜준다.
- **정신 건강 치료:** VR은 외상 후 스트레스 장애(Post-Traumatic Stress Disorder, PTSD), 불안 장애, 공포증 등 다양한 정신질환 치료에 사용될 수 있다. 환자는 가상 환경에서 안전하게 트라우마를 경험하고, 감정을 조절하는 훈련을 받을 수 있다.
- **재활 치료:** VR은 뇌졸중, 외상성 뇌손상, 척수손상 등 다양한 신경계질환 환자의 재활 치료에 사용될 수 있다. 가상 환경에서의 반복적인 훈련은 환자의 운동 능력을 향상시키고, 일상생활 복귀를 도와준다.
- **수술 시뮬레이션:** VR은 의료진이 실제 수술과 유사한 환경에서 수술을 연습할 수 있도록 도와

준다. 이는 수술 성공률을 높이고, 환자 안전을 증진시키는 데 기여한다.

- **환자 교육:** VR은 환자에게 질병 및 치료 과정에 대한 정보를 시각적으로 제공하여 이해도를 높이고, 치료 참여를 유도한다.

스마트헬스케어 VR 관련 연구 사례

- Active3 프로젝트는 VR 기반 시스템을 활용하여 노인들의 사이클 운동 및 인지 게임을 통해 사회적 교류를 증진시키고, 건강을 개선하는 효과를 입증했다.
- VR 기반 통증 관리 프로그램은 만성 통증 환자의 통증 강도를 감소시키고, 삶의 질을 향상시키는 효과를 나타냈다.
- VR 수술 시뮬레이션은 외과 의사의 수술 기술을 향상시키고, 수술 시간 및 합병증 발생률을 감소시키는 효과를 나타냈다.

스마트헬스케어 VR은 기술 혁신과 함께 지속적으로 발전할 것이며, 미래 의료 서비스의 중요한 부분을 차지할 것으로 기대된다.

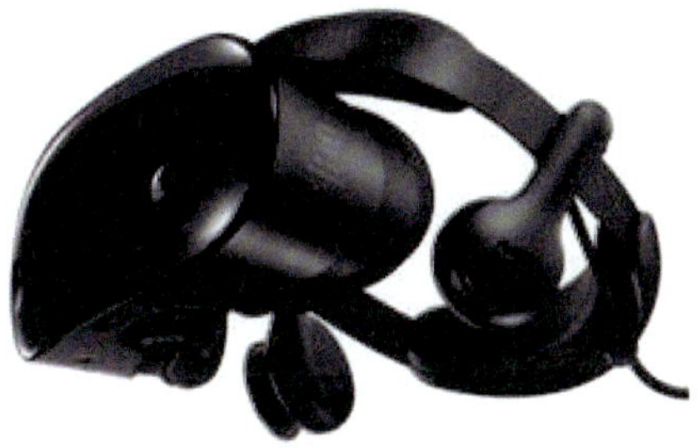

HMD(하드웨어)[a]

실제 실습 화면

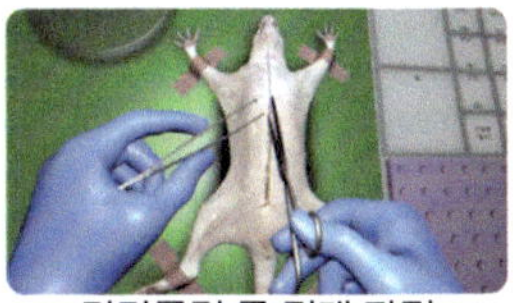

커리큘럼 중 절개 과정

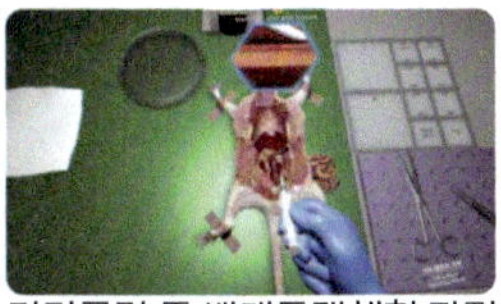

커리큘럼 중 배대동맥채혈 과정

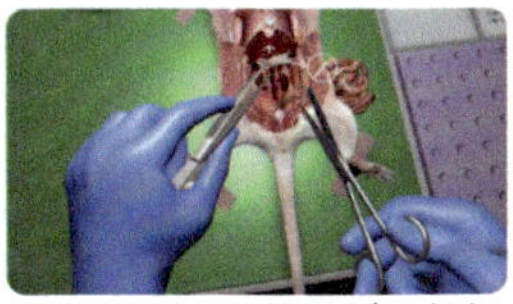

커리큘럼 중 장기 적출 과정

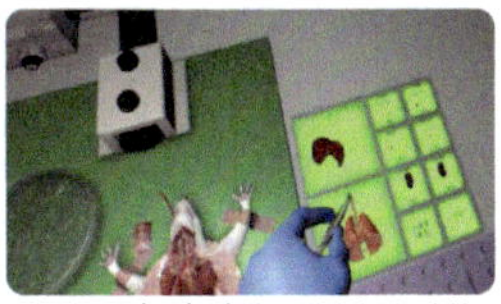

장기 적출 후 한눈에 볼 수 있는 부위별 플레이트

해부실습(콘텐츠)[b]

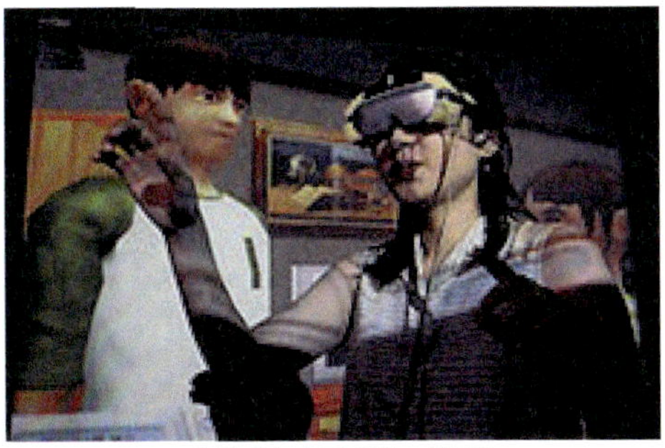

사회기술훈련 받는 환자[c]

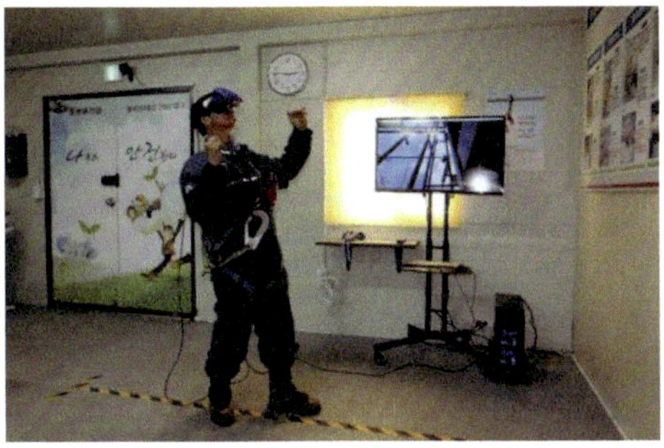

VR을 활용한 건설현장 안전교육[d]

출처: a 삼성전자, b 라온메타(주), c 구글 주간동아 기사, d 구글

SENTENTS 60세 이상을 위한 솔루션

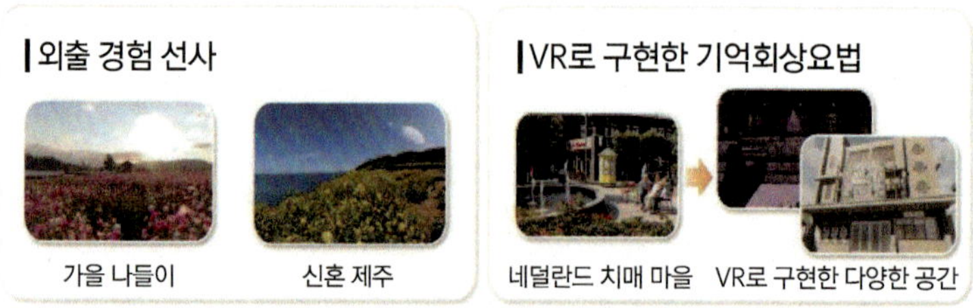

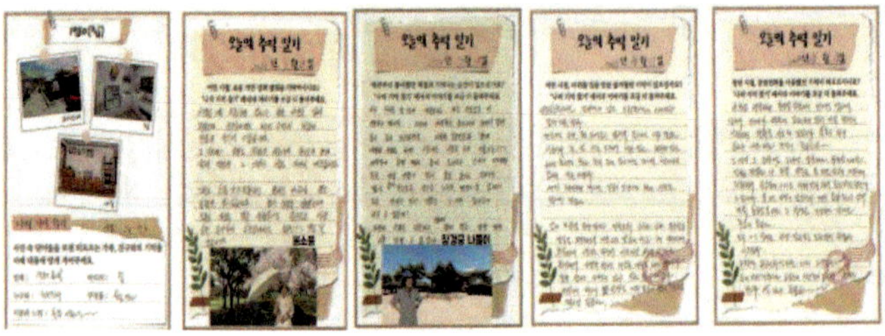

기억회상요법을 VR로 구현한
우울감 감소 및 인지개선 솔루션 SENTENTS

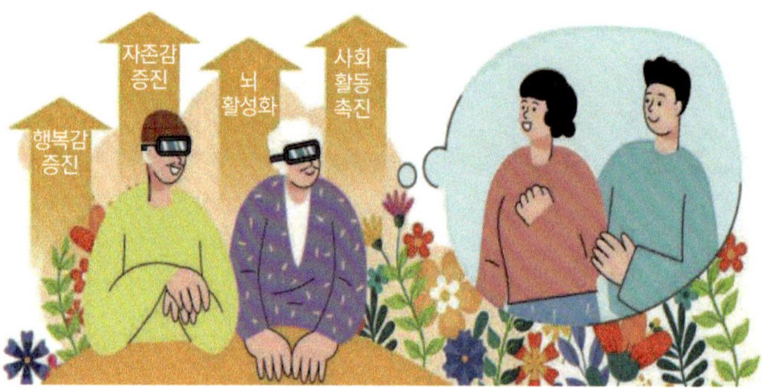

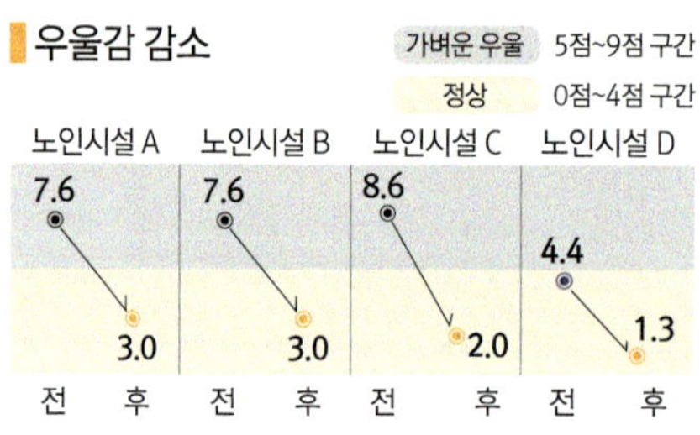

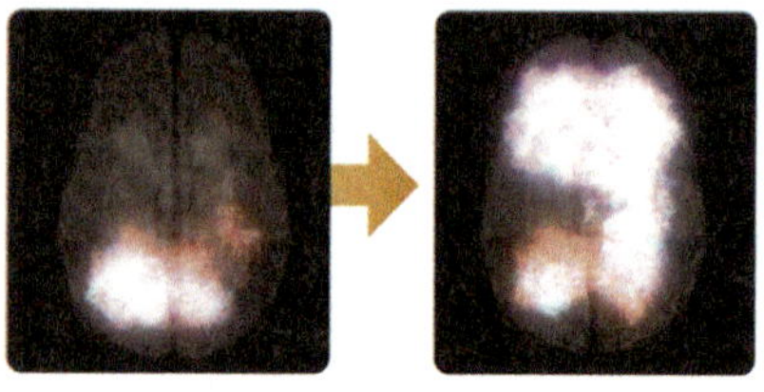

출처: Sentents

6) 사물인터넷(IoT) 센서

(1) 정의

사물인터넷(IoT) 센서는 물리적 환경에서 데이터를 수집하고, 이를 네트워크를 통해 전송하여 다양한 장치와 시스템이 서로 통신하고 상호작용할 수 있도록 하는 핵심 구성 요소이다. 이러한 센서들은 온도, 습도, 압력, 빛, 움직임 등 다양한 유형의 데이터를 감지하여 디지털 정보로 변환하고, 이 정보를 바탕으로 자동화된 의사결정을 가능하게 한다.

① IoT 센서의 정의 및 특징

- **네트워크 연결:** IoT 센서는 네트워크에 연결되어 데이터를 주고받을 수 있어야 한다.
- **데이터 수집:** 물리적 환경에서 다양한 데이터를 수집한다.
- **데이터 변환:** 수집된 데이터를 디지털 형태로 변환한다.
- **지능형 서비스 제공:** 수집된 데이터를 분석하여 사용자에게 유용한 정보를 제공하고, 다양한 서비스를 가능하게 한다.
- **자동화된 의사결정:** 수집된 데이터를 기반으로 시스템이 자동으로 의사결정을 내릴 수 있도록 한다.

IoT 센서는 다양한 분야에서 데이터 기반의 의사결정을 가능하게 하고, 효율성을 높이며, 새로운 서비스를 창출하는 데 중요한 역할을 한다.

(2) 적용 및 효과

IoT 센서는 다양한 산업과 일상생활에 적용되어 효율성 증대, 생산성 향상, 안전 강화, 비용 절감 등 다양한 긍정적 효과를 창출하고 있다. 물리적 세계와 디지털 세계를 연결하는 핵심 요소로서, 데이터 기반의 의사결정을 가능하게 하고 새로운 가치를 창출하는 데 기여한다.

① 다양한 산업 분야에서의 IoT 센서 적용 및 효과

- 스마트 시티
  - 적용: 교통량 감지 센서, 대기 오염 측정 센서, 스마트 가로등 센서, 주차 관리 센서 등
  - 효과: 교통 흐름 최적화, 대기의 질 개선, 에너지 절감, 주차 공간 효율 증대, 시민 안전 강화 등

- **스마트 홈**
  - 적용: 온도 조절 센서, 조명 제어 센서, 보안 센서, 가전제품 제어 센서 등
  - 효과: 에너지 소비 절감, 보안 강화, 가전제품 자동 제어, 사용자 편의성 증대, 스마트한 생활 환경 제공
- **헬스케어**
  - 적용: 웨어러블 심박수 측정 센서, 활동량 측정 센서, 혈압 측정 센서, 원격 환자 모니터링 센서 등
  - 효과: 환자 건강 상태 실시간 모니터링, 맞춤형 건강 관리 서비스 제공, 질병 예방, 의료 비용 절감, 원격 의료 지원
- **농업**
  - 적용: 토양 수분 센서, 온도 센서, 습도 센서, 기상 센서, 작물 생장 모니터링 센서 등
  - 효과: 작물 생육 환경 최적화, 수확량 증대, 농업 생산성 향상, 농업 자원 효율적 관리, 스마트 농업 실현
- **제조업**
  - 적용: 생산 라인 모니터링 센서, 품질 관리 센서, 설비 상태 감시 센서, 안전 센서 등
  - 효과: 생산 효율성 향상, 제품 품질 개선, 설비 고장 예측 및 예방, 안전 사고 감소, 스마트 공장 구축
- **물류 및 유통**
  - 적용: 위치 추적 센서, 온도 및 습도 센서, 충격 감지 센서, 재고 관리 센서 등
  - 효과: 물류 추적 및 관리 효율성 향상, 제품 품질 유지, 재고 관리 최적화, 물류 비용 절감, 공급망 관리 효율화

(3) 스마트헬스케어에서의 IoT 센서 적용 및 효과

스마트헬스케어 분야에서 IoT 센서는 환자의 건강 상태를 실시간으로 모니터링하고, 개인 맞춤형 건강 관리 서비스를 제공하며, 의료 효율성을 높이는 데 중요한 역할을 한다. IoT 센서는 웨어러블 기기, 임플란터블 기기, 스마트 홈 기기 등 다양한 형태로 적용되어 환자의 건강 데이터를 수집하고, 의료진에게 전송하여 신속하고 정확한 의사결정을 지원한다.

① 스마트헬스케어 IoT 센서의 주요 적용 분야 및 효과

- **만성 질환 관리**
  - 적용: 웨어러블 심박수 측정 센서, 혈압 측정 센서, 혈당 측정 센서, 활동량 측정 센서 등을 통해 환자의 심혈관 건강, 혈압, 혈당, 운동량 등을 실시간으로 모니터링
  - 효과: 환자의 건강 상태 악화를 조기에 감지하고, 의료진에게 알림을 보내어 신속한 대처 가능. 환자 스스로 건강 관리를 할 수 있도록 동기 부여를 제공하고, 맞춤형 건강 관리 서비스를 제공하여 만성 질환의 진행을 늦추거나 예방
- **원격 환자 모니터링**
  - 적용: 환자의 생체 신호를 측정하는 센서, 복약 여부를 감지하는 센서, 낙상 감지 센서 등을 통해 환자의 건강 상태 및 안전을 원격으로 모니터링
  - 효과: 환자가 병원에 방문하지 않고도 지속적인 건강 관리를 받을 수 있도록 하여 의료 접근성을 높이고, 의료 비용 절감. 특히, 거동이 불편한 노인이나 만성 질환 환자에게 유용하며, 응급 상황 발생 시 신속하게 대처할 수 있도록 지원
- **스마트병원**
  - 적용: 환자 위치 추적 센서, 의료 장비 상태 감시 센서, 약물 관리 센서 등을 통해 병원 내 환자의 위치를 파악하고, 의료 장비의 상태를 실시간으로 감시하며, 약물 투약의 오류를 예방
  - 효과: 병원 운영 효율성을 높이고, 환자 안전을 강화하며, 의료 서비스 질 향상. 환자 대기 시간 감소, 의료진 업무 부담 감소, 의료 사고 예방 등의 효과 기대

- **정신 건강 관리**
  - **적용:** 뇌파 측정 센서, 스트레스 측정 센서, 수면 패턴 분석 센서 등을 통해 환자의 정신 건강 상태를 모니터링하고, 맞춤형 정신 건강 관리 서비스 제공
  - **효과:** 우울증, 불안, 스트레스 등 정신 질환을 조기에 진단하고 예방하며, 치료 효과 향상. 특히, VR/AR 기술과 연계하여 정신 질환 치료에 새로운 가능성 제시
- **개인 맞춤형 건강 관리**
  - **적용:** 다양한 웨어러블 기기 및 스마트 홈 기기를 통해 수집된 개인 건강 데이터를 분석하여 맞춤형 건강 관리 서비스 제공
  - **효과:** 개인의 건강 상태, 생활 습관, 유전적 요인 등을 고려한 맞춤형 운동, 식단, 수면 관리 등을 제공하여 건강증진 효과 극대화

IoT 센서는 다양한 분야에서 혁신적인 변화를 주도하고 있으며, 앞으로 더욱 광범위하게 적용되어 우리의 삶을 더욱 편리하고 안전하게 만들어 줄 것으로 기대된다. 특히, 인공지능(AI)과의 융합을 통해 더욱 지능적인 의사결정을 지원하고, 새로운 가치를 창출하는 데 기여할 것이다. 또한, 환자 중심의 의료, 예방 중심의 건강 관리, 맞춤형 의료 서비스를 제공하는 데 크게 기여할 것으로 기대된다.

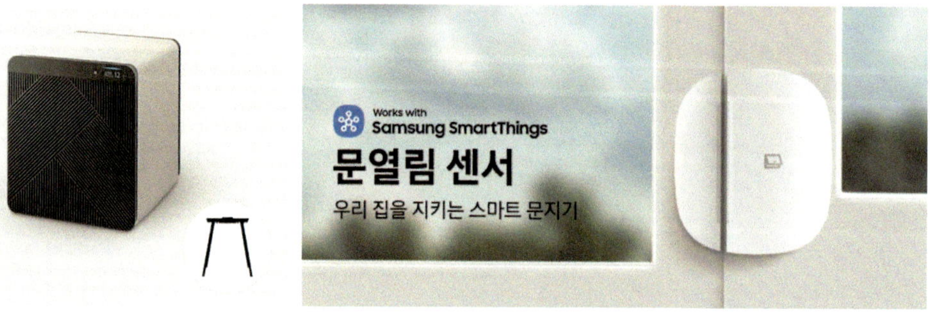

출처: SmartThings

그림 4-16 공기센서와 문열림센서

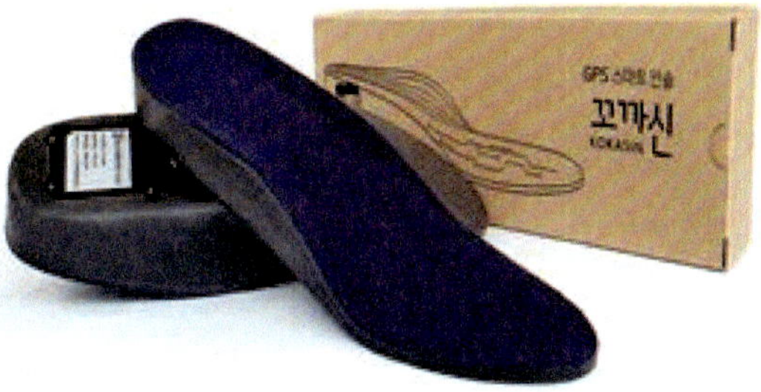

출처: 꼬까신

그림 4-17 GPS센서가 부착된 깔창

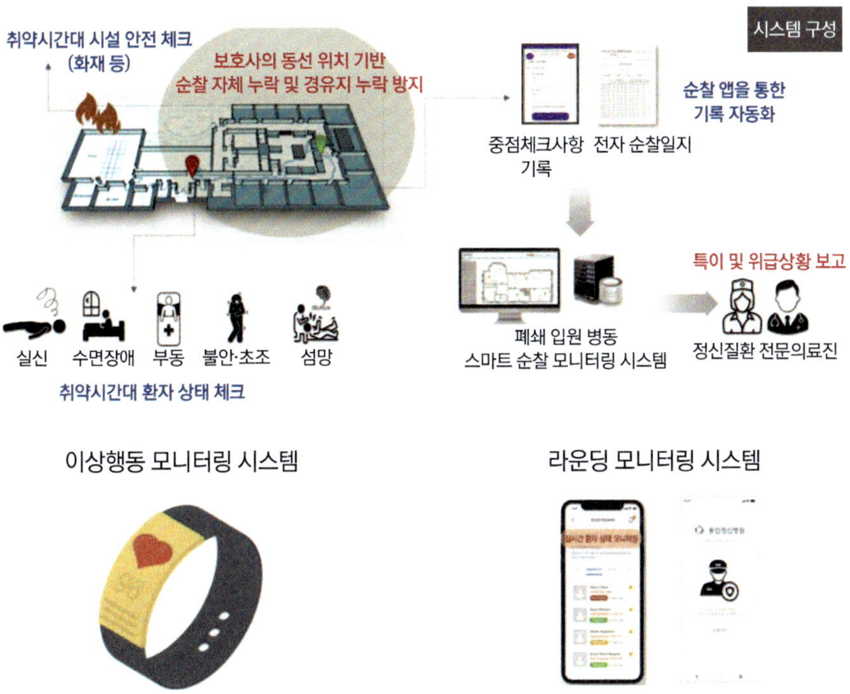

출처: 용인정신병원 https://smartdx.yonginmh.co.kr/bios3

그림 4-18 스마트이상행동 모니터링

2 주거영역에서 적용되는 스마트헬스케어 기술

주거영역에서의 스마트헬스케어는 단순히 잠을 자는 공간을 넘어, 돌봄이 필요한 개인이 안전하고 편안하게 생활하며 필요한 지원을 받을 수 있는 환경을 의미한다. 이는 다양한 형태와 기능을 가지며, 개인의 건강 상태, 연령, 필요로 하는 돌봄의 정도에 따라 맞춤형으로 제공될 수 있다.

1) 주요 개념 및 유형

① 주거(Housing)

가장 기본적인 형태로, 돌봄이 필요한 개인이 거주하는 물리적인 공간을 의미한다. 이는 일반 가정집, 독립형 아파트 등 다양한 형태를 포함할 수 있다. 중요한 것은 이 공간이 돌봄 서비스와 연계될 수 있는지 여부에 해당한다. 예를 들어, 재가 방문 돌봄 서비스를 받는 어르신은 자신의 집에 계속 거주할 수 있다.

② 레지던스(Residence)

주거의 개념보다 더 나아가, 주거 공간과 함께 특정 돌봄 서비스 및 편의시설이 통합되어 제공되는 복합적인 주거 형태를 의미한다. '레지던스'라는 용어는 특히 노인 돌봄이나 장애인 돌봄 분야에서 자주 사용되고 있다.

돌봄 영역의 레지던스는 주로 다음과 같은 유형으로 분류할 수 있다.

① **독립 생활 지원형 레지던스**(Independent Living Facilities)

비교적 건강하고 독립적인 생활이 가능한 어르신을 위한 주거 형태이다. 식사, 청소, 세탁 등 기본적인 편의 서비스가 제공될 수 있으며, 응급 호출 시스템이나 소셜 활동 프로그램 등이 포함되기도 한다. 필요에 따라 외부 돌봄 서비스를 연계하여 이용할 수 있다.

② **보조 생활 지원형 레지던스**(Assisted Living Facilities)

일상생활 활동(Activities of Daily Living, ADL)에 일부 도움이 필요한 어르신이나 장애인을 위한 주거 형태이다. 식사, 목욕, 옷 입기, 약 복용 등 개인적인 돌봄 서비스가 제공되며, 24시간 직원 상주, 의료 서비스 연계 등이 이루어진다. 개인의 필요에 따라 맞춤형 돌봄 계획이 수립된다.

③ 기억 보조 생활 지원형 레지던스(Memory Care Facilities)

알츠하이머병이나 기타 치매를 앓는 어르신을 위해 특화된 시설이다. 안전하고 자극이 적은 환경을 제공하며, 인지 기능 유지 및 행동 관리를 위한 전문적인 프로그램과 직원이 상주하고 있다. 시설 내부에 보안 시스템이 강화되어 배회 등으로부터 안전을 확보하고 있다.

④ 숙련 간호 시설(Skilled Nursing Facilities/Nursing Homes)

가장 높은 수준의 의료 및 돌봄 서비스가 필요한 어르신을 위한 시설이다. 만성 질환 관리, 재활 치료, 24시간 전문 간호 인력에 의한 의료 서비스가 제공되고 있다. 장기 요양을 필요로 하는 노인이나 중증 장애인이 주로 이용하고 있다.

⑤ 주간/야간 보호 센터(Day/Night Care Centers)

레지던스 형태는 아니지만, 주거 환경을 유지하면서 부분적인 돌봄을 제공하는 시설이다. 낮 또는 밤에만 시설을 이용하고, 나머지 시간에는 자신의 집으로 돌아간다. 주로 재가 돌봄의 보완적인 형태로 활용되고 있다.

2) 돌봄에서의 주거 및 레지던스의 중요성

① 안전 및 편안함

돌봄이 필요한 개인이 안전하고 위생적인 환경에서 편안하게 생활할 수 있도록 한다.

② 맞춤형 돌봄

개인의 필요와 건강 상태에 맞는 맞춤형 돌봄 서비스를 제공하여 삶의 질을 향상시킨다.

③ 사회적 교류

다양한 프로그램을 통해 다른 거주자들과 교류하며 사회적 고립을 방지하고 활기찬 생활을 돕는다.

④ 가족 부담 경감

가족 구성원이 돌봄 부담에서 벗어나 자신의 삶을 유지하면서도 필요한 돌봄을 제공할 수 있도록 돕는다.

⑤ 의료 접근성

필요시 신속하게 의료 서비스에 접근할 수 있도록 돕는다.

3) 미래의 주거 및 레지던스 트렌드

① 재택 돌봄 강화 및 통합

시설 중심에서 벗어나 개인이 살던 곳에서 돌봄을 받을 수 있도록 재택 돌봄 서비스가 더욱 강화되고, 주거 공간과 돌봄 서비스가 유기적으로 연계될 것이다.

② 스마트 기술 활용

사물인터넷(IoT), 인공지능(AI) 등 스마트 기술을 활용하여 돌봄의 효율성을 높이고, 거주자의 안전과 편의를 증진시킬 것이다(예: 낙상 감지 센서, 비상 호출 시스템, 스마트 건강 모니터링).

③ 개인의 존엄성 및 자율성 존중

돌봄 서비스 제공 시 개인의 선택권과 자율성을 최대한 존중하는 방향으로 변화할 것이다.

④ 다세대 통합 주거

젊은 세대와 노인 세대가 함께 거주하며 상호 돌봄과 교류를 통해 시너지를 창출하는 형태의 주거 모델이 확산될 수 있다.

⑤ 커뮤니티 기반 돌봄

지역사회 내에서 돌봄 자원을 연계하고, 거주자들이 커뮤니티의 일원으로서 적극적으로 참여할 수 있는 환경을 조성하는 방향으로 발전할 것이다.

돌봄 영역에서의 주거 및 레지던스는 돌봄이 필요한 모든 이들에게 인간다운 삶을 보장하고, 사회 구성원으로서 존엄성을 유지할 수 있도록 돕는 매우 중요한 요소이다.

4) 국내 및 국외 주거 사례

(1) 국내 돌봄 주거 사례

① LH 노인지원주택

LH(한국토지주택공사)는 전국적으로 고령자 복지주택 사업을 추진하며, 특히 서울, 부산, 광주, 경기 안산 등지에서 신축 매입 임대주택 형태로 노인지원주택을 공급하고 있다. 이 주택들은 배리어프리(Barrier-free) 인증을 받거나, 지역사회 통합돌봄 사업과 연계하여 서비스가 결합된 형태로 운영된다. 주택 내 응급호출기, 활동량 감지기 등을 통해 24시간 비대면 돌봄 환경을 조성하기도 한다.

② 지역사회 통합돌봄 연계 주택

부산 진구, 광주, 안산 등지에서는 지역사회 통합돌봄 사업의 일환으로 노인 주택이 추진되어 사회복지법인이 위탁 운영하며 프로그램 운영 및 서비스 제공을 담당하고 있다. 광주의 사례는 작업치료사와 대학생 자원봉사자가 상주하며 주간 근무 및 야간 응급상황을 지원하기도 한다.

③ 마포 서봄하우스, 노원 건강안심주택

주거 기반 돌봄 서비스를 통해 "살던 곳에서 건강한 삶을" 지향하는 사례로 마포 서봄하우스와 노원 건강안심주택이 있다.

④ 협동조합형 사회주택

남양주의 '위스테이별내'와 같은 협동조합형 아파트는 공동체 돌봄 활동을 강조하며 육아 친화형 아파트를 표방하는 등 주민 참여를 통해 공동체성을 만들어 가는 사례로 주목받고 있다.

⑤ 시니어 대상 플랫폼 스타트업 주도

케어링, 한국시니어연구소, 케어네이션, 케어닥 등의 스타트업은 요양 및 간병 매칭뿐만 아니라 생활 돌봄 서비스, 방문 재활 운동 등 시니어 라이프 전반을 케어하는 서비스를 제공하며, '케어닥 케어홈'과 같은 주거형 케어홈도 운영하고 있다.

⑥ 중산층 대상 공공형 주택 제안

기존의 저소득층 위주 공공임대주택이나 고소득층을 위한 민간 실버타운 외에, 중산층을 위한 '골드빌리지'와 부모-자녀-손자녀 3대가 함께 거주하는 '3대 거주형 주택' 모델이 제안되고 있다.

(2) 해외 돌봄 주거 사례

① 네덜란드 '호그백 마을' (Hogeweyk Village)

치매 노인을 위한 혁신적인 마을로, 국가에서 비용을 부담하여 치매 노인이 '케어 팜(Care Farm)'에서 일하고 시간을 보내는 것을 치유 및 재활 서비스로 인정하여 치매 노인이 각자 생활 양식을 유지하며 살아갈 수 있도록 돕고 있다.

② 미국 '연속 돌봄 은퇴 주거' (Continuing Care Retirement Communities, CCRCs)

시니어가 가진 자립 의지를 지원하면서도 노화에 따라 지속적인 돌봄을 제공하는 것을 목표로 한다. 독립생활, 보조생활, 간호생활의 3단계로 나뉘며, 동일한 단지 내에서 건강 상태 변화에 따라 필요한 서비스로 전환하며 평생 거주할 수 있도록 돕는다.

③ 핀란드 '로푸키리' (Loppukiri)

노인들이 직접 주택 조합을 만들고 공동체를 형성하며, 국가 행정기관의 도움을 받은 사례로, 국내 공공 부문에서 많이 벤치마킹해야 할 노인 주거 복지 시설 사례로 평가되고 있다.

④ 영국 사회주택

장애인과 같은 취약계층을 위한 사회주택은 민간이나 협회 등에 의해 건설되며, 주거 환경 개선에 보조기기 활용을 포함하는 등 다각적인 주거 지원 방식을 활용하고 있다.

⑤ 독일의 복합 주거 지원 시설

독일은 공공과 민간이 균형적으로 노인의 지원 필요 정도를 기준으로 한 복합 주거 지원 시설을 형성하고 있다.

⑥ 일본 시니어 레지던스

미쓰이부동산에서 개발한 '파크웰스테이트(PARK WELLSTATE)'와 '사쿠라비아 세이죠(SACRAVIA Seijo)' 등이 대표적이다. 특히 사쿠라비아 세이죠는 높은 가격대에도 불구하고 자신의 객실에 머물며 돌봄 및 치료 지원을 받을 수 있어 인기가 높다.

⑦ 일본의 노인 주거 보장 정책

1층에 어린이집, 2층에 일반 임대 주택이 있는 '오니니 커뮤니티 하우스'와 같이 같은 건물에 여러 세대가 함께 거주하며 돌봄 서비스를 연계하는 사례도 있다. 또한, 홈 헬퍼와 간호사 배치를 늘리고 주간 보호와 같은 중간 시설을 주택지에 우선적으로 배치하고 있다.

이러한 국내외 사례들은 돌봄 영역에서의 주거 및 레지던스가 단순한 거주 공간을 넘어, 개인의 필요에 맞는 다양한 돌봄 서비스를 통합적으로 제공하며, 공동체 및 의료 서비스와 연계하여 삶의 질을 높이는 방향으로 발전하고 있음을 보여주고 있다.

(3) 국내 · 외 예시 사례

① 부산 기장의 오시리아 VL라우어

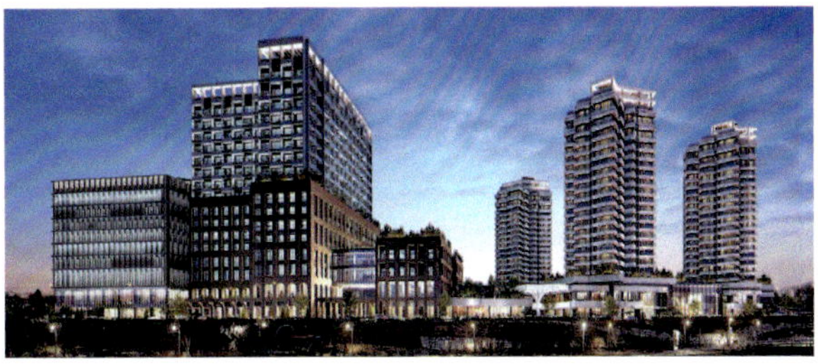

출처: 오시리아 VL라우어 http://www.xn--oi2br3yuva.kr/page/page28

그림 4-19 부산 기장의 오시리아 VL라우어

2024년 말, 국토교통부에서는 고령자 민간임대주택 '실버스테이'의 도입을 발표하며, 첫 시범사업으로 구리갈매역세권에 민간사업자 공모를 추진하였다. 실버스테이의 취지는 일반 실버타운보다 저렴한 가격으로, 고령자 복지주택보다는 편의시설 및 서비스를 강화한 '중산층' 고령자 대상의 공공지원 민간임대주택이다.

우리보다 앞서 초고령화 사회를 겪은 일본에서는 소득 수준과 돌봄의 정도에 따라 촘촘하고 세분화된, 수요자의 입장에서 선택지가 넓은 다양한 유형을 갖추고 있다. 실버스테이의 가격수준, 서비스 제공의 지속성 등 취지에 맞게 지속 가능한가에 대해 논란이 많은 것은 사실이다. 실버스테이가 고령자를 위한 주거유형 다양화의 출발선 역할을 할 수 있길 기대한다.

② 일본, 세심한 케어 서비스와 거주자 선택지의 다양성에 집중

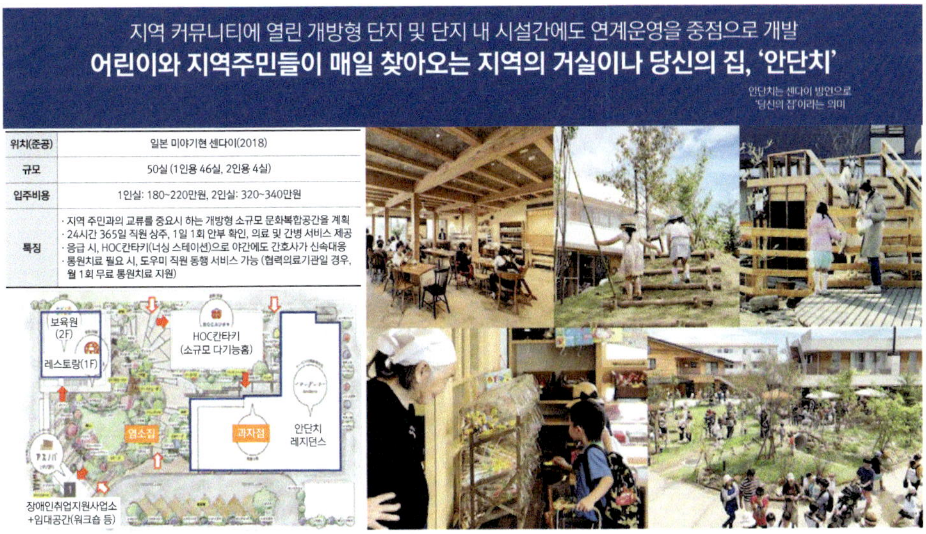
지역 커뮤니티에 열린 개방형 단지 및 단지 내 시설간에도 연계운영을 중점으로 개발
어린이와 지역주민들이 매일 찾아오는 지역의 거실이나 당신의 집, '안단치'
안단치는 센다이 방언으로 '당신의 집'이라는 의미
위치(준공) 일본 미야기현 센다이(2018)
규모 50실 (1인용 46실, 2인용 4실)
입주비용 1인실: 180~220만원, 2인실: 320~340만원
특징
· 지역 주민과의 교류를 중요시 하는 개방형 소규모 문화복합공간을 계획
· 24시간 365일 직원 상주, 1일 1회 안부 확인, 의료 및 간병 서비스 제공
· 응급 시, HOC칸타키(너싱 스테이션)으로 야간에도 간호사가 신속대응
· 통원치료 필요 시, 도우미 직원 동행 서비스 가능 (협력의료기관일 경우, 월 1회 무료 통원치료 지원)
보육원 (2F)
레스토랑(1F)
HOC칸타키 (소규모 다기능홈)
염소집
과자점
안단치 레지던스
장애인취업지원사업소 +임대공간(워크숍 등)

출처: 안단치 레지던스, 일본 센다이 ©해안건축 H-SLP(해안시니어라이프플랫폼)자료 중 발췌

그림 4-20 안단치 레지던스

일본은 주거와 의료 서비스를 통합하여 제공하는 방식에 다양성을 두고 수요자의 특성에 맞게 선택할 수 있는 옵션이 많은 것이 특징이다. 특히, 일본의 모델은 치매 지원과 같은 전문적인 서비스와 지역사회 연계에 중점을 두고 있어, 상대적으로 세심한 돌봄을 제공하는 것이 특징이다. 일본 정부는 2000년 개호보험(한국의 장기요양보험 유사제도) 도입과 동시에 민간사업의 기반을 마련하기 시작하였으며, 시대적 요구와 민간 시장 활성화에 맞춘 제도적 개선 및 구체화를 지속하고 있다.

2011년부터도입된 '사코주(サ高住)'라고도 불리는 '서비스 제공고령자주택'은 외형적으로는 임대주택과 유사한 형태로 중산층에게 저렴한 가격으로 공급하기 위해 정부의 건설보조금, 세제 및 금융 등 제도적 지원으로 민간에서 공급하는 형태이다. 시니어의 안전을 고려한 주거공간을 갖추고 안부 확인 등 간단한 생활지원서비스를 제공한다. 외부인도 이용할 수 있는 '다세대 지역교류형' 병설 시설을 별도로 운영하며 일상생활 지원뿐만 아니라, 사회적 참여와 지역사회와의 연결성을 강조하고 있다.

센다이의 '안단치'는 사코주인 안단치 레지던스와 단지 내 레스토랑, 보육원, 다목적형 임대공간과 특히 시니어가 직접 운영하는 과자집은 늦은 오후시간에도 동네 어린이들로 시끌벅적한 분위기를 볼수 있다. 특히 단지의 주 출입구에 위치한 염소집은 지나가던 지역 주민들의 발걸음을 끌어들이고 단지 내 시니어들과의 자연스러운 커뮤니케이션을 유도하며 단지의 마스코트 역할을 톡톡히 하고 있다.

현재 일본은 후기고령자 세대를 고려한 신모델의 필요성이 강조되고 있으며, 한편으로는 2차 세계대전 이후 물질적으로 풍요로웠던 단카이 세대(1947~1949년 사이에 베이비붐으로 태어난 세대)의 진입에 맞춰 기업중심으로 선보이고 있다. '미쓰이 부동산 레지덴셜'이 시행한 일본 도쿄 도심의 초호화 웰니스시니어 레지던스(유료노인홈)'파크웰스테이트 니시아자부'가 그 사례 중 하나일 것이다. 일본 시니어 레지던스 개발의 대형화, 도심화, 복합화는 계속 증가할 것으로 예측되며, 이미 공급된 다양한 시니어 레지던스에 비해 경쟁력을 갖추기 위해 입지조건에 따른 차별화 전략과 전문적 운영 능력이 필수적이기 때문이다.

5) '한국형' 시니어 레지던스의 미래 방향성

한국의 시니어 레지던스 시장은 급속한 고령화와 함께 빠른 대응이 필요하나, 현재까지는 양적인 공급에 집중한 정부의 정책과 주거분양시장을 대체할 상품으로 바라보는 민간의 시각으로, 정부의 활성

노유복합공간 사례

사례. Kampung Admiralty

6층 평면도

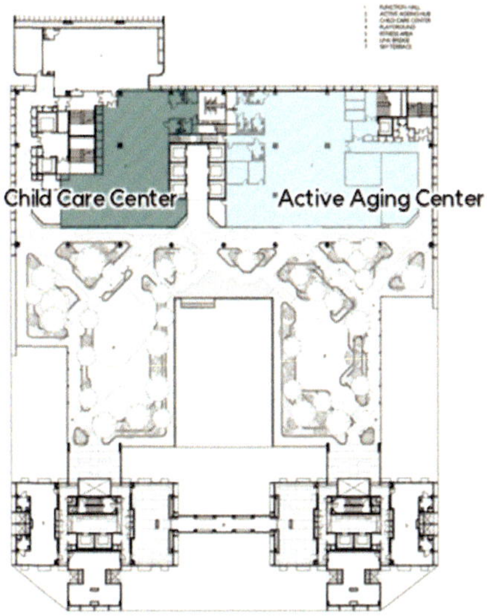

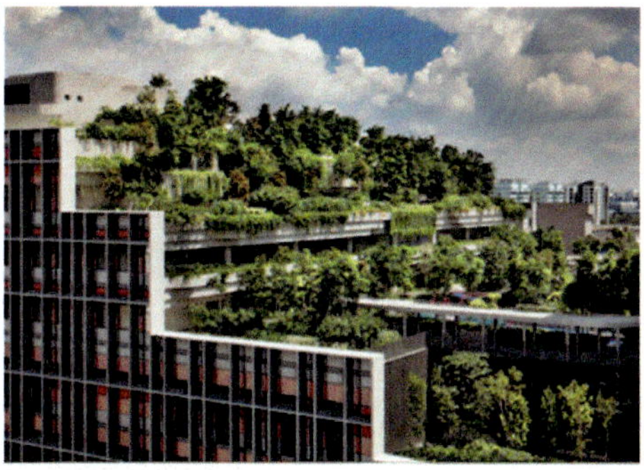

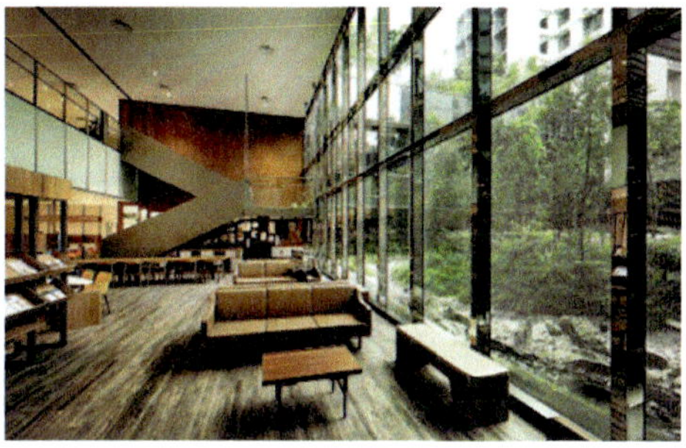

출처: 캄퐁 애드미럴티,싱가포르 ©해안건축 H-SLP(해안시니어라이프플랫폼)자료 중 발췌

그림 4-21 캄퐁 애드미럴티

화 대책에도 불구하고, 아직은 공급이 활발하지 못한 것으로 판단된다. 한국의 시니어들의 니즈를 파악하고 시니어를 위한 주거공간과 돌봄 서비스를 지속 가능한 시스템으로 구체화, 제도화하는 것이 필요할 것이다. 소득 여건에 따라, 요양 돌봄 서비스의 필요 수준에 따라 다양한 수요에 대응할 수 있는 주거 유형과 서비스의 세분화가 필요함과 동시에 민간과 공공의 협력방안의 구체화가 필요하다.

베이비붐 세대는 과거 세대와 달리 노후를 보다 능동적으로 계획하고 개개인의 라이프스타일을 추구하는 특성이 있다. 부부이더라도 독립적인 생활을 중요하게 여기며, 고령화 후기 단계에서 독립적인 생활을 유지하면서도 필요시 즉각적인 의료 지원을 받을 수 있는 '어시스트 케어 리빙'을 도입하거나, 상주요양서비스가 필요할 경우를 고려한 주거공간을 갖출 수 있다. 이처럼 수요 타겟과 서비스 수준에 따라 주거 공간과 서비스의 다양화 및 개개인의 라이프스타일에 따른 세심하고 차별화된 서비스로 거주의 지속성을 유지할 수 있는 것이 중요하다.

주거공간 외 공용공간 및 부대시설의 설계에 있어서는 시니어 세대의 사회적 참여와 커뮤니티 형성을 고려한 모델이 개발되어야 한다. 한국의 현재 시니어 세대는 '뉴 그레이(New Grey)'로 지칭되며, 과거에 비해 은퇴 시기를 늦추고 65세 이상의 나이에도 계속해서 일하거나, 은퇴 이후에도 프리랜서, 투자, 사업 등 지속적으로 활동적인 생활을 추구한다. 따라서, 시니어 레지던스는 단순한 주거 공간을 넘어 다양한 사회적 활동과 커뮤니티 프로그램을 제공해야 한다. 예를 들어, 고급형 시니어 레지던스의 경우, 전문 자산관리 서비스, 예술문화 교실, 대학의 평생교육원과의 연계한 교육프로그램, 국내외 자원봉사 프로그램 등을 통해 시니어들이 사회와 지속적으로 연결될 수 있는 기회를 제공하는 서비스와 공간을 제공할 수 있다.

중산층 타겟의 시니어 레지던스는 지역의 사회복지시설과 연계하여 문화여가 프로그램을 확장하거나, 시니어 일자리 제공, 혹은 반대로 시니어 프로그램을 운영하는 청년고용으로 지역 내 일자리창출 효과도 가져올 수 있으며, 레지던스 내 어린이집, 돌봄 시설 등 도입하여 맞벌이 부부의 육아 돌봄 서비스를 제공할 수도 있다. 싱가포르의 캄풍 애드미럴티의 시니어를 위한 주간보호센터와 아동돌봄센터를 한 층에 배치하고 일부 프로그램을 함께 운영하여 자연스럽게 세대 간 교류와 유대감 형성을 유도한 것은 좋은 사례이다. 이와 같이 시니어 참여형, 커뮤니티 공간과 프로그램은 그들의 삶을 풍요롭게 할 뿐만 아니라보다 넓은 사회적 네트워크를 형성할 수 있으며, 지역사회의 일원으로서 참여하는 기회를 유지하는 것에 그 의미가 있다.

요약

1. 돌봄영역에서 적용되는 스마트헬스케어 기술

1) 웨어러블 디바이스

- 질병 예방, 건강 유지, 체중 관리, 신체 활동 모니터링 등 다양한 헬스케어 분야에서 중요한 역할을 수행한다.
- 만성 질환 관리 및 원격 환자 모니터링에 유용하게 활용되어 환자의 상태를 실시간으로 추적하고 의료진에게 데이터를 제공함으로써 맞춤형 치료 계획 수립을 돕는다.
- 웨어러블 기기는 임상 시험에서 참가자의 수면 습관, 생체 측정, 신체 활동 데이터를 실시간으로 수집하는 데 사용되어 데이터의 정확성과 정밀도를 높이는 데 기여한다.

2) 스마트헬스케어 로봇

- 인공지능, 로봇 공학, 사물인터넷(IoT) 기술을 융합하여 의료 서비스의 질을 향상시키고, 의료진의부담을 경감하며, 환자의 독립적인 생활을 지원하는 데 기여하는 차세대 로봇이다.
- 스마트헬스케러 로봇은 다양한 형태로 개발되어 병원, 가정, 요양 시설 등 다양한 환경에서 활용되고 있으며, 의료 서비스 제공 방식에 혁신을 가져오고 있다.

3) AI 스피커

- 인공지능(AI)을 탑재한 음성 인식 기반의 스마트 기기로, 사용자가 음성으로 명령을 내리면 이를 인식하고 적절한 응답이나 서비스를 제공한다.
- AI 스피커는 다양한 기능을 수행할 수 있으며, 주로 음성 상호 작용, 음악재생, 스마트 홈 제어, 정보 제공, 헬스케어 등 기능을 한다.

4) 스마트 약상자

- 스마트 약상자는 약물 복용을 지원하고 관리하기 위해 설계된 지능형 장치이다.
- 기존의 일반 약상자와 달리, 스마트 약상자는 센서, 인공지능, 모바일 애플리케이션, 음성 안내 등의 기술을 활용하여 약 복용 시간을 알리고, 복용 여부를 모니터링하며, 필요한 경우 보호자나 의료진에게 정보를 전달할 수 있다.
- 스마트 약상자는 주로 노인, 만성 질환자, 약물 복용 일정이 복잡한 사람들을 위해 사용된다.

5) 스마트헬스케어 분야에서 IoT 센서

- 환자의 건강 상태를 실시간으로 모니터링하고, 개인 맞춤형 건강 관리 서비스를 제공하며, 의료 효율성을 높이는 데 중요한 역할을 한다.
- IoT 센서는 웨어러블 기기, 임플란터블 기기, 스마트 홈 기기 등 다양한 형태로 적용되어 환자의 건강 데이터를 수집하고, 의료진에게 전송하여 신속하고 정확한 의사결정을 지원한다.

2. 주거영역에서 적용되는 스마트헬스케어 기술

- 주거영역에서의 스마트헬스케어는 단순히 잠을 자는 공간을 넘어, 돌봄이 필요한 개인이 안전하고 편안하게 생활하며 필요한 지원을 받을 수 있는 환경을 의미한다.
- 주거의 개념은 가장 기본적인 형태로, 돌봄이 필요한 개인이 거주하는 물리적인 공간을 의미한다. 이는 일반 가정집, 독립형 아파트 등 다양한 형태를 포함할 수 있으며, 레지던스의 개념은 주거의 개념보다 더 나아가 주거 공간과 함께 특정 돌봄 서비스 및 편의시설이 통합되어 제공되는 복합적인 주거 형태를 의미한다.
- 돌봄 영역의 레지던스 유형으로는 독립생활 레지던수, 보조 생활 지원형 레지던스, 기억 보조 생활 지원형 레지던스, 숙련 간호 시설, 주간/야간 보호 센터 등이 있다.
- 돌봄에서의 주거 및 레지던스의 중요성으로는 안전 및 편안함, 맞춤형 돌봄, 사회적 교류, 가족 부담 경감, 의료 접근성을 꼽을 수 있다.
- 미래의 주거 및 레지던스 트렌드로는 재택 돌봄 강화 및 통합, 스마트 기술 활용, 개인의 존엄성 및 자율성 존중, 다세대 통합 주거, 커뮤니티 기반의 돌봄을 구축해야 한다.
- 본 장에서의 국내외 사례들은 돌봄 영역에서의 주거 및 레지던스가 단순한 거주 공간을 넘어, 개인의 필요에 맞는 다양한 돌봄 서비스를 통합적으로 제공하며, 공동체 및 의료 서비스와 연계하여 삶의 질을 높이는 방향으로 발전하고 있음을 보여주고 있다.

Reference

A. Londhe et al. (2022). Extracting Behavior Identification Features for Monitoring and Managing Speech-Dependent Smart Mental Illness Healthcare Systems, Computational Intelligence and Neuroscience, 6 May 2022. https://www.semanticscholar.org/paper/c0ebb137ccd890f1744c90cb5719c0991cb40cae

A. Mahroo et al. (2024). Leveraging Machine Learning for Physical Exercise Recommendation Based on Heart Rate: Older Adults Personalized Training, Published in International Forum on Research and Technologies for Society and Industry Leveraging a better tomorrow 18 Sep. 2024. https://www.semanticscholar.org/paper/e6dbdc2aaadbf306e688b1860f6c2f0bb6cc0675

D. Hirolikar et al. (2020). Development of Iot Enabled Green Cloud Computing Quality of Services- SOA Architecture Using Multi-Protocol Network Patrolling, Published 31 Mar. 2020. https://www.semanticscholar.org/paper/1bc5d20f79927a28ecac1c24c631ed3f1a801114

D. Rogale. (2018). PAMETNA ODJECA ZA BOLESNIKE I REKONVALESCENTE SMART CLOTHING IN HEALTHCARE AND CAREGIVING, Polytechnic and Design, 6, 2; 93-108. https://www.semanticscholar.org/paper/d68189c0ddba7791999dcd1db0b9cd30247c0798

D.A.M. Budida and R.S. Mangrulkar. (2018). Design and implementation of smart HealthCare system using IoT, IEEE, 01 February 2018. https://ieeexplore.ieee.org/abstract/document/8275903/

H. Jeon et al. (2017). Automatic Classification of Tremor Severity in Parkinson's Disease Using a Wearable Device, Sensors 2017, 17(9). https://www.mdpi.com/1424-8220/17/9/2067

H. Rauch and S. Werner. (2001). Neutron Interferometry: Lessons in Experimental Quantum Mechanics, https://www.semanticscholar.org/paper/5250607cf127624e48ac37b9dd6baf854b02fe74

Janani. P, and E. Ruby, (2023). A Review On Wearable Device Technology For Healthcare Industry Applications, Published in 2nd International Conference on Ambient Intelligence in Health Care (ICAIHC) 17 Nov. 2023. https://www.semanticscholar.org/paper/212b0e671efad69c13a143a6914140c46e8d3a19

K.J. Dsouza et al. (2024). On the Analysis and Application of Bio-Inspired Algorithms for Smart Navigation in Mobile Healthcare Robots, Published in 2024 6th International Conference on Electrical, Control and Instrumentation Engineering (ICECIE) 23 Nov. 2024. https://www.semanticscholar.org/paper/ab45847e8dd97f8d4add2e2444ded53845076835

L. Xu. (2019). From Connected Health to Smart Healthcare: A Path to Equitable Care Delivery, Published in World Congress on Services 1 July 2019. https://www.semanticscholar.org/paper/45efcdc5aa68d13c41b244ff86fd1ae81476e773

L. Zheng et al. (2023). MemoryCompanion: A Smart Healthcare Solution to Empower Efficient Alzheimer's Care Via Unleashing Generative AI, Published in arXiv.org 20 Nov. 2023. https://www.semanticscholar.org/paper/462d6d832c6ea4162c93b8ac3314caa1d99b839e

P. Kumar et al. (2022). A Review on Smart and Intelligent Techniques for Digital Tourism, International Journal of Scientific Research in Computer Science Engineering and Information Technology, 5 Dec. 2022. https://www.semanticscholar.org/paper/14b87fa1251f3bc33fb5a5a01e6914b8ee7aa620

P. Mathur, (2020). Overview of IoT and IIoT, https://www.semanticscholar.org/paper/35425053b75fa9f60fec12a05bf8a752d414c34f

S. Lalji et al. (2023). Impact of AI in Personalised Health Monitoring Using Wearable Devices, Published in International Journal For Multidisciplinary Research 17 Oct. 2023. https://www.semanticscholar.org/paper/80e43821b36b876ccf3d86e60a760d87c13c96f8

S. Nur, (2024). The Role of Digital Health Technologies and Sensors in Revolutionizing Wearable Health Monitoring Systems, Published in International Journal of Innovative Research in Computer Science & Technology 1 Nov. 2024. https://www.semanticscholar.org/paper/efb751f6c2854d55be506380885ed41ee6af04a4

S. Samajdar et al. (2024). Medication adherence in the elderly: A comprehensive review, National Journal of Pharmacology and Therapeutics, 1 Sep. 2024. https://www.semanticscholar.org/paper/c2ec4daa24f711f37eda69ef961340616bee2b37

Sarika. (2024). Investigation of Machine Learning-based Software Definition Network for Intrusion Detection in IoT, Published in Journal of Electrical Systems 10 June 2024. https://www.semanticscholar.org/paper/9df53d761deed17504b1cccb99a4789d7c7fedee

T. Minato et al. (2022). Overview of Dialogue Robot Competition 2022, http://arxiv.org/abs/2210.12863

T.C. Hsu et al. (2022). Socially Assistive Robots Assisting Older Adults in an Internet and Smart Healthcare Era: A Literature Review, IEEE 4th Eurasia Conference on IOT, Communication and Engineering (ECICE) 28 Oct. 2022. https://www.semanticscholar.org/paper/6006355f7c5e845775ca6150444a1da7be2c2324

V. Patil et al. (2022). Factors Affecting the Usage of Wearable Device Technology for Healthcare among Indian Adults: A Cross-Sectional Study, J. Clin. Med. 2022, 11(23). https://www.mdpi.com/2077-0383/11/23/7019

V. Vippalapalli and S. Ananthula. (2017). Internet of things (IoT) based smart health care system, IEEE, 26 June 2017. https://ieeexplore.ieee.or

[참고사이트]

노원구청(2024. 4. 17). 노원구 건강안심주택 1호 '함께하우스' 개소. 보도자료. https://www.nowon.kr/portal/saengsaeng/news/news01/view.do?idx=8220

마포구보건소(2024. 4. 16). 살던 곳에서 건강한 삶을! 마포구보건소 서봄하우스 6개월간의 기록. 마포구 보건소 블로그. https://blog.naver.com/mapo_health/223419084725

브런치(2023. 8. 8). 협동조합형 아파트 '위스테이별내'로 본 공동체 주택의 미래. https://brunch.co.kr/@seoul_shcorp/214

서울경제(2024. 2. 26). [단독]LH, 통합돌봄 연계 '노인 지원주택' 내년부터 전국 확대. https://www.sedaily.com/NewsView/2CXG2D9V0C

코리아헤럴드(2024. 7.1 5). [The Innovators] 스타트업이 뛰어든 시니어 라이프 케어… "진정한 돌봄은 집에서 시작". https://www.koreaherald.com/view.php?ud=20240715050302

한국토지주택공사(2024. 6. 5). LH, 통합돌봄 연계 고령자 복지주택 공급 확대 추진. 보도자료. https://www.lh.or.kr/bbs/view.do?key=670&code=BB_0010&vci=LH_BBS_BB0010_00000000003021&dspYn=Y

헤럴드경제(2024. 4. 18). 노원구 건강안심주택 1호 '함께하우스' 개소… '돌봄 사각지대' 해소. https://biz.heraldcorp.com/view.php?ud=20240418000578

해외 사례 관련 참고문헌

매경이코노미(2024. 3. 11). 고령화에 일본 시니어 레지던스 인기…미쓰이부동산 주도. https://magazine.mk.co.kr/money/view/2024/29887/

보건복지부(2023. 5. 8). 해외 주요국 고령화 대응 사례-미국. https://www.mohw.go.kr/react/al/sal0301vw.do?cid=B7&contSeq=376997

한국보건사회연구원(2023. 1. 9). 네덜란드 치매환자를 위한 돌봄 주거모델. 해외보건복지동향. https://www.kihasa.re.kr/web/publication/research/view.do?menuId=46&tid=71&bid=12&cid=83220

한국보건사회연구원(2023. 2. 20). 독일 노인 주거 지원제도 및 복합 주거 지원 시설 운영 사례. 해외보건복지동향. https://www.kihasa.re.kr/web/publication/research/view.do?menuId=46&tid=71&bid=12&cid=83533

한국언론진흥재단(2024. 3. 20). [기사분석] 인구 쇼크와 고령 사회의 돌봄. https://www.kpf.or.kr/board/96/view/2099354

한국장애인개발원(2021. 3. 17). 해외 장애인 주거지원 정책 및 사례 연구: 영국을 중심으로. https://www.koddi.or.kr/main/sub.do?menuIdx=141&brdIdx=2623&prgIdx=2&page=1

헬스케어 디자인 매거진 Vol, 57. [젊은 건축사의 Care-Full Space]. https://magazine-hd.kr/789

KDI 경제정보센터(2024. 2. 5). 초고령사회 대비를 위한 '노인 돌봄' 해외사례와 시사점. https://www.kdi.re.kr/research/economic-infocenter/column/view?seq=200

[참고 유튜브 링크]

KDI 경제교육·정보센터. [KDI 경제정보센터] e-경제정보리뷰: 디지털 헬스케어 개념편, https://youtu.be/8xSs9bQioJw?si=Uw6yjh6Zg7kHEDHS

5 장

스마트헬스케어와 윤리적 고려

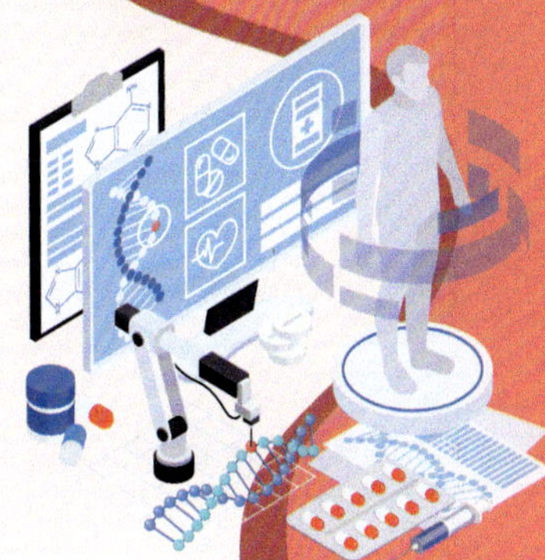

학습목표

1. 간호에서 디지털 소양의 중요성을 설명하고 윤리적 책임을 인식할 수 있다.
2. 데이터 프라이버시, 알고리즘 편향, 자율적 결정권 침해 등의 윤리적 문제를 파악할 수 있다.
3. 스마트헬스케어 윤리 문제 해결을 위한 국내외 사례와 실천 방안을 이해할 수 있다.
4. 기술 발전과 인간 중심 돌봄 간 균형을 유지하는 간호사의 역할을 정립할 수 있다.

1 디지털 소양과 윤리

1) 디지털 소양과 간호

4차 산업혁명과 인공지능 시대에 디지털 소양은 더 이상 선택이 아닌 필수가 되었다. 특히 미디어와 정보가 넘쳐나는 현대 사회에서 정확한 정보를 선별하고 교과적으로 활용하는 문제 해결 능력은 개인의 경쟁력과 직결되기도 한다. 돌봄 제공자와 대상자는 디지털 소양을 토대로 데이터를 효과적으로 관리하고, 기술의 한계를 이해하며 윤리적 판단을 내릴 수 있는 역량을 갖춰야 한다. 스마트헬스케어 또한 돌봄 제공자의 디지털 소양이 부족할 경우 다양한 윤리적 문제가 발생할 수 있다. 예를 들어, 웨어러블 기기의 데이터 해석 오류는 대상자의 건강 상태를 잘못 판단하여 잘못된 치료 결과를 가져올 수 있다.

디지털 소양과 세부역량

- 디지털 소양(Digital Literacy) 이해하기

  디지털 소양이란 정보통신기술(ICT)에 대한 이해를 바탕으로 디지털 기기와 정보를 윤리적, 효과적으로 활용할 수 있는 역량을 의미한다. 이는 단순한 기술 사용 능력을 넘어서, 정보 해석력, 디지털 권리·책임 인식, 프라이버시 보호 능력 등을 포함한다.

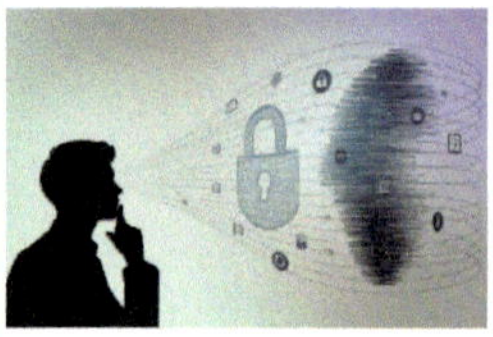

디지털 자기관리
자신의 디지털 흔적을 이해하고 관리하며, 건강한 기기 사용 습관을 기르는 능력으로, 온라인 활동의 영향력을 인식하고 기기 사용 시간을 조절한다.

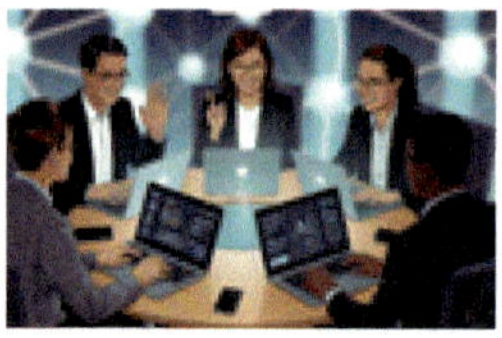

디지털 의사소통
온라인 예절을 지키며 효과적으로 소통하고, AI 도구를 활용해 협업하는 능력으로, 다양한 디지털 플랫폼에서 적절한 소통 방식을 선택하고 활용한다.

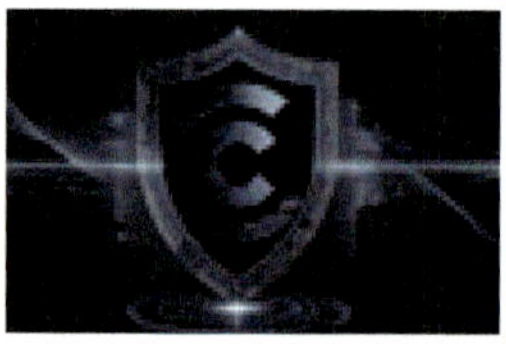

디지털 정보 보호
개인정보와 저작권 보호의 중요성을 이해하고, 사이버 폭력을 예방하는 능력으로, 온라인에서 자신과 다른 사람의 정보를 안전하게 보호하는 방법을 알고 실천한다.

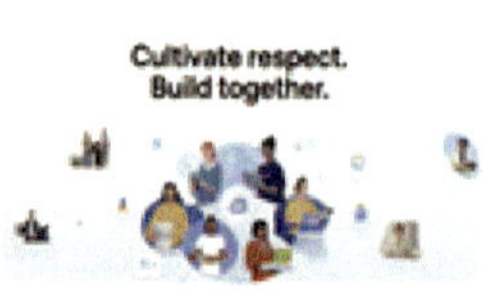

디지털 시민의식
온라인 세계에서 윤리적이고 책임감 있는 태도를 갖추는 것으로, 디지털 환경에서 다양성을 존중하고 공동체 규범을 지키며 사회적 책임을 다하는 자세를 포함한다.

돌봄 제공자는 대상자의 데이터를 활용할 때 데이터 소유권과 프라이버시를 존중해야 하며, 기술 개발자는 알고리즘의 편향성을 줄이는 데 주력해야 한다. 대상자는 스마트헬스케어 기술의 의미와 데이터 활용 목적을 충분히 이해하고 동의함으로써 자신의 데이터 주권(Data Sovereignty)을 보장받아야 한다.

데이터 주권 이해하기

[정의]

데이터 주권이란 개인의 데이터는 수집·저장된 위치가 아니라, 해당 개인이 속한 국가의 법률에 따라 보호받아야 한다는 원칙이다.

[보건의료에서 중요성]

환자의 건강정보가 외국 서버에 저장되면, 자국의 법이 아닌 외국법의 적용을 받을 수 있어 법적 보호에 한계가 발생한다.

[예시]

국내 의료기관이 미국 클라우드에 데이터를 저장하면, 미국의 데이터법과 한국법을 동시에 고려해야 한다.

돌봄 제공자는 최신 헬스케어 기술을 임상 현장에 적용할 수 있는 지식과 기술 그리고 이를 안전하고 책임감 있게 사용할 수 있는 윤리의식을 갖추어야 한다. 이는 대상자가 돌봄 제공자를 신뢰하고, 대상자 치료에 대한 책임감을 느끼는 데 중요한 역할을 한다. 스마트헬스케어 기술을 윤리적이고 효과적으로 활용하려면, 돌봄 제공자를 포함한 의료진과 대상자 모두가 디지털 소양을 함께 갖추어야 한다.

디지털 리터러시와 디지털 소양의 차별점

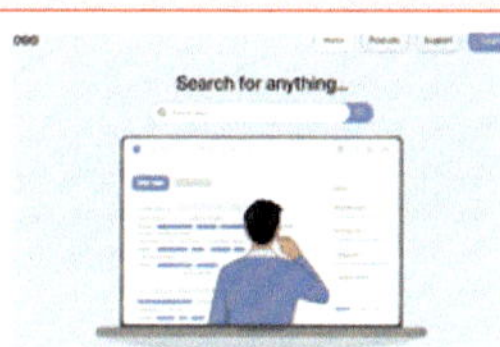

디지털 리터러시

디지털 리터러시는 정보의 단순 검색과 접근, 기본적인 디지털 도구 활용, 그리고 정보의 표면적인 이해와 해독, 기초적인 온라인 의사소통 능력

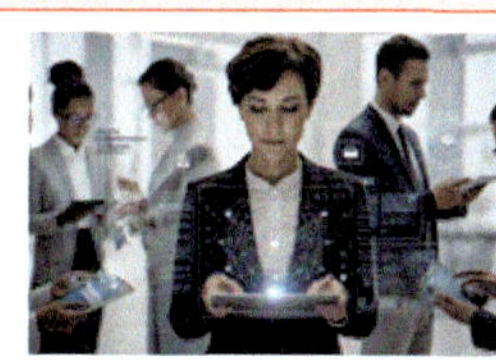

디지털 소양

디지털 소양은 정보를 비판적으로 평가하고 맥락을 이해하며, 창의적인 콘텐츠를 생산하고 공유하는 능력과 강화된 윤리 의식과 시민성, 디지털 안전 및 개인정보 보호, 그리고 협업을 통한 복잡한 문제 해결 능력을 포괄하는 개념

2) 스마트헬스케어와 윤리와 인간 중심 원칙

(1) 주요 윤리적 문제

스마트헬스케어 기술은 효율성과 접근성을 향상시키지만, 다음과 같은 윤리적 문제가 동반될 수 있다.

① 데이터 프라이버시 침해

데이터 프라이버시(Data Privacy)란 데이터 전반에 대한 프라이버시로 개인, 조직, 기업, 공공 데이터까지를 포함하며 데이터 관리 전체 과정에서의 개인 권리, 접근 통제, 데이터 주권 등을 포괄한다. 유전정보, 진단기록, 생활습관 등 민감한 개인정보를 포함하는 대상자 의료 데이터는 부적절한 데이터 접근 및 사용, 사생활 침해, 개인정보 도용 등의 문제를 일으킬 수 있다. 이를 예방하기 위해서는 의료기관 및 의료 데이터를 사용하는 의료진을 포함한 관련 업무를 수행하는 종사자 모두 명확한 데이터 소유권 및 프라이버시 정책을 철저히 준수해야 한다.

② 알고리즘 편향

AI 시스템은 학습 데이터에 따라 결과가 달라지며, 특정 집단에 편향된 데이터는 편향된 결과를 가져올 수 있다. 예를 들어, 성인 중심의 데이터로 학습된 알고리즘이 소아질환을 진단할 때 왜곡된 결과를 초래할 수 있다.

③ 자율성 침해

의료현장에서 인공지능(AI) 기술이 정교하고 편리하게 적용되면서, 돌봄 제공자가 AI의 진단 결과를 비판 없이 수용하는 경우가 발생할 수 있다. 또한, 대상자가 데이터 활용 방식에 대한 이해가 부족할 경우, 정보에 기반한 자율적 의사결정이 어려워지는 윤리적 문제가 나타날 수 있다.

윤리적 문제 상황

- **책임 소재의 모호성 → 책임 소재 명확화**
  AI가 잘못된 진단을 내리거나 부적절한 치료 방향을 제시했을 때, 대상자는 왜 이렇게 된 것인지 책임을 묻고 싶어하지만, 의료진과 병원, 기술 개발자 간에 누가 어떻게 책임을 져야 하는지 불분명한 상태가 발생할 수 있음
- **데이터 편향과 불평등 → 데이터 품질 관리**
  AI가 학습한 데이터가 특정 인종·성별·연령·지역 등에 따라 불균형적으로 구성되어 있으면, 그 결과물도 일부 집단에 유리하거나 불리하게 작동할 수 있음
- **투명성과 신뢰성 부족 → 설명 가능성 확보**
  AI가 모델을 업데이트하면서, 이전 버전에서는 권고하지 않았던 새로운 치료법이나 진단 결과를 제안하였지만 의료진과 대상자는 근거가 불투명한 변화 때문에 불안감과 의심이 커지고 AI 기술 전반에 대한 신뢰도가 저하될 수 있음

(2) 인간중심 접근의 원칙

스마트헬스케어 기술은 의료 판단을 보조하는 도구로서 사용되어야 하며, 대상자와의 상호작용과 정서적 교류를 중심에 두어야 한다. 의료진은 기술을 의사결정을 보조하는 도구로 활용하고, 대상자와의 상호작용을 우선시해야 한다. 예를 들어, 원격 진료 서비스를 제공하더라도 정기적으로 대면하는 과정을 병행하여 치료의 개인화와 정서적 교류를 유지하는 노력이 필요하다. 간호사는 기술이 주는 편리성과 대상자 존중 사이에서 균형을 잡아 인간 중심 접근을 유지해야 한다.

표 5-1 스마트헬스케어의 윤리적 설계와 관리 방안

항목	내용
프라이버시 보호	• 대상자의 동의를 얻어 데이터를 수집 • 데이터 암호화 및 접근 제어를 통해 보안을 강화
사용자 중심 설계	• 대상자와 의료진의 요구를 반영 • 기술의 사용성과 신뢰성을 향상
규제와 감독 강화	• 스마트헬스케어 기술의 윤리적 운영을 보장 • 정부와 전문 기관의 감독

3) 윤리적 문제 해결 사례

스마트헬스케어 기술 도입은 의료현장에서 새로운 윤리적 갈등을 초래하고 있다. 이에 관한 연구들은 다양한 윤리적 쟁점과 그 해결 방안을 사례적 상황으로 제시하고 있으며, 이를 정리하면 다음과 같다.

(1) 사례: AI기반 진단 오류

AI 기반 진단 시스템이 데이터 편향이나 학습 한계로 인해 오진을 유발할 수 있다는 문제가 논의되고 있다. 이러한 상황은 환자 안전을 위협하고, 의료진·기관·개발자 간 책임소재가 불분명해지는 윤리적 갈등을 초래한다. 이에 대한 해결 방안으로는 AI 결과를 보조적으로 활용하고, 최종 판단은 반드시 의료진이 내리도록 하는 이중 검증 체계 도입이 제시된다.

→ AI 활용에서 책임 규정을 명확히 하고 환자 안전을 보장해야 함을 보여준다(Challen et al., 2019; Beauchamp & Childress, 2019).

(2) 사례: 웨어러블 기기 데이터 무단 활용

웨어러블 기기로 수집된 개인 건강정보가 충분한 동의 없이 활용될 경우, 환자의 데이터 주권을 침해하는 심각한 윤리 문제가 발생할 수 있다. 연구에서는 이러한 위험을 예방하기 위해 동의 절차의 투명성을 강화하고, 데이터 접근 권한을 제한하는 시스템을 마련해야 한다고 제안한다.

→ 프라이버시 보호와 데이터 관리 체계의 필요성을 강조한다(이호용, 2021; 최규진 & 김병수, 2017; European Union, 2016).

(3) 사례: 대상자와 의료진 간 의사소통 갈등

스마트헬스케어 기술을 통한 원격 모니터링 과정에서 대상자가 기술적 설명을 이해하지 못하거나 정보 비대칭이 발생할 수 있다. 이는 대상자의 자율성을 침해하고 의료진에 대한 불신으로 이어질 수 있다. 이를 해결하기 위해서는 대상자가 쉽게 이해할 수 있는 설명자료, 대화형 동의 시스템, 피드백 반영 절차 등을 제공하는 것이 필요하다.

→ 대상자의 자율성 보장과 신뢰 형성을 위한 의사소통 전략의 중요성을 보여준다(NHS Digital, 2021; Health Canada, 2020).

사람이 중심이 되는 「인공지능(AI) 윤리기준」

「인공지능 윤리기준」은 '사람 중심의 인공지능'을 위한 최고 가치인 '인간성(Humanity)'을 위한 3대 기본원칙과 10대 핵심요건을 제시하고 있다.

1. 3대 기본원칙 – 인공지능 개발 및 활용 과정에서 고려될 3대 기본원칙

'인간성을 위한 인공지능(AI for Humanity)'을 위해 인공지능 개발에서 활용에 이르는 전 과정에서 고려되어야 할 기준으로 3대 기본원칙을 제시한다.

① 인간 존엄성 원칙

- 인간은 신체와 이성이 있는 생명체로 인공지능을 포함하여 인간을 위해 개발된 기계제품과는 교환 불가능한 가치가 있다.
- 인공지능은 인간의 생명은 물론 정신적 및 신체적 건강에 해가 되지 않는 범위에서 개발 및 활용되어야 한다.
- 인공지능 개발 및 활용은 안전성과 견고성을 갖추어 인간에게 해가 되지 않도록 해야 한다.

② 사회의 공공선 원칙

- 공동체로서 사회는 가능한 한 많은 사람의 안녕과 행복이라는 가치를 추구한다.
- 인공지능은 지능정보사회에서 소외되기 쉬운 사회적 약자와 취약 계층의 접근성을 보장하도록 개발 및 활용되어야 한다.
- 공익 증진을 위한 인공지능 개발 및 활용은 사회적, 국가적, 나아가 글로벌 관점에서 인류의 보편적 복지를 향상시킬 수 있어야 한다.

③ 기술의 합목적성 원칙

- 인공지능 기술은 인류의 삶에 필요한 도구라는 목적과 의도에 부합되게 개발 및 활용되어야 하며 그 과정도 윤리적이어야 한다.
- 인류의 삶과 번영을 위한 인공지능 개발 및 활용을 장려하여 진흥해야 한다.

2. 10대 핵심요건 – 기본원칙을 실현할 수 있는 세부 요건

3대 기본원칙을 실천하고 이행할 수 있도록 인공지능 전체 생명 주기에 걸쳐 충족되어야 하는 10가지 핵심요건을 제시한다.

① 인권보장

- 인공지능의 개발과 활용은 모든 인간에게 동등하게 부여된 권리를 존중하고, 다양한 민주적 가치와 국제 인권법 등에 명시된 권리를 보장하여야 한다.
- 인공지능의 개발과 활용은 인간의 권리와 자유를 침해해서는 안 된다.

② 프라이버시 보호

- 인공지능을 개발하고 활용하는 전 과정에서 개인의 프라이버시를 보호해야 한다.
- 인공지능 전 생애주기에 걸쳐 개인 정보의 오용을 최소화하도록 노력해야 한다.

③ 다양성 존중

- 인공지능 개발 및 활용 전 단계에서 사용자의 다양성과 대표성을 반영해야 하며, 성별·연령·장애·지역·인종·종교·국가 등 개인 특성에 따른 편향과 차별을 최소화하고, 상용화된 인공지능은 모든 사람에게 공정하게 적용되어야 한다.
- 사회적 약자 및 취약 계층의 인공지능 기술 및 서비스에 대한 접근성을 보장하고, 인공지능이 주는 혜택은 특정 집단이 아닌 모든 사람에게 골고루 분배되도록 노력해야 한다.

④ 침해금지

- 인공지능을 인간에게 직·간접적인 해를 입히는 목적으로 활용해서는 안 된다.
- 인공지능이 야기할 수 있는 위험과 부정적 결과에 대응 방안을 마련하도록 노력해야 한다.

⑤ 공공성

- 인공지능은 개인적 행복 추구뿐만 아니라 사회적 공공성 증진과 인류의 공동 이익을 위해 활용해야 한다.
- 인공지능은 긍정적 사회변화를 이끄는 방향으로 활용되어야 한다.
- 인공지능의 순기능을 극대화하고 역기능을 최소화하기 위한 교육을 다방면으로 시행하여야 한다.

⑥ 연대성

- 다양한 집단 간의 관계 연대성을 유지하고, 미래세대를 충분히 배려하여 인공지능을 활용해야 한다.
- 인공지능 전 주기에 걸쳐 다양한 주체들의 공정한 참여 기회를 보장하여야 한다.
- 윤리적 인공지능의 개발 및 활용에 국제사회가 협력하도록 노력해야 한다.

⑦ 데이터 관리

- 개인정보 등 각각의 데이터를 그 목적에 부합하도록 활용하고, 목적 외 용도로 활용하지 않아야 한다.
- 데이터 수집과 활용의 전 과정에서 데이터 편향성이 최소화되도록 데이터 품질과 위험을 관리해야 한다.

⑧ 책임성

- 인공지능 개발 및 활용과정에서 책임주체를 설정함으로써 발생할 수 있는 피해를 최소화하도록 노력해야 한다.
- 인공지능 설계 및 개발자, 서비스 제공자, 사용자 간의 책임소재를 명확히 해야 한다.

⑨ 안전성

- 인공지능 개발 및 활용 전 과정에 걸쳐 잠재적 위험을 방지하고 안전을 보장할 수 있도록 노력해야 한다.
- 인공지능 활용 과정에서 명백한 오류 또는 침해가 발생할 때 사용자가 그 작동을 제어할 수 있는 기능을 갖추도록 노력해야 한다.

⑩ 투명성

- 사회적 신뢰 형성을 위해 타 원칙과의 상충관계를 고려하여 인공지능 활용 상황에 적합한 수준의 투명성과 설명 가능성을 높이려는 노력을 기울여야 한다.
- 인공지능기반 제품이나 서비스를 제공할 때 인공지능의 활용 내용과 활용 과정에서 발생할 수 있는 위험 등의 유의사항을 사전에 고지해야 한다.

출처: 과학기술정보통신부(2020). 사람이 중심이 되는 「인공지능(AI) 윤리기준」마련 보도자료 인용

2 스마트헬스케어에서의 데이터 윤리와 보안 원칙

데이터 프라이버시와 보안 문제는 스마트헬스케어의 성공적인 운영을 위해 반드시 해결해야 할 윤리적 과제의 핵심이다. 데이터를 안전하게 관리하고 무단 사용 및 유출을 방지하기 위해 체계적인 데이터 관리와 보안 강화가 필요하다.

1) 데이터 수집

스마트헬스케어에서 데이터 수집은 명확한 목적과 대상자 동의를 기반으로 이루어져야 한다. 돌봄 제공자는 수집 목적, 사용 방식, 보관 기간 등을 대상자에게 충분히 설명하고, 자율적인 동의를 받아야 한다. 수집된 데이터는 최초 동의된 목적 범위 내에서만 활용되어야 하며, 새로운 목적으로 활용할 경우 추가 동의 절차는 필수적이다.

2) 데이터 저장

대상자 데이터는 저장 과정에서 강력한 보안 시스템으로 보호되어야 한다. 이를 위해 다음과 같은 조치가 필요하다.

① 암호화

데이터는 저장 및 전송 시 모두 암호화되어 외부 유출 위험에 대비해야 한다.

② 접근 제어

표 5-2 스마트헬스케어 데이터 보안을 위한 인증 및 접근 제어 방식 비교

구분	다중인증(MFA)	역할 기반 접근 제어(RBAC)
정의	두 가지 이상의 인증 요소로 접근을 허용하는 보안 방식	사용자 역할에 따라 접근 권한을 제어하는 보안 모델
목적	무단 접근을 막고 보안을 강화	필요한 사람만 필요한 정보에 접근하도록 제한
주요방법	비밀번호, 스마트폰 OTP, 지문 등	역할 설정(간호사, 의사 등), 역할별 권한 부여
장점	보안 강화, 무단 접근 위험 감소	효율적인 접근 권한 관리, 관리 복잡성 감소
단점	사용자 경험 저하 가능(추가 인증 과정으로 인한 불편함)	역할 정의 및 권한 설정의 복잡성
스마트헬스케어 예시	전자건강기록(EHR) 접근 시, 비밀번호 + OTP로 로그인	간호사/의사 등 직군별로 EHR 접근 권한 차등 설정

데이터에 접근할 수 있는 권한은 역할에 따라 제한되어야 하며, 불필요한 접근은 차단되어야 한다.

③ 보안 모니터링

실시간 보안 시스템을 통해 비정상적인 접근 시도를 탐지하고 즉시 대응할 수 있어야 한다.

다중인증(Multi-Factor Authentication, MFA)은 비밀번호 외에도 OTP, 생체인식 등을 함께 요구하여 보안을 강화하며, 역할 기반 접근 제어(Role-Based Access Control, RBAC)는 직무별 권한에 따라 정보 접근을 제한함으로써 데이터 보호와 정보 남용을 예방할 수 있다.

3) 데이터 관리

한국보건사회연구원(KIHASA)은 스마트헬스케어에서의 데이터 관리를 위해 다음과 같은 원칙을 제시하고 있다.

- **투명성:** 데이터 수집, 저장, 사용 과정을 투명하게 공개하여 대상자가 자신의 데이터가 어떻게 활용되는지 명확히 알 수 있도록 해야 한다.
- **최소 수집 원칙:** 필요한 최소한의 정보만 수집하여 대상자의 프라이버시를 최대한 보호해야 한다.
- **목적 제한 원칙:** 데이터는 최초 명시된 목적 범위 내에서만 사용되어야 하며, 목적 변경 시 대상자의 추가 동의를 반드시 요구해야 한다.
- **보안 강화:** 최신 보안 기술을 적용하고, 정기적인 점검과 업데이트를 통해 데이터 관리의 안전성을 유지해야 한다.
- **책임성:** 데이터 관리 및 활용 과정에서 발생하는 문제는 관련 기관과 개인이 명확히 책임을 져야 한다.

4) 데이터 소유권과 대상 중심 접근 권한 관리

(1) 데이터 소유권: 돌봄 제공자가 아닌 대상자의 권리

스마트헬스케어에서 생성되는 건강 데이터의 윤리적·법적 소유자는 대상자 본인이다. 돌봄 제공자는 이를 보관하고 활용하는 책임을 지지만, 데이터의 주체는 대상자임을 명확히 해야 한다.

① 윤리적 관점

대상자의 민감한 정보에 대한 자기결정권

② 법적 관점

일반 데이터 보호 규정(GDPR), 개인정보보호법 등은 소유권을 개인에게 귀속

일반 데이터 보호 규정(General Data Protection Regulation, GDPR) 이해하기

일반 데이터 보호 규정(GDPR)

항목	내용
정의	EU에서 2018년 5월 시행된 데이터 보호법으로, 개인 데이터의 수집, 처리, 저장 및 보호를 규제. EU 시민의 데이터를 다루는 전 세계 모든 조직에 적용
주요 원칙	• 적법성, 공정성, 투명성: 데이터는 적법하고 공정하며 투명하게 처리 • 목적 제한: 명확하고 정당한 목적을 위해 수집, 목적 외 사용 금지 • 데이터 최소화: 필요한 최소한의 데이터만 수집 • 정확성: 데이터는 정확하고 최신 상태 유지 • 보관 제한: 데이터는 필요한 기간 동안만 저장 • 무결성 및 기밀성: 데이터는 무단 접근, 손실, 손상으로부터 보호
개인의 권리	• 접근권: 본인 데이터에 접근할 권리 • 삭제 요청권(잊혀질 권리): 데이터 삭제를 요청할 권리 • 데이터 이동권: 데이터를 다른 조직으로 이전 요청 가능 • 처리 제한권: 특정 데이터 처리 제한을 요청할 권리 • 처리 반대권: 데이터 처리(특히 마케팅)에 반대할 권리
보건의료 중요성	• 전자건강기록(EHR), 환자 데이터 관리 시스템에서 개인정보와 민감한 건강 데이터를 보호 • 데이터 유출 위험 감소 및 환자 신뢰 강화 • 개인정보 처리 시 법적 준수 의무 증가
적용대상	• EU 내 개인 데이터를 처리하거나 보유하는 모든 조직 • 보건의료, 금융, IT 등 데이터 중심 산업 전반
위반시 제재	최대 매출의 4% 또는 2천만 유로 중 더 큰 금액의 벌금 부과

(2) 데이터 접근 권한: 대상자가 자기결정권을 실현하는 핵심 수단

데이터 소유권을 실질적으로 보장하려면, 대상자가 자신의 데이터에 직접 접근하고, 활용 방식을 결정할 수 있어야 한다.

① 핵심 권한 요소

- **열람 권한**: 자신의 건강 데이터를 자유롭게 확인할 수 있어야 함
- **수정 권한**: 잘못된 정보에 대해 정정 요청 가능
- **삭제 권한**: 일정 요건 하에 데이터 삭제를 요구할 수 있어야 함
- **공유/이전 권한**: 타 기관으로 데이터를 이전하거나 제공 여부를 결정할 수 있어야 함

② 실천 방안

- 통합 데이터 관리 플랫폼 구축: 대상자가 접근 권한을 직접 설정하고 관리할 수 있도록 함
- 디지털 권리 교육 강화: 대상자와 돌봄 제공자 모두에게 데이터 권리에 대한 인식 교육 시행
- 법적 보호체계 강화: 권리 침해 시 명확한 구제수단과 처벌 규정 마련
- 활용 이력의 투명 보고: 데이터가 어떤 목적으로 어떻게 사용되었는지를 대상자가 확인할 수 있도록 시스템화

데이터의 주인은 대상자이며, 접근 권한은 대상자의 자율적 의사결정권을 실현하는 수단이다. 돌봄 제공자는 기술이 아닌 '사람'을 중심으로, 데이터 윤리를 실천해야 한다.

5) 데이터 보안

스마트헬스케어 시스템은 디지털 기술에 기반하여 데이터를 처리하고 활용하기 때문에 다양한 사이버 보안 위협에 노출될 가능성이 있다. 해킹, 랜섬웨어 공격, 내부자의 부적절한 데이터 접근 등이 있다. 예를 들어, 한 병원에서는 랜섬웨어 공격으로 인해 대상자 데이터에 접근하지 못해 진료와 치료가 중단된 사례가 있다. 또한, 내부 직원이 무단으로 데이터를 열람하거나 제3자와 공유하는 예도 빈번하게 발생하고 있다.

데이터 유출을 예방하기 위해서는 체계적이고 다층적인 보안 전략이 필요하다. 첫째, 데이터 접근 권

한을 최소화하고 사용자 인증 시스템을 강화하여 비인가된 접근을 차단해야 한다. 둘째, 정기적인 보안 점검과 모의 해킹을 통해 시스템의 취약점을 사전에 파악하고 개선해야 한다. 셋째, 의료 데이터를 암호화하여 유출되더라도 데이터가 악용되지 않도록 해야 한다. 넷째, 직원들에게 데이터 보안에 대한 교육을 시행하여 내부자의 부주의로 인한 사고를 예방해야 한다. 이러한 전략을 통해 데이터 유출 사고의 위험을 줄이고, 발생 시 신속히 대응할 수 있다.

3 사전동의와 자율성 보장

사전동의(Informed Consent)란 대상자가 자신에게 제공될 의료 서비스 또는 데이터 활용에 대해 충분한 정보를 제공받고, 자율적인 판단에 따라 동의하는 절차를 의미한다.

디지털 의료기술이 복잡해지면서 대상자가 충분히 이해하고 동의하기 어려운 상황이 빈번히 발생하고 있다. 의료현장에서 스마트헬스케어 기술의 발전은 대상자 사전동의가 더욱 중요하게 강조되고 있다.

1) 사전동의 확보의 어려움

첨단 기술 기반 의료에서는 대상자가 충분한 정보를 이해하지 못한 채 형식적으로 동의하는 경우가 발생할 수 있다. 이는 사전동의의 윤리적 정당성을 약화시키며, 자율적 결정권의 본질을 훼손할 수 있다. 예를 들어, AI 알고리즘이 생성한 치료 권고의 원리, 데이터 저장 위치 및 활용 방식에 대한 정보가 명확히 전달되지 않을 경우 대상자는 실질적인 이해 없이 동의서를 제출할 위험이 있다. 이러한 상황은 동의의 윤리적 정당성을 약화시킬 수 있으므로 정보 전달의 투명성을 강화하는 노력이 필요하다.

2) 대상자 중심 동의 절차

대상자가 디지털 의료기술의 활용 및 데이터 관리 방식에 대해 충분히 이해하고 동의할 수 있도록 하기 위해 다음과 같은 절차적 개선이 필요하다.

① 간결하고 명확한 설명 제공

데이터 수집 및 활용 과정을 이해하기 쉬운 용어로 설명해야 하며, 기술적 용어의 사용을 최소화한다.

② 시각적 자료 활용

동영상, 인포그래픽 등 시각적 도구를 통해 대상자가 정보를 더욱 쉽게 이해할 수 있도록 지원한다.

③ 대화형 동의 플랫폼 도입

대상자가 질문에 대한 실시간 답변이 이루어지는 대화형 시스템을 구축한다.

④ 단계적 동의 프로세스

한 번에 모든 정보를 제공하기보다 대상자의 이해도를 높이는 데 필요한 정보를 단계적으로 제공한다.

3) 윤리적 동의 확보의 국가별 사례

스마트헬스케어 환경에서 윤리적 동의는 단순히 형식적인 절차가 아니라, 대상자의 자율적 결정권을 실현하는 핵심 장치이다. 이에 따라 각국은 법률과 시스템을 통해 사전동의 제도의 투명성, 설명 가능성, 선택권 보장 등을 강화하고 있다.

- **한국:** 「개인정보 보호법」 및 「의료법」을 통해 의료 데이터의 활용 목적과 범위를 대상자에게 고지하며, 동의 없는 데이터 활용을 금지하고 프라이버시 보호를 강화한다.
- **미국:** HIPAA(HIPAA Privacy Rule)를 통해 대상자의 건강 정보 프라이버시를 보호하며, 데이터 활용 시 동의를 필수화하고 목적 변경 시 추가 동의를 요구한다.
- **유럽연합:** GDPR(General Data Protection Regulation)을 통해 데이터 주체(대상자)의 권리를 보장하며, 데이터 활용 목적 변경 시 추가 동의를 필수화한다.
- **호주:** My Health Record 시스템을 통해 대상자가 자신의 데이터에 대한 접근 권한을 설정할 수 있도록 하며, 데이터 열람, 수정, 삭제를 지원한다.

표 5-3 국가별 사전동의 사례

국가	사례	주요내용
한국	개인정보 보호법 및 의료법	• 의료기관이 데이터 활용 목적과 범위를 환자에게 명확히 고지 • 환자의 동의 없는 데이터 활용 금지 • 의료 데이터의 프라이버시 보호를 위한 보안 규정 강화
미국	HIPAA (HIPAA Privacy Rule)	• 환자의 건강 정보 프라이버시 보호 강화 • 의료 데이터를 활용할 때 환자 동의를 필수화 • 데이터 활용 목적 변경 시 추가 동의 요구
유럽연합	GDPR (General Data Protection Regulation)	• 데이터 주체(환자)의 권리를 중심으로 보호 • 데이터 활용 목적과 범위의 명확한 설명 요구 • 데이터 사용 변경 시 추가적인 환자 동의 필수화
호주	My Health Record 시스템	• 환자가 자신의 건강 데이터를 직접 관리하고 접근 권한을 설정 가능 • 데이터 열람, 수정, 삭제 권한을 환자에게 부여 • 플랫폼을 통해 데이터 활용 투명성 강화
영국	NHS(National Health Service)의 Data Opt-out 시스템	• 환자가 자신의 데이터 사용 여부를 결정할 수 있는 권한 제공 • 연구나 의료 개선을 위한 데이터 활용 시 환자의 사전 동의 필수 • 데이터 활용 투명성을 높이기 위한 정기적 환자 보고서 제공
캐나다	Health Canada의 Electronic Medical Records(EMR) 프로그램	• 환자와 의료진 간 투명한 데이터 공유 기반 제공 • 데이터 접근 시 환자의 명시적 동의 요구 • 데이터 보안 및 활용 내역 관리를 위한 국가 차원의 모니터링 시스템 구축
스웨덴	eHealth 2025 전략	• 환자가 디지털 의료 데이터의 활용 과정을 완벽히 통제 • 환자의 동의 절차를 간소화하면서도 권리 보호 강화 • 데이터 접근 내역을 환자가 실시간 확인할 수 있는 시스템 제공

- **영국:** NHS의 Data Opt-out 정책을 통해 대상자가 데이터 활용 여부를 직접 결정할 수 있는 권한을 제공하며, 투명한 데이터 활용 보고서를 정기적으로 제공한다.
- **캐나다:** Health Canada의 EMR 프로그램을 통해 대상자와 의료진 간의 데이터 투명성을 보장하며, 데이터 접근 시 명시적 동의를 요구한다.
- **스웨덴:** eHealth 2025 전략을 통해 대상자가 데이터 활용 과정을 통제할 수 있는 시스템을 구축하며, 간소화된 동의 절차와 권리 보호를 강화한다.

4) 대상자의 의사결정 자율성

대상자는 자신의 건강 정보에 접근하고, 이를 어떻게 활용할지 자율적으로 결정할 권리가 있다. 구체적으로는 데이터를 열람하거나 수정하고, 활용에 대한 동의를 제공하거나 언제든 철회할 수 있어야 한다. 이러한 권리는 데이터 주권과 프라이버시 보호, 나아가 자율적 의사결정의 기반이 된다. 대상자가 자신의 데이터를 직접 통제할 수 있을 때, 의료 서비스에 대한 신뢰가 높아지고, 능동적인 건강 관리 참여로 이어질 수 있다.

(1) AI와 자율성 간의 조화

AI 기반 추천 시스템은 대상자에게 맞춤형 진단과 치료 방향을 제시함으로써 의사결정을 지원한다. 하지만 이 과정에서 AI 권고가 일방적으로 받아들여질 경우, 대상자의 자율성이 약화될 우려가 있다. 이를 방지하려면 AI 기술은 투명성을 갖추어야 한다.

즉, AI 알고리즘이 어떤 원리로 판단하고, 어떤 데이터를 근거로 결과를 도출했는지를 대상자가 이해할 수 있도록 설명해야 한다. 또한, AI 권고 외에도 대상자가 고려할 수 있는 여러 대안을 함께 제시하여, 자율적 판단을 위한 선택지를 확보할 수 있도록 해야 한다. AI 기술은 어디까지나 의사결정을 돕는 보조 도구이며, 최종 판단은 대상자 자신이 내릴 수 있어야 한다.

(2) 대상자 중심 스마트헬스케어

대상자 중심 스마트헬스케어란 단순히 기술 효율을 높이는 것을 넘어서, 대상자의 필요와 선호를 반영한 돌봄 환경을 설계하는 접근을 의미한다.

이를 위해서는 대상자가 자신의 데이터를 직접 관리하고 통제할 수 있는 시스템이 필수적이며, 돌봄 제공자와의 상호작용을 통해 대상자의 가치와 우선순위를 반영한 의료 계획이 수립되어야 한다. 예를 들어, AI 기반 예측 분석 시스템은 대상자의 건강 상태를 명확히 설명하고, 치료 옵션의 장단점을 시각적 또는 설명 가능한 방식으로 안내함으로써 대상자가 자신의 선택에 확신을 가질 수 있도록 도와야 한다.

4 대상자 신뢰와 참여 증진

스마트헬스케어 환경에서 대상자의 신뢰를 구축하기 위해서는, 데이터 처리 과정의 투명성을 강화하고, 윤리적 기준을 철저히 준수하며, 돌봄 제공자와 대상자 간의 원활한 의사소통을 유지하는 것이 중요하다.

대상자가 자신의 건강 정보가 어떻게 수집·활용되는지를 명확히 이해할 수 있도록 안내하고, 개인정보 보호와 데이터 공정성을 확보함으로써 신뢰의 기반을 마련해야 한다.

또한, 설명 가능한 인공지능(Explainable AI)을 도입하여 대상자가 의료 정보를 보다 쉽게 이해할 수 있도록 지원하는 것도 효과적이다. 설명 가능한 AI란, 인공지능 시스템이 내린 판단의 과정을 사람이 이해할 수 있도록 시각적이거나 언어적으로 설명하는 기술을 의미한다. 이를 통해 대상자는 AI 권고에 대해 단순히 수용하는 것을 넘어서 정보에 기반한 자율적 결정을 내릴 수 있게 된다.

스마트헬스케어 시스템의 신뢰성과 수용성을 높이기 위해서는 대상자의 피드백을 체계적으로 수집하고, 이를 시스템 설계 및 운영에 반영해야 한다. 예를 들어, 대상자가 경험한 문제점과 요구사항을 분석하여 웨어러블 기기의 인터페이스를 개선하거나, 원격 모니터링 시스템에 선호 기반 기능을 추가하는 것이 이에 해당한다.

정기적인 의견 수렴과 반영 과정을 통해 기술이 대상자 중심으로 발전할 수 있는 지속 가능한 환류 체계를 구축할 수 있다.

돌봄 제공자는 AI 기반 기술을 단순한 도구로 사용하는 데 그치지 않고, 대상자 중심 간호의 조력자로서 적극적인 역할을 수행해야 한다. AI의 판단 결과를 무비판적으로 수용하기보다는 임상적 근거와 대상자의 상태를 통합적으로 고려한 최적의 판단을 내려야 한다. 또한, AI가 제공하는 결과에 대해 대상자가 질문했을 때 충분한 기술적·임상적 설명을 제공할 수 있는 지식과 역량을 갖추어야 한다. 나아가, AI 활용 과정에서 발생할 수 있는 윤리적 문제를 사전에 인지하고, 그 내용을 대상자와 함께 논의함으로써 투명한 의사결정 환경을 조성해야 한다.

5 스마트헬스케어 기술과 돌봄 제공자의 역할

스마트헬스케어 기술은 의료 서비스의 효율성과 접근성을 획기적으로 향상시키는 동시에, 간호의 본질적 가치를 재조명할 수 있는 기회를 제공한다. 그러나 기술 중심의 접근이 강조될수록 인간 중심 돌봄의 중요성이 간과될 위험도 높아진다.

스마트헬스케어 기술은 돌봄 제공자의 전문성과 윤리성, 인간 존중의 가치를 실현하는 도구로 활용되어야 하며, 간호의 본질을 유지하고 확장하는 방향으로 통합되어야 한다.

1) 스마트헬스케어 돌봄 전문가 양성

스마트헬스케어 기술의 확산은 돌봄 제공자에게 데이터 프라이버시, AI 윤리, 대상자 자율성 존중 등 복합적인 윤리적 딜레마를 동반한다. 이러한 과제를 해결하기 위해 윤리적 판단력과 디지털 기술 활용 능력을 동시에 강화하는 교육이 필수적이다.

첫째, 사례 중심의 윤리 교육이 요구된다. 예를 들어, 데이터 접근 권한, AI 오작동 시 책임소재, 기술과 대상자 중심 간호 간의 균형 등을 다루는 시뮬레이션 기반 학습이 효과적이다.

둘째, 디지털 기술 이해 및 활용 교육이 정기적으로 이루어져야 한다. 돌봄 제공자는 AI, 빅데이터, 원격 모니터링 기술을 이해하고 이를 임상 실무에 윤리적으로 적용할 수 있는 능력을 갖추어야 한다.

이러한 역량은 기술 중심 환경 속에서도 대상자 중심 간호를 실현하는 데 필수적인 기반이 된다.

2) 지속 가능한 스마트헬스케어 생태계 구축

지속 가능한 스마트헬스케어 구현을 위해서는, 데이터 프라이버시와 보안을 보장하면서 기술의 효율성을 함께 확보할 수 있는 통합적 생태계가 필요하다.

돌봄 제공자는 데이터 관리 과정에서 데이터 소유권과 투명성을 존중해야 하며, 대상자가 데이터를 직접 통제할 수 있도록 그 목적과 활용 방식을 충분히 설명하고 동의 절차를 준수해야 한다. 또한, 데이터 암호화와 접근 제어를 통해 유출 및 침해의 위험을 최소화하고, 이러한 보안 조치에 대해 대상자에게 신뢰감 있게 설명할 수 있어야 한다. 더불어, 정부와 의료기관은 기술·정책·산업 간 협력 구조를 통해 생태계 기반을 강화해야 한다.

정부는 데이터 규제와 AI 검증 절차를 포함한 명확한 가이드라인을 마련하고, 의료기관은 돌봄 제공자를 위한 기술역량 강화 프로그램을 운영해야 한다. 산학협력을 통해 현장 중심 기술 개발과 직무 수요 기반 플랫폼 적용이 실현되어야 한다.

3) 인간 중심 돌봄의 재확립

스마트헬스케어 기술은 단순히 효율을 높이는 것이 아니라 인간 중심 의료의 본질을 회복하고, 간호의 핵심 가치를 강화하는 데 기여해야 한다.

돌봄 제공자는 기술 전문가로서의 역량뿐만 아니라 인간 중심적 판단을 내리는 윤리적 주체로서 행동해야 한다. 기술과 간호의 융합은 의료 서비스의 질 향상과 접근성 개선을 가능하게 하며, 동시에 대상자 존중과 돌봄 윤리 회복이라는 가치를 실현하는 기회가 된다.

스마트헬스케어 기술은 앞으로도 윤리적 기준을 기반으로 발전해야 하며, 돌봄 제공자는 그 안에서 기술과 인간, 윤리와 실무를 연결하는 중심 축이 되어야 한다. 이러한 통합적 접근은 기술, 윤리, 인간 중심 돌봄을 조화롭게 반영한 간호 환경을 조성하고, 스마트헬스케어의 지속 가능성을 높이는 데 기여할 것이다.

요약

- 스마트헬스케어는 단순한 기술 도입을 넘어, 돌봄 제공자와 대상자 모두가 디지털 소양과 윤리적 판단 능력을 갖출 때 비로소 지속 가능한 의료 생태계를 구축할 수 있다. 디지털 소양은 정보 해석력, 디지털 권리·책임 인식, 프라이버시 보호 능력, 디지털 시민의식을 포함하며, 이를 통해 웨어러블 기기나 AI 시스템의 한계를 이해하고 오작동·오용으로 인한 윤리적 위험을 예방할 수 있다.
- 스마트헬스케어의 핵심 윤리 쟁점은 데이터 프라이버시 침해, 알고리즘 편향, 환자의 자율성 침해이다. 특히 AI 진단 오류와 같은 사례에서 발생하는 책임 소재의 모호성은 환자의 신뢰를 크게 저하시킬 수 있으므로, 의료진·기관·개발자 간의 책임 규정을 명확히 하는 것이 필요하다. 이를 위해 데이터 주권을 존중하며, 수집·저장·활용 전 과정에서 투명성과 책임성을 확보해야 한다. 암호화, 다중인증(MFA), 역할 기반 접근 제어(RBAC), 실시간 보안 모니터링 같은 기술적·관리적 장치가 필수적이다. 또한 환자가 열람·수정·삭제·공유·이전할 권리를 보장하는 플랫폼과 교육, 법적 구제수단도 함께 마련되어야 한다.
- 사전동의(Informed Consent)는 단순한 서명이 아니라 환자의 자율성을 보장하는 핵심 과정이다. AI 알고리즘의 작동 원리, 데이터 저장 위치와 활용 방식을 환자가 이해할 수 있도록 쉬운 설명, 시각 자료, 단계적 안내, 대화형 플랫폼을 활용해야 한다. 한국의 개인정보보호법·의료법, 미국 HIPAA, EU GDPR, 호주 My Health Record, 영국 NHS Data Opt-out, 캐나다 EMR, 스웨덴 eHealth 2025 등 각국의 제도가 이러한 원칙을 뒷받침한다.
- 또한, 설명가능한 AI(Explainable AI)는 알고리즘의 판단 근거를 시각적·언어적으로 제공하여 환자가 단순히 권고를 수용하는 데 그치지 않고, 비판적으로 검토하며 자율적 결정을 내릴 수 있도록 돕는다. 정기적인 환자 피드백 수집과 반영은 인터페이스 개선, 원격 모니터링 기능 강화로 이어져 환자 신뢰와 참여를 높이는 선순환을 만든다.
- 궁극적으로 스마트헬스케어는 기술 자체보다 인간 중심 돌봄을 강화하는 도구이다. 돌봄 제공자는 사례 중심 윤리 교육과 AI·빅데이터·원격 모니터링 역량 강화 프로그램을 통해 전문성과 윤리성을 동시에 키워야 하며, 정부·의료기관·산업은 협력하여 명확한 가이드라인과 AI 검증 절차를 마련해야 한다. 이러한 통합적 노력을 통해 기술·윤리·인간 존엄이 조화를 이루는 지속 가능한 스마트헬스케어 생태계를 실현할 수 있다.

Reference

과학기술정보통신부. (2020). 사람이 중심이 되는 인공지능(AI) 윤리기준 마련 [보도자료].

대한민국 개인정보 보호법(PIPA).

최규진, 김병수(2017). 웨어러블 디바이스에서 생성된 건강관련 정보의 활용과 문제점: 제도·기술적 논의 중심으로. 『생명윤리』, 18(2), 45-60.

한국개인정보보호위원회. (2022). 개인정보 보호법 해설.

이호용 (2021). 디지털 헬스 케어의 법적 쟁점과 과제.서울:집문당.

Australian Digital Health Agency. (2020). My Health Record System. Retrieved from https://www.myhealthrecord.gov.au

Australian Government. (2018). My Health Record System. Australian Digital Health Agency.

D. Evans. (2016). Cybersecurity and Data Protection in Smart Healthcare Systems. Springer.

European Union. (2016). General Data Protection Regulation (GDPR). Retrieved from https://eur-lex.europa.eu/eli/reg/2016/679/oj

Gartner. (n.d.). Data Sovereignty. Retrieved from https://www.gartner.com/en/information-technology/glossary/data-sovereignty

Health Canada. (2021). Electronic Medical Records Program Overview. Retrieved from https://www.canada.ca

NHS Digital. (2020). Data Opt-out Policy for Health Data Use. Retrieved from https://digital.nhs.uk

NHS Digital. (2021). Data Opt-Out Policy. National Health Service, UK.

P. Voigt & A. von dem Bussche. (2017). The EU General Data Protection Regulation (GDPR): A Practical Guide. Springer.

R. Challen et al. (2019). Artificial intelligence, bias and clinical safety. BMJ Quality & Safety, 28(3), 231 237.

Swedish eHealth Agency. (2025). eHealth 2025 Strategy Document. Retrieved from https://www.ehalsomyndigheten.se

Swedish Government. (2016). eHealth 2025 Strategy.

T. Greenhalgh & C. Papoutsi. (2018). Studying complexity in health services research: Desperately seeking an overdue paradigm shift. BMC Medicine, 16(1), 95.

T.L. Beauchamp & J.F. Childress. (2019). Principles of Biomedical Ethics (8th ed.). Oxford University Press.

U.S. Department of Health & Human Services. (1996). Health Insurance Portability and Accountability Act (HIPAA). Retrieved from https://www.hhs.gov/hipaa

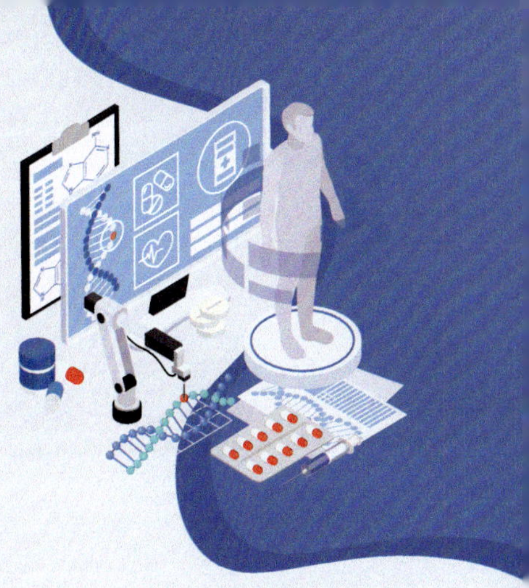

찾아보기